Andreas Peters

Qualität in der Urogynäkologie und Kosteneinsparung – geht das?

Mögliche Einsparungspotentiale durch Verlagerung der Senkungs- und Inkontinenzoperationen (Mesh- und Suburethralband) aus dem intramuralen in den tageschirurgischen Bereich

disserta
Verlag

Peters, Andreas: Qualität in der Urogynäkologie und Kosteneinsparung – geht das?
Mögliche Einsparungspotentiale durch Verlagerung der Senkungs- und
Inkontinenzoperationen (Mesh- und Suburethralband) aus dem intramuralen in den
tageschirurgischen Bereich. Hamburg, disserta Verlag, 2013

Buch-ISBN: 978-3-95425-240-4
PDF-eBook-ISBN: 978-3-95425-241-1
Druck/Herstellung: disserta Verlag, Hamburg, 2013
Covermotiv: © carlosgardel – Fotolia.com

Bibliografische Information der Deutschen Nationalbibliothek:
Die Deutsche Nationalbibliothek verzeichnet diese Publikation in der Deutschen
Nationalbibliografie; detaillierte bibliografische Daten sind im Internet über
http://dnb.d-nb.de abrufbar.

© disserta Verlag, Imprint der Diplomica Verlag GmbH
Hermannstal 119k, 22119 Hamburg
http://www.disserta-verlag.de, Hamburg 2013
Printed in Germany

Dank

Mein besonderer Dank gilt zwei Menschen, die mich während der Arbeit an diesem Buch begleitet haben.

Ich möchte Dr. Gerald Hartmann dafür danken, dass er mir mit fachlichem Rat und dem Hinterfragen der wissenschaftlichen Ergebnisse meiner Arbeit immer wieder geholfen hat und mir häufig neue Gedankenanregungen gegeben hat.

Angelika, meiner Frau, möchte ich besonders danken. Sie begleitete mich bei dem Schreiben dieses Buches und der wissenschaftlichen Arbeit mit großer Geduld und hat die einzelnen Kapitel immer wieder Korrektur gelesen und dabei nie die Ruhe und die Übersicht verloren.

Es würde mich freuen, wenn dieses Buch Ihnen, als Leser, einige neue Erkenntnisse bieten würde. Wenn Sie Hinweise und Anmerkungen zu diesem Buch und seinem Inhalt haben und diese mir, als dem Autor, mitteilen möchten, so können Sie dieses gerne tun. Sie erreichen mich unter der Mailadresse: andreaspeters@utanet.at

Abstract

Hintergrund: Ausgehend von der derzeitigen Diskussion um die Spitalsreformen und die Notwendigkeit, dass im Gesundheitssystem gespart werden muss, werden in diesem Buch zwei Operationsmethoden aus der Urogynäkologie unter dem Gesichtspunkt von Kosteneinsparungen durch die Verkürzung der stationären Liegezeiten betrachtet. Bei der einen Operationsmethode handelt es sich um die Suburethralband Operation und bei der anderen um die Deszensus-Operation unter Einsatz eines Meshes. Da derzeitig in dem Bereich der Urogynäkologie noch keine detaillierten Berechnungen zu Kosteneinsparungen vorliegen, liegt die Indikation des Autors darin, hier einen ersten Ansatz zu solchen Berechnungen und Kosteneinsparungen zu geben. Dabei werden, unter der Voraussetzung einer Verschiebung der Suburethralband Operationen aus dem stationären Bereich in den tageschirurgischen Bereich, die dabei entstehenden Kosteneinsparungen detailliert berechnet und aufgezeigt. Ebenso werden die Kosteneinsparungen berechnet, wenn es bei einer Deszensus-Operation unter Einsatz eines Meshes zu einer Verkürzung der Liegezeit auf einen Tag mit dann anschließender ambulanter Betreuung kommt.

Methoden: Es wurden statistische Daten der Statistik Austria und Zahlenmaterial aus der wissenschaftlichen Literatur verwandt und ausgewertet. Aufbauend auf diesem Zahlenmaterial wurden Berechnungen und Vergleiche durchgeführt, die eine Kosteneinsparung durch die Verkürzung der stationären Liegezeiten der genannten Operationen berechnet.

Ergebnisse: Es konnte anhand der Vergleiche und Berechnungen, dargestellt in 98 Tabellen, nachgewiesen werden, dass erhebliche Kosteneinsparungen durch eine Verkürzung der stationären Liegezeiten bei diesen untersuchten Operationen zu erzielen sind. Allerdings müssen gleichzeitig im Gesundheitssystem Österreichs strukturelle Veränderungen stattfinden, damit es zu diesen Einsparungspotenzialen kommen kann. Vorschläge zu diesen strukturellen Veränderungen werden in diesem Buch unterbreitet.

Konklusion: Es kommt zu hohen Einsparungen von Kosten, wenn es bei den beiden untersuchten Operationen aus der Urogynäkologie entweder zu einer Verschiebung aus dem stationären Bereich in den tageschirurgischen Sektor kommt beziehungsweise wenn eine starke Verkürzung der Liegezeiten erfolgt.

Abkürzungsverzeichnis

A.M.I.	Agency for Medical Innovations
AMS	American Medical Systems
BBN	Beckenbodennetz
BIP	Bruttoinlandsprodukt
BTAG	Belagstag
exkl.	Exklusive
fa	Fachrichtung
HDG	Hauptdiagnosegruppe
incl.	Inklusive
KOAGR 08	kalkulatorische Anlagekapitalkosten 08
LDF	leistungsorientierte Diagnosefallgruppen
LKF	leistungsorientierte Krankenanstaltenfinanzierung
MEL	Medizinische Einzelleistungen
Mesh	= Netz (hier ist das Beckenbodennetz gemeint)
Mio.	Million
Pat.	Patientin
SBETT	systemisiertes Bett
spitalsentl.	Spitalsentlassung
STPAT	stationärem/stationärer Patient/Patientin
TBETT	tatsächlich aufgestelltes Bett
vgl.	vergleiche
z. B.	zum Beispiel

Inhalt

1 Einleitung

Die Frage nach möglichen Einsparungspotenzialen im Gesundheitssystem und damit auch für die Volkswirtschaft wird derzeitig von der Politik und der Bevölkerung Österreichs kontrovers diskutiert. Dass Einsparungen notwendig sind, haben inzwischen alle Menschen verstanden, da die Verschuldung derzeitig noch immer ständig anwächst.[1] Wie, wo und wann aber eingespart werden soll, darüber sind sich Politik und Bevölkerung nicht einig. So möchten die Landespolitiker in Oberösterreich, der Steiermark wie auch Wien durch die im Jahre 2011 vollzogenen Spitalsreformen in ihren Ländern die Kosten für die Zuzahlungen des jeweiligen Landes zu den Krankenhauskosten stark verringern.[2] Dies möchten sie durch eine Reduktion der Bettenkapazitäten und der Zentrierung medizinischer Fachbereiche wie auch durch Personaleinsparungen in den Krankenhäusern erreichen. Ob es aber zu diesen gewünschten Einsparungen kommen wird, dass stellen derzeitig nicht nur die ärztlichen Vertreter in Frage. Denn sollte der extramurale Bereich nicht verstärkt und die Zusammenarbeit zwischen dem extramuralen Bereich und den Krankenhäusern gefördert werden, wie auch die Arbeitszeiten der ärztlichen Vertreter in den Krankenhäusern verbessert werden, so werden diese Gründe neben weiteren Ursachen diese Reformen scheitern lassen.[3] So werden die Kosten des Gesundheitssystems weiterhin steigen, da sich zum einen die Altersverteilung der Bevölkerung in den nächsten Jahren verstärkt zu Menschen im höheren Alter und damit auch zu multimorbiden Patienten verändern wird[4] und zum anderen bis jetzt der Staat zu geringe Mittel in die Krankheitsprävention wie Vorsorge, Gesundheitsförderung, Maßnahmen zur primären Verhaltensprävention wie auch gesundheitliche Information und Aufklärung investiert.[5] Auch kommt es jetzt in den genannten Bundesländern verstärkt zum Widerstand gegen die Spitalsreformen, da die betroffenen Krankenhäuser und die Bevölkerung die Befürchtung haben, dass es durch

---

[1] Siehe dazu: http://staatsschulden.at/
[2] Siehe dazu: Der Standard (2011) Großbaustelle Wiener Spitalsreform
und: Der Standard (2011) Steirische Spitalsreform: 566 Betten weniger bis 2020
und: OÖ Nachrichten Politik: Sparplan mit politischem Konfliktstoff Seite 2 und 3
[3] Niedermoser, Peter (2011) Seite 5
[4] Siehe dazu: Abbildung 1 und 2
[5] Aiginger, Karl et al. (2010) Seite 106

die Spitalsreformen zu einer Verschlechterung der Versorgung kommen könnte.[6] [7] [8] Um aber mögliche Einsparungspotenziale im Gesundheitssystem zu lukrieren, müssen alle Beteiligten (die Patienten, Ärzte, Pflegepersonen, Bevölkerung, Politik, Wirtschaft, Krankenversicherungen, Pensionsversicherungen und letztlich alle Teile der Gesellschaft) bei einem solchen Eingriff in vorhandene Strukturen profitieren. Diese Intention liegt auch dem hier vorliegenden Buch zugrunde. Die Fragestellung, die dieses Buch beantworten möchte, ist, wie groß die Einsparpotenziale im österreichischen Gesundheitssystem und der Volkswirtschaft seien, wenn Operationen beim Einsatz eines textilen Gewebes zur Stabilisierung des weiblichen Beckenbodens (Mesh-Operationen) bei der Deszensuschirurgie im Krankenhaus nicht mehr mit einem sich anschließenden viertägigen Aufenthalt, sondern mit nur einem eintägigen Krankenhausaufenthalt und anschließender ambulanter Nachbetreuung eingesetzt würden unter der gleichzeitigen Berücksichtigung des Einsatzes von Inkontinenzbändern zur Behandlung und Behebung der weiblichen Belastungsinkontinenz durch einen tageschirurgischen Eingriff und was für Rahmenbedingungen geschaffen werden müssten, damit es zu diesen Einsparpotenzialen kommen könnte. Es wurde untersucht, ob es zu Kosteneinsparungen im Bereich der Urogynäkologie durch eine Verkürzung der Liegezeiten bei den Senkungs- und Inkontinenzoperationen (Mesh- und Suburethralband) kommen würde. Die Deszensuschirurgie, wie auch Eingriffe zur Behandlung und Behebung der weiblichen Belastungsinkontinenz erfolgen derzeitig grundsätzlich als stationäre Leistung. Dabei kommt es in Österreich bei der Deszensuschirurgie zu einem sechs - 14tägigen Krankenhausaufenthalt[9] und bei Eingriffen zur Behandlung und Behebung der weiblichen Belastungsinkontinenz zu einem ein- bis viertägigen Krankenhausaufenthalt.[10] Da die Erstattung der Leistungen, die im Rahmen dieser Operationen erbracht werden, für die Krankenhäuser ausschließlich über das LKF-Punktesystem

---

[6] Kleine Zeitung (2011): Spitalsreform – Neuer Widerstand vom 29.10.2011

[7] Krankenhaus Braunau (2011): Aktuelles – Widerstand gegen die Spitalsreform wird immer stärker

[8] Petition Online (2011): Krankenhaus der Barmherzigen Schwestern Ried – Gegen die Spitalsreform

[9] Diese Angaben beruhen auf Auskünften von verschiedenen Primarii der Gynäkologie und Geburtshilfe in Österreich aus dem Jahre 2010 und 2011 gegenüber dem Autor dieses Buches und widerlegen die Behauptung, dass die Deszensuschirurgie im Krankenhaus mit einem anschließenden viertägigen Aufenthalt durchgeführt wird. Deshalb geht der Autor auch im weiteren Verlauf dieses Buches von den realistischen Zahlen von den sechs bis 14 Tagen Krankenhausaufenthalt aus, die ihm verschiedene Primarii genannt haben.

[10] Diese Angaben beruhen auf Auskünften von verschiedenen Primarii der Gynäkologie und Geburtshilfe in Österreich aus dem Jahre 2010 und 2011 gegenüber dem Autor dieses Buches.

erfolgt, gibt es bis jetzt nicht die Möglichkeit, diese Operationen kostengünstiger durchzuführen. Der Autor möchte hier aufzeigen, dass, würde man die Mesh-Operation in der Deszensuschirurgie im Krankenhaus nur mit einem eintägigen Krankenhausaufenthalt und anschließender ambulanter Nachbetreuung durchführen und die Eingriffe zwecks Einsatz eines Suburethralbandes zur Behandlung und Behebung der weiblichen Belastungsinkontinenz als tageschirurgische Leistung mit entsprechender Leistungsvergütung durchführen, es im Vergleich mit der bisherigen Praxis der stationären Behandlung und Kostenerstattung, zu einer Kostenersparnis kommen würde. Diese Kostenersparnis wird anhand eigener Kostenberechnungen aufgezeigt. Dabei werden die jeweiligen derzeitigen stationären Kosten mit den Kosten verglichen, die bei einer Mesh-Operation in der Deszensuschirurgie mit einem eintägigen Krankenhausaufenthalt und anschließender ambulanter Nach-betreuung und bei dem Einsatz eines Suburethralbandes im Rahmen eines tages-chirurgischen Eingriffs anfallen würden. Des Weiteren wird diskutiert, ob die be-triebswirtschaftlichen Kosteneinsparungen nicht auch zu einer Kosteneinsparung für die gesamte Volkswirtschaft führen würden und welche Rahmenbedingungen dafür geschaffen werden müssten, damit es zu diesen Kosteneinsparungen kommen könnte. Da die Fallzahlen in der Urogynäkologie in Österreich nicht sehr hoch sind, wird, unter der Voraussetzung, dass eine Kostenersparnis bei einer verkürzten stationären Behandlung errechnet werden kann, am Ende auch ein kurzer Ausblick auf eine Kostenersparnis bei höheren Fallzahlen in anderen Fachgebieten geleistet werden.

Der Autor möchte an dieser Stelle noch darauf hinweisen, dass alle in diesem Buch angegebenen Zahlen sich bis heute (2013) entweder nur minimal verändert haben oder sich nicht verändert haben. Deshalb sind die vorliegenden Berechnungen von dem Autor nicht verändert worden, da diese weiterhin als aktuell anzusehen sind.

2 Übersicht über das derzeitige österreichische Gesundheitssystem

2.1 Aufbau und Erstattung und Kostenabrechnung im österreichischen Gesundheitssystem

Das österreichische Gesundheitssystem teilt sich in zwei Bereiche auf. Der extramurale Bereich, der alle Gesundheitsdienstleistungen die an einem/einer Patient/Patientin, die nicht durch ein Krankenhaus erbracht werden, umfasst, soll aus den Krankenversicherungsbeiträgen und den Selbstbehalten finanziert werden. Allerdings mussten zum Teil auch schon Steuermittel für die Finanzierung mit herangezogen werden. Der intramurale Bereich, der alle stationär in einem Krankenhaus erbrachten Leistungen erfasst, wird aus verschiedenen Quellen finanziert. Diese hier genau aufzulisten, würde den Rahmen sprengen. Es sollen an dieser Stelle die Abbildungen 3[11], 4[12] und 5[13] einem einen kleinen Einblick geben, wie schwer durchschaubar die Finanzierungsströme sind, die den intramuralen Bereich finanzieren. Damit die Abrechnungen der Leistungen, die die Krankenhäuser erbringen, nicht mehr nur nach einem Tagessatz sich richteten, wurde das System der leistungsorientierten Krankenanstaltenfinanzierung eingeführt. Dies setzt sich aus einem bundesweit einheitlichen LKF-Kernbereich und einem länderweise gestaltbaren LKF-Steuerungsbereich zusammen.[14] Bei dem bundesweit einheitlichen LKF-Kernbereich wird die „Bepunktung des stationären Krankenhausaufenthaltes auf Basis der LDF (Leistungsorientierten Diagnosen-Fallgruppen) inkl. aller speziellen Bepunktungsregelungen"[15] durchgeführt. Die Landesgesundheitsfonds können bei der Zuteilung der leistungsorientiert anfallenden Mittel an die Träger der Krankenanstalten im Rahmen des länderweise gestaltbaren LKF-Steuerungsbereichs auf besondere Versorgungsfunktionen einzelner Krankenanstalten Rücksicht nehmen.[16] Die LDF-Pauschalen bestehen aus einer Leistungs- und Tageskomponente. Die Leistungskomponente enthält dabei die direkt den Patienten als medizinische Einzelleistung zugeordneten Kosten (z. B. Personalkosten für das OP-Team und Kosten für

---

[11] Finanzierungsströme im Gesundheitswesen Abbildung 3 Seite 88
[12] Entnommen aus: Statistik Austria, Gesundheitsstatistik 2009, Seite 82 Abbildung 4 Seite 89
[13] Entnommen aus: Statistik Austria, Gesundheitsstatistik 2009, Seite 82 Abbildung 5 Seite 90
[14] Bundesministerium für Gesundheit (2011): Leistungsorientierte Krankenanstaltenfinanzierung
[15] Zitat aus: Bundesministerium für Gesundheit (2011): Seite 5
[16] Bundesministerium für Gesundheit (2011): Seite 5

medizinische Verbrauchsgüter bei einer Operation)[17]. Die nicht direkt einzelnen Leistungen zu zuordneten Kosten werden über eine belagsdauerabhängige Tageskomponente abgerechnet.[18] Für die LDF-Pauschalen wurden jeweils Belagsdauer-Untergrenzen und Belagsdauerobergrenzen ermittelt und definiert. Diese Belagsdauergrenzen gelten sowohl für die MEL (medizinischen Einzelleistungen), wie auch für die HDG (Hauptdiagnosengruppen). Dabei wurden für die MEL-Gruppen die Belagsdaueruntergrenzen auf 30% des Belagsdauermittelwerts gesenkt, damit die Möglichkeiten einer Belagsdauerverkürzung stärker genutzt und gefördert werden.[19] Derzeitig gilt aber, dass, ist die Belagsdauer eines Patient/In „kürzer als die Belagsdaueruntergrenze ihrer LDF, so wird eine reduzierte LDF-Pauschale entsprechend der tatsächlichen Belagsdauer errechnet."[20] Ebenso wird ein degressiver Punktezuschlag je zusätzlichem Tag berechnet, je länger die Belagsdauer der Patienten über der Belagsdauerobergrenze der LDF-Pauschale liegt. Dies führt dazu, dass entsprechend des LDF definierten Belagsdauerintervalls die Patienten derzeitig genauso lange im Krankenhaus liegen müssen, damit das Krankenhaus die optimale LDF-Pauschale für die Behandlung des/der Patienten angerechnet bekommt. Die Vergütung nach LKF Punkten[21], die sich aus den LDF-Pauschalen und einer Tageskomponente errechnen, fördert demnach Liegezeiten von Patienten im Krankenhaus, die nicht notwendig wären, wenn es dabei nicht zu einer Reduzierung der LDF-Pauschale bei kürzerer Belagsdauer kommen würde. Obwohl immer wieder eine Verkürzung der Liegezeiten von der Politik gefordert wird, kommt dieses in dem derzeitigen Erstattungssystem bis jetzt nicht oder nur zum Teil zum Tragen. Da aber außerdem der Wert der LKF-Punkte in Österreich von Bundesland zu Bundesland unterschiedlich ist, die Rechnungsabschlüsse der Krankenhausgesellschaften weiterhin nicht publiziert werden und somit die Zuschüsse der einzelnen Länder zu dem Gesundheitssystem nicht oder kaum vergleichbar sind, gibt es letztlich keinen genauen Überblick über die effektiv entstehenden Kosten. Was man aber derzeitig feststellen und vergleichen kann, ist, dass die Krankenkassen, wie auch die Krankenhausgesellschaften der Länder immer mehr durch die steigenden Kosten tief rote

---

[17] Bundesministerium für Gesundheit (2011): Seite 9
[18] Bundesministerium für Gesundheit (2011): Seite 9
[19] Bundesministerium für Gesundheit (2011): Seite 9
[20] Zitat aus: Bundesministerium für Gesundheit (2011): Seite 9
[21] Siehe Abbildung 6 Seite 91

Zahlen schreiben.[22] Dies kann auch damit zusammenhängen, dass die Kranken-
haushäufigkeit in Österreich[23] im Vergleich mit den anderen europäischen Staaten
weitaus höher liegt[24], als dies beim europäischen Durchschnitt der Fall ist. Das
österreichische Gesundheitssystem stellt sich somit als sehr Krankenhaus orientiert
dar. Patienten, die ambulant oder tagesklinisch behandelt werden könnten und wo
eine stationäre Aufnahme nicht notwendig wäre, werden häufig stationär behandelt,
was natürlich dazu führt, dass hohe Kosten im Verhältnis zu einer ambulanten oder
tagesklinischen Behandlung verursacht werden. Viele dieser stationären Behandlungen könnten ambulant oder tagesklinisch durchgeführt werden, wenn zum einen die
Voraussetzungen dafür vorhanden wären und zum anderen entsprechende Strukturen im niedergelassenen Bereich geschaffen würden. Dies ist auch mit einer der
Gründe, warum bei den Gesundheitsausgaben in Prozent des Bruttoinlandsproduk-
tes im internationalen Vergleich nur noch die USA, Frankreich und die Schweiz vor
Österreich liegen. Ein weiterer Grund für das explosionsartige Anwachsen der
Kosten im Gesundheitssystem liegt in der Trennung in einen intramuralen und
extramuralen Bereich und die verschiedenen Finanzierungwege dieser beiden
Bereiche (zwei Finanzierungstöpfe). Durch diese Trennung kommt es an der Schnitt-
stelle der beiden Bereiche zu Ineffizienzen und „kostspieligen Doppelgleisigkeiten
und Interessensgetriebenen Wettstreit um die Verteilung der Finanzmittel bzw. um
die „Weiterleitung" von Patienten."[25] Ebenso führen die Deckelung der Mittel des
Bundes und das die Beitragseinnahmen der Krankenversicherungen an die Löhne
und Gehälter gekoppelt sind zu Finanzierungslücken. Da die Löhne und Gehälter
nicht parallel zu der Wirtschaftsentwicklung und somit zum BIP Österreichs, sondern
weitaus niedriger steigen, gleichzeitig es aber zu einer Kostensteigerung im Durchschnitt von 9,4 % im Gesundheitssystem kommt, entstehen auf der Seite der Krankenversicherungen durch die zu niedrigen Beitragseinnahmen bei gleichzeitig hohen
Kosten Finanzdefizite. Es muss also in jedem Fall etwas geschehen. Und wenn man
sich die derzeitigen durchschnittlichen Erstattungen von den Leistungen, die von den

---

[22] Auch wenn hier immer wieder das Gegenteil von den politisch Verantwortlichen behauptet wird, steigen
trotzdem jedes Jahr weiterhin die Zuschüsse der Länder zu den Spitalskosten.
[23] Siehe dazu Abbildung 7
[24] Durchschnittlich 27,9 Krankenhausaufnahmen je 100 Personen in Österreich im Vergleich mit dem EU
Durchschnitt von 15 Krankenhausaufnahmen je 100 Personen, siehe dazu Abbildung 8
[25] Zitat aus: ÖGZ (2011): http://www.staedtebund.gv.at/oegz/oegz-beitraege/jahresarchiv/details/artikel/kann-die-
gesundheitsreform-ihre-ziele-erreichen.html heruntergeladen am 11.01.2011

Krankenhäusern erbracht wurden, ansieht, so kann man erkennen, dass mit diesen Summen die Krankenhäuser natürlich nicht kostendeckend arbeiten können, da diese Summen viel zu niedrig angelegt sind.[26] Deshalb sollte auch in jedem Fall eine Finanzierungsreform der beiden Bereiche (intramural wie auch extramural) erfolgen und gleichzeitig strukturelle Voraussetzungen für die Abrechnung von tageschirurgischen Operationen im Bereich der Urogynäkologie geschaffen werden.

---

[26] Siehe Abbildung 9

3 Deszensus

3.1 Definition des Deszensus

Den Deszensus kann man als ein Senkungsleiden im Bereich des Beckenbodens definieren, das durch Defekte der Ligamente und/oder der Muskulatur des Becken-bodens entstanden ist.[27] Das Pschyrembel Wörterbuch der Therapie in Gynäkologie und Geburtshilfe definiert den Deszensus uteri et vaginae als ein „Tiefertreten der weiblichen Genitalorgane und ihrer Umgebung (vgl. Zystozele, Rektozele) in Richtung Scheideneingang infolge von Bindegewebe- und Muskelschwäche",[28] wobei, „wird die Vulvagrenze überschritten, ein Deszensus III oder Prolapsus uteri et/sine vaginae besteht".[29] Hier soll letztlich auf die Definition des Deszensus in der Leitlinie der AWMF (Arbeitsgemeinschaft der Wissenschaftlichen medizinischen Fachgesellschaften)[30] verwandt werden. Diese definiert den Deszensus genitalis als „das Tiefertreten der Scheide und des Uterus".[31] Ein Tiefertreten der Scheide und des Uterus bis zum Hymenalsaum „wird im deutschsprachigen Raum allgemein als Deszensus, ein Tiefertreten über den Hymenalsaum hinaus als Prolaps definiert."[32] Die englischsprachige Literatur bezeichnet dagegen jeglichen Deszensus als „prolapse".[33]

Zusammenfassend kann hier festgestellt werden, dass es sich beim Deszensus um ein Senkungsleiden im Bereich des Beckenbodens handelt, bei dem es durch Defekte der Ligamente und/oder der Beckenbodenmuskulatur zu einer Absenkung der Scheide und des Uterus kommt, wobei diese Senkung, reicht sie nur bis zum Hymenalsaum, diese im deutschsprachigen Raum allgemein als Deszensus und reicht sie über diesen hinaus, als Prolaps definiert wird.

Die Ursachen für einen Deszensus sind vielfältig. So entstehen die meisten Becken-bodendefekte in 50% aller Fälle durch Geburtstraumata. Des Weiteren führen „Bindegewebsschwäche" der Patientin und/oder eine chronische intra-abdominelle Druckerhöhung im Unterbauchbereich (z. B. durch chronische Bronchitis und

---

[27] Fischer, Armin (2006): Seite 41
[28] Zitat aus Pschyrembel Wörterbuch (2001): Seite 50
[29] Zitat aus Pschyrembel Wörterbuch (2001): Seite 50
[30] AWMF online (2010): Leitlinien-Register 015/006 Entwicklungsstufe 1+ IDA vom 12.10.2010 Seite 2
[31] Zitat: AWMF online (2010): Leitlinien-Register 015/006 Entwicklungsstufe 1+ IDA vom 12.10.2010 Seite 2
[32] Zitat: AWMF online (2010): Leitlinien-Register 015/006 Entwicklungsstufe 1+ IDA vom 12.10.2010 Seite 2
[33] AWMF online (2010): Leitlinien-Register 015/006 Entwicklungsstufe 1+ IDA vom 12.10.2010 Seite 2

Asthma, starkes Übergewicht, chronische Obstipation, schwere berufliche Tätigkeiten (Heben und Tragen), aber auch chirurgische Eingriffe besonders im kleinen Becken zu Beckenbodendefekten.

3.2 Anatomie und Funktion des Beckenbodens

Den Beckenboden muss man sich nicht, so wie man zuerst vermuten könnte, als eine Muskelplatte mit Faszien, sondern als ein dreidimensionales System bestehend aus Muskeln, Faszien, knöchernem Aufbau und nervöser Versorgung vorstellen.[34] Man kann auch hier den Vergleich des weiblichen Beckenbodens mit der Kuppel einer Kathedrale vornehmen. Wie bei der Kuppel einer Kathedrale, bei der sich jeder einzelne Stein und jedes tragende Element an der richtigen Stelle befinden müssen, kann die Form und Stabilität der Kuppel nur erhalten werden, wenn kein Anteil entfernt oder zerstört wird. Entfernt man einen Stein oder ein tragendes Element, so wird die Kuppel unweigerlich in sich zusammenstürzen.[35] Ähnlich muss man sich auch die anatomischen Strukturen des weiblichen Beckenbodens in ihrer Funktion und ihrem anatomischen Aufbau vorstellen. Nur Strukturen, die nicht beeinträchtigt oder geschwächt sind, können eine anatomisch und physiologisch korrekte Funktion des Beckenbodens gewährleisten. Kommt es in diesem System zu anatomischen Defekten, so führen diese zu Inkontinenz, einem Deszensus oder einem Prolaps. Als deszensuschirurgisch relevante anatomische Strukturen sind dabei die in Abbildung 10[36] aufgeführten Faszien, Muskeln und knöchernen Anteile des Beckens zu betrachten. Allerdings besteht das Beckenbodensystem aus weit mehr Muskulatur und Faszien, als dies die Abbildung 10[37] zum Ausdruck bringt. Einen genaueren Überblick verschaffen die Abbildungen 11 und 12[38], anhand deren man schon erkennen kann, welches komplexe Gebilde der Beckenboden darstellt. Dabei bezeichnet man das Gewebe, das sich zwischen den Beckenorganen und dem knöchernen Becken ausspannt als endopelvine Faszie.[39] „Diese Faszie besteht zum einen aus bindegewebig-glattmuskulären Strukturen, wobei der Anteil der glatten Muskulatur beträcht-

---

[34] Fischer, Armin et al. (2009): Seite 11 Abbildung 10 Seite 95
[35] Goeschen, Klaus (2011): Der weibliche Beckenboden. heruntergeladen am 17.12.2011
[36] Fischer, Armin et al. (2009): Seite 12
[37] Fischer, Armin et al. (2009): Seite 11 Abbildung 10 Seite 95
[38] Entnommen aus: Sobotta – Atlas der Anatomie des Menschen (2004): Seite 623 und 624 Seite 96 und 97
[39] Perucchini, Daniele (2011): Beckenbodenanatomie heruntergeladen am 17.12.2011

lich ist. Es finden sich aber auch maschenartig angeordnete Kollagen- und Elastinfasern mit Fibroblasten, Blut- und Lymphgefäßen, sowie Fett- und Nervengewebe."[40] Dabei kann man, um hier nochmals einen Vergleich anzuführen, den Beckenboden sich in seiner Funktion wie ein Trampolin vorstellen. So wie das Trampolin von Federn vorn, in der Mitte und hinten gehalten wird, gestützt und elastisch aufgehängt ist, wird der Beckenboden durch die verschiedenen Muskeln und Faszien auch in seiner Funktion stabil und gleichzeitig aber auch flexibel gehalten. Eine genauere Betrachtung der einzelnen Muskeln und Faszien sowie deren genauer anatomischer Funktion würde hier zu weit führen und den Rahmen dieses Buches sprengen. Trotzdem soll hier noch kurz auf die verschiedenen anatomischen Defekte bei den unterschiedlichen Formen des Deszensus und der Belastungsinkontinenz eingegangen werden, um zu verdeutlichen, welche Strukturen bei den verschiedenen Defekten des Beckenbodensystems betroffen sind.

3.3 Formen des Deszensus

Ein Deszensus tritt immer wieder von unterschiedlichsten Symptomen begleitet auf und bedarf einer genauen diagnostischen Abklärung, damit die gestellte Diagnose im weiteren Verlauf die richtige Behandlung bedingt. So werden folgende Formen des Deszensus unterschieden:

1) **Die Urethrozele**

    Bei der Urethrozele liegt ein ein- oder beidseitiger Abriss der pubourethralen Ligamente und/oder eine Überdehnung der suburethralen Faszie bzw. Vaginalwand vor.[41] Dieser Defekt wird nach DeLancey als ein Defekt im Level 3 definiert.[42] Der vorliegende Defekt bei einer Urethrozele führt dazu, dass der Harnröhre das feste Widerlager fehlt, sie somit hypermobil wird und die Folge eine Belastungsinkontinenz ist.

---

[40] Zitat nach: Perucchini, Daniele(2011): Beckenbodenanatomie heruntergeladen am 17.12.2011
[41] siehe dazu Abbildung 13
[42] Nach DeLancey kann „das Parakolpium in drei Abschnitte (Level I-III) unterteilt werden. Im Level I wird die Zervix im Bereich der Spina ischiadica fixiert und wirkt damit Deszensus und Prolaps von Uterus und Vagina entgegen. Im Level II ist die Vagina an der seitlichen Beckenwand (Arcus tendineus) fixiert und verhindert Zysto- und Rectozelenbildungen. Der distalst gelegene Level III fusioniert mit den die Vagina umgebenden Strukturen des Perineums."
Zitat nach: Perucchini, Daniele(2011): Beckenbodenanatomie heruntergeladen am 17.12.2011

2) Die Zystozele

Bei der Zystozele liegt ein Defekt im Level 2 nach DeLancey vor. Sie wird in eine zentrale Zystozele (Pulsationszystozele) und eine laterale Zystozele (Traktionszystozele) unterschieden. Bei der zentralen Zystozele kommt es zu einer Überdehnung der subvesikalen Vaginalwand, wobei die laterale Aufhängung am Arcus tendineus fascia pelvis erhalten ist. Beim Pressen der Frau zeigt sich die Pulsationszystozele als eine Art sogenannter „Glatzenkopf",[43] bei dem es zum Verstreichen der queren Rugae vaginales kommt, wobei die longitudinalen Sulci vaginales erhalten bleiben. Bei der Traktionszystozele liegt ein Ausreißen oder auch Abreißen der vaginalen Verankerung im Bereich des Arcus tendineus fascia pelvis im Level 2 nach DeLancey vor. In diesem Fall bleiben die queren Rugae vaginales erhalten und die longitudinalen Sulci vaginalis verstreichen. Der Deszensus stellt sich als „runzlige Ausstülpung im Scheideneingang" dar.[44] Die Symptome, die sich bei einer vorliegenden Zystozele zeigen, sind Fremdkörpergefühl im Scheidenbereich, eine Drangsymptomatik und / oder Blasenentleerungsstörungen.

3) Deszensus uteri

Beim Deszensus uteri liegt ein Defekt des zentralen Bandapparates im Level 1 nach DeLancey vor. Dabei tritt die Portio oder Scheide tiefer. Erfolgt dieses Tiefertreten nur bis zum Introitus, so spricht man von einem Deszensus. Kommt es zu einem Vorfall über den Introitus hinaus, so spricht man von einem Prolaps.[45] Bei einem Deszensus uteri sind die kardinalen Ligamente und die uterosakralen Ligamente pathophysiologisch verändert (sie geben nach) und dadurch bedingt kommt es dann zu einem Absinken des Uterus. Sind dann noch die Scheidenwände, zum Beispiel durch eine vorliegende Bindegewebeschwäche, zusätzlich erschlafft, so „kann der Uterus sich weiter nach unten senken und mitsamt den Scheidenwänden nach außen vorfallen."[46] Durch den dabei entstehenden Zug und Druck öffnen sich gleichzeitig im hinteren Bereich der Douglasraum und im vorderen Bereich das

---

[43] siehe dazu Abbildung 14
[44] siehe dazu Abbildung 15
[45] Goeschen, Klaus; Petros, Peter Papa (2009): Seite 174
[46] Zitat nach: Goeschen, Klaus; Petros, Peter Papa (2009): Seite 174

Spatium vesicouterinum. Dies bedingt dann wiederum die Entstehung einer Traktionsentero-, -zysto- oder –rektozele.[47]

4) Scheidenprolaps (Invagination oder Intussuszeption)

Bei einem Scheidenprolaps ist eine der Scheidenwände erschlafft und gibt in Folge dessen nach. Dabei kann sie sich dann wie die Darmwand einstülpen, wobei es zu einer Einstülpung des kranialen Scheidenanteils in den distalen kommt. Man spricht dann von einer Invagination oder auch Intussuszeption. Es kommt dann, wie schon erwähnt, gleichzeitig zu einer Öffnung des Douglasraumes im hinteren Bereich und im vorderen Bereich des Spatium vesicouterinum.[48]

5) Enterozele

Bei einer Enterozele handelt es sich um eine Vorwölbung der hinteren oberen Scheidenwand, die in Folge eines Schadens an dem uterosakralen Ligament entstanden ist. Durch die Vorwölbung der hinteren oberen Scheidenwand erweitert sich der Douglasraum und füllt sich dann beim Pressen der Frau mit Rektum, Sigma und Dünndarm und wird im weiteren Verlauf dann nach unten gedrückt.[49]

Die Symptome, die die Frauen bei einem Deszensus uteri und einer Enterozele schildern, sind ziehende Rückenschmerzen, ein Ziehen im Unter-bauch, intravaginal spürbarer Fremdkörper, Blasenentleerungsstörungen, Pollakisurie (häufige Harnentleerung von kleinen Mengen Harn, was auf eine Entleerungsstörung der Blase hinweist), Dyspareunie (schmerzhafter Geschlechtsverkehr).

6) Rektozele

Bei einer Rektozele kommt es zu einer Überdehnung der rektovaginalen Faszie. Dabei kommt es, bedingt durch die Schädigung der rektovaginalen Faszie, die zwischen Vaginalhinter- und Rektumvorderwand angelegt ist,

---

[47] Goeschen, Klaus; Petros, Peter Papa (2009): Seite 174
[48] siehe Abbildung 16
[49] Goeschen, Klaus; Petros, Peter Papa (2009): Seite 73

durch deren Auseinanderweichen zu einem Vorwölben der Rektumwand in die Vagina.[50]

Als Symptome schildern die betroffenen Frauen Defäkationsprobleme und ein Fremdkörpergefühl.

---

[50] Goeschen, Klaus; Petros, Peter Papa (2009): Seite 74

4 Behandlungsmöglichkeiten des Deszensus

4.1 Die konservativen Behandlungsmöglichkeiten

1) Physiotherapeutische Übungen zur Stärkung der Beckenbodenmuskulatur.
Ein richtig durchgeführtes Beckenbodenmuskulaturtraining führt vor allen Dingen zu einer Kräftigung des Musculus pubococcygeus aus der Levatormuskelgruppe und erreicht somit einen verbesserten urethralen Verschlussdruck, der dann auch in Belastungssituationen von der Patientin gehalten und sogar erhöht werden kann. Allerdings sollte eine konsequent täglich durchgeführte Physiotherapie nach spätestens 3 Monaten Erfolge zeigen. Hat sich an dem Zustand der Patientin nichts verändert, besteht also weiterhin eine Inkontinenz oder klagt die Patientin weiterhin über die unter Punkt 2.3 geschilderten Symptome, so sollte diese Patientin einer operativen Versorgung zugeführt werden.

2) Verhaltensänderung der Betroffenen und damit Beseitigung der Risikofaktoren, wie zum Beispiel Nikotin, Übergewicht, schweres Heben, wie auch schwere Arbeiten.

3) Medikamentengabe. Die Östrogenisierung bei Frauen mit postmenopausaler urogenitaler Atrophie des Scheidengewebes.[51] Die angeführte Literatur zeigt auch, dass sich, unter der lokalen Gabe von Östrogenpräparaten, die Drangbeschwerden subjektiv bessern und gleichzeitig die rezidivierenden Harnwegsinfekte abnehmen.

Die Gabe von anticholinergen Substanzen führt zu einer Abnahme der Drangsymptomatik und gleichzeitig zu einer Verringerung des unwillkürlichen Harnabgangs, der durch die nicht beeinflussbaren Kontraktionen des Blasenmuskels verursacht wird.[52]

4) Einschulung der betroffenen Frauen in den Einsatz von Pessaren. Allerdings sollten keine Dauerpessare verwendet werden. Des Weiteren ist letztlich der Einsatz von Pessaren keine endgültige Lösung für die vorliegenden Deszensus bedingten Probleme. Deshalb sollten diese auch nur bei sehr alten Frauen, inoperablen Patientinnen, sowie auf ausdrücklichen Wunsch der

---

[51] Cardozo L. et al (1998): 92: 722-7
[52] Enzelsberger, Hermann (2011): State of the Art: Inkontinenz der Frau heruntergeladen am 17.12.2011

Patientinnen nach einer nicht operativen Therapie und zur Überbrückung bis zur operativen Versorgung eingesetzt werden.

5) Die Elektrostimulation erfolgt meistens über Vaginalsonden, seltener über Rektalsonden oder eine Klebeelektrode. Die intravaginale Elektrostimulation wurde vor allen Dingen für den Einsatz bei einer Beckenbodenschwäche entwickelt. Unter dem Einsatz der Elektrotherapie kommt es zu einer Vergrößerung der funktionellen Blasenkapazität und gleichzeitig zu einer Erniedrigung des Detrusordruckes.[53]

4.2 Die operativen Behandlungsmöglichkeiten

Die verschiedenen wichtigsten operativen Behandlungsmöglichkeiten können hier nur in Form einer Aufzählung erfolgen. Eine genaue Schilderung des Vorgehens bei den einzelnen Operationstechniken würde hier letztlich zu weit führen. Bei der Aufzählung der Operationstechniken werden aber kurz die Vor- und die Nachteile der jeweiligen Technik betrachtet werden.

Es gibt unterschiedliche Operationsverfahren zur Behandlung der:

- Inkontinenz
- Zystozele
- Deszensus uteri
- Enterozele
- Rektozele

a) Urethrozele und Belastungsinkontinenz

1) **Kolporrhaphia anterior** – Die Erfolgsraten liegen zwischen 50-78% (Behebung und Beseitigung der Urethrozele und der Belastungsinkontinenz). Es gibt aber auch Schilderungen über eine deutliche Verschlechterung des präoperativen Zustandes, Narbenbildung, Devaskularisation und der Ausbildung einer starren und hypotonen Urethra.[54]

2) **Abdominale Kolposuspension (nach Burch, Masters)** – Die Erfolgsraten liegen bei 78% (Behebung und Beseitigung der Urethrozele und der

---

[53] Enzelsberger, Hermann (2011): State of the Art: Inkontinenz der Frau heruntergeladen am 17.12.2011
[54] Weber AM. et al. (2001): 185: 1299–1304; discussion 304–306
und AWMF online (2010): Leitlinien-Register 015/006 Entwicklungsstufe (S1+ IDA) vom 12.10.2010 Seite 4

Belastungsinkontinenz). Die Nachteile sind De novo Dranginkontinenz 7%, Restharn 13%, Deszensus des vorderen Kompartiments 22% und davon benötigen 3% einen weiteren operativen Eingriff.[55]

3) **Spannungsfreie retropubische Suburethralbänder** – Die Erfolgsraten liegen bei 85% (Behebung und Beseitigung der Urethrozele und der Belastungsinkontinenz). Die Nachteile sind De novo Dranginkontinenz 5-10%, Restharn durch die zu straffe Lage des Bandes 20%, Blasen-verletzungen in 4-6%, Blutungen mit der Ausbildung eines Hämatoms 2-4%.[56]

b) **Zystozele**

1) **Kolporrhaphie bei zentraler Pulsationszystozele**

Vorteile: Als Operationsmethode bei der zentralen Pulsationszystozele gut geeignet. Standard-Operationsverfahren bei zentralen Zystozelen. Erfolgs-rate 78%.[57] Nachteile: Das geschädigte Gewebe wird zur Korrektur heran-gezogen. Diese Operationstechnik ist nicht für den Einsatz bei Traktions-zystozelen geeignet.

2) **Kolporrhaphie mit Netzeinlage**

Die Indikation ist ein Rezidiv einer zentralen Pulsationszystozele bei Vorliegen einer Bindegewebsschwäche der Frau. Vorteile: Ein erneutes Rezidiv wird eher seltener auftreten, als dies bei einer vorderen Plastik mit erneuter Kolporrhaphie ohne Netzeinsatz der Fall sein wird. Nachteil: In 10% der Fälle kommt es zu Erosionen von Teilen des Netzes in die Vagina.[58]

3) **Abdominaler Repair nach Richardson**

Indikation: Bei der Traktionszystozele, da hier ein Ausreißen oder auch Abreißen der vaginalen Verankerung im Bereich des Arcus tendineus fascia pelvis vorliegt und diese vaginale Verankerung durch Nähte wieder hergestellt werden sollen. Vorteile: Gute anatomische Korrektur mit guten

---

[55] Umek, Wolfgang (2011): OP bei Belastungsinkontinenz heruntergeladen am 18.12.2011
[56] Hanzal, Engelbert et al. (2003): Journal für Urologie und Urogynäkologie 2003; 10 (2) (Ausgabe für Österreich), 22-29, Seite 27
[57] Tunn, Ralf et al. (2010): Seite 254
[58] Perinchery, Clara (2007): Seite 20

Heilungschancen 70%. Nachteile: Sehr aufwendige und schwierige Präparation. Bei 30 % tritt ein erneuter Deszensus auf. Komplikationen aufgrund der abdominalen Operation wie z. B. die postoperativen Bauchwandhernien.[59]

4) Paravaginaler Repair nach Richardson:

Operation wird vaginal und nicht abdominal durchgeführt. Sonstiges Vorgehen wie beim abdominalen Repair nach Richardson. Vorteile: Keine abdominale Operation. Nachteile: Es ist sehr schwierig, eine anatomisch korrekte Korrektur durchzuführen und dadurch bedingt kommt es nur zu mäßigen Heilungschancen.[60]

c) Deszensus uteri / vaginae

1) Deszensus uteri mit vaginaler Hysterektomie

Vorteile: Gute Erfolge bei einem Deszensus des Levels 1-2. Gegebenenfalls kann man zusätzlich eine McCall-Naht durchführen. Kein abdominaler Schnitt und somit auch keine Traumatisierung der Bauchdecken. Es kann eine vordere und hintere Plastik in gleicher Sitzung durchgeführt werden. Es kommt nur zu einer geringen Schädigung des Peritoneums. Die Patientinnen haben geringere Wundschmerzen und sind nicht so lange hospitalisiert. Nachteile: ein ausgeprägter Deszensus ist mit einer Hysterektomie allein nicht therapierbar. Komplikationen, wie zum Beispiel Scheidenstumpfinfiltrate, infizierte Serome oder Hämatome, Fieber, der Uterus muss klein und beweglich sein, der Bauchraum kann nicht gleichzeitig untersucht werden, Kohabitationsbeschwerden durch eine Verkürzung der Scheide[61]

2) Deszensus uteri mit abdominaler Hysterektomie

Vorteile: Pathologische Prozesse können durch eine gute Übersicht im kleinen Becken sofort entdeckt werden und deshalb ist dieses Vorgehen

---

[59] Heidenreich, W.; Greve, J. (2009): Geburtsh. Frauenheilk. 2009; 69(3): 233-236
[60] Heidenreich, W.; Greve, J.(2009): Geburtsh. Frauenheilk. 2009; 69(3): 233-236
[61] Perinchery, Clara (2007): Seite 18

auch bei malignen Prozessen indiziert. Nachteile: Laparotomie mit den damit verbundenen Komplikationen.[62]

---

[62] Perinchery, Clara (2007): Seite 19

3) **Deszensus vaginae –**

Sakrospinale Fixation nach Amreich und Richter

Vorteile: Gute Langzeitergebnisse. Nachteile: Es kann zu einer Scheiden-deviation und Fixation der Scheide kommen. Auf der Gegenseite kann es bei einseitiger OP-Technik zur Enterozelenbildung kommen. Vor allem bei einem engen Introitus ist die Durchführung der OP schwierig. Operations-bedingte Komplikationen (Gefahr der Verletzung des Nervus Pudendus und großer venöser Gefäße) können auftreten.[63]

4) **Deszensus vaginae – Abdominale Sakrale Fixation –**

Sakrokolpopexie mit und ohne Netzeinlage

Die Indikation ist die Senkung des Scheidenstumpfes. Vorteile: Gute Lang-zeitergebnisse und die Vagina verbleibt in ihrer physiologischen Lage. Nachteile: Probleme mit dem alloplastischen Material. Sehr schwierig und zeitaufwändig. Blutungen aus dem präsakralen Plexus.[64]

5) **Kuldoplastik nach McCall**

Vorteile: Prophylaxe eines vaginalen Deszensus durch die Fixation der Scheide an den Ligamentae sacrouterina. Nachteile: mögliche Verletzung von Darmschlingen. Inzision der Scheidenhaut zu nahe an dem äußeren Muttermund[65]

d) **Enterozelen**

Es gibt diverse Operationen zur Obliteration des Douglasraumes. So kann dies zum Beispiel mittels der Techniken nach Moschcowitz oder Halban erfolgen.

Nachteile: Mühsame und schwierige Operationen. Gefahr der Ureter Striktur. Problematisch kann die Nachgiebigkeit des Peritoneums sein. Er-folgt im Bereich der hinteren Kommissur ein zu hoher Aufbau der Wand, so kann es zu Kohabitationsbeschwerden kommen. Wenn der erweiterte

---

[63] Perinchery, Clara (2007): Seite 23
[64] Perinchery, Clara (2007): Seite 24
[65] Uhl, Bernhard (2004): Seite 190 und 195

Levatorspalt nicht genügend durch die versenkten Nähte gerafft wird, so kommt es zu einem erhöhten Rezidivrisiko.[66]

e) Rektozele

1) Posteriore Kolporrhaphie

Vorteile: Es handelt sich um eine kostengünstige und sehr einfache Operationstechnik, die zudem wenige Komplikationen verursacht, mit der man eine kleine Rektozele beheben kann. Nachteile: Hohe Anzahl von Rezidiven. Nicht physiologische Verlagerung des Musculus Pubococcygeus. Atrophie des Muskels. Bei zu starker Raffung kommt es zu Störungen der Defäkation und bedingt durch die zu enge Vagina, zu Kohabitationsbeschwerden.[67]

2) Posteriore Kolporrhaphie mit Netzeinlage

Die Indikation sollte genau gestellt werden. Derzeitig wird empfohlen, diesen Eingriff nur bei einer Rezidiv Rektozele und bei diagnostizierter Bindegewebsschwäche der Frau durchzuführen.

Vorteile: Das erneute Auftreten eines Rezidives wird eher selten sein. Nachteile: Teile des Netzes können in die Vagina erodieren. Durch Schrumpfung des Netzes kann es zum Einengen des Darmes kommen und den damit dann verbundenen Defäkationsproblemen.[68]

3) Infracoccygeale Kolpopexie nach Petros (Posteriores IVS)

Indikation: Die pathologischen Veränderungen, wie die Enterozele, der Deszensus des Vaginalendes und der Deszensus des Uterus, müssen jeweils isoliert für sich auftreten. Vorteile (relativ): kleiner und wenig belastender Eingriff, bei dem auch eine Fixation des zentralen Kompartiments bei einer vorliegenden kurzen Vagina vorgenommen werden kann. Nachteile: Das eingebrachte Band kann in die Vagina erodieren und / oder es kommt zu weiteren und erneuten Rezidiven in anderen Kompartimenten.[69] Ebenso kann es zu Organverletzungen kommen.

---

[66] Uhl, Bernhard (2004): Seite 272
[67] Perinchery, Clara (2007): Seite 21
[68] Perinchery, Clara (2007): Seite 22
[69] Perinchery, Clara (2007): Seite 23

4) **Kuldoplastik nach McCall**

Vorteile: Prophylaxe eines vaginalen Deszensus durch die Fixation der Scheide an den Ligamentae sacrouterina. Nachteile: Verletzung von Darmschlingen. Inzision der Scheidenhaut zu nahe an dem äußeren Muttermund[70]

5) **Kolpoperineoplastik**

Bei der Kolpoperineoplastik oder auch Kolpoperineorrhaphie wird durch eine Naht eine Verengung des Beckenbodens am hinteren Scheidenumfang vorgenommen. Dies soll einer erneuten Gebärmuttersenkung vorbeugen. Vorteile: Schnelle Operation. Nachteile: Nur ein kurzfristiges gutes Ergebnis. Rezidive sind vorprogrammiert.

---

[70] Uhl, Bernhard (2004); Seite 190 und 195

5 Studienübersicht zu dem Einsatz von Meshes zur Behandlung von Deszensus

Es gibt nicht viele randomisierte klinische Studien zum Einsatz von Meshes zur Behandlung von Deszensus. Hier sollen kurz die wichtigsten aufgezählt werden:

a) Autoren: Daniel Altman, M.D., Ph.D., Tapio Väyrynen, M.D., Marie Ellström Engh, M.D., Ph.D., Susanne Axelsen, M.D., Ph.D., and Christian Falconer, M.D., Ph.D. for the Nordic Transvaginal Mesh Group

Titel: Anterior Colporrhaphy versus Transvaginal Mesh for Pelvic-Organ Prolapse

Erschienen in: N Engl J Med 2011; 364:1826-1836 May 12, 2011

Studiendesign: Multizentrische, randomisierte, kontrollierte Studie mit 389 Frauen. Studie mit zwei Armen. In dem Arm A wurde bei 189 Frauen der Deszensus mittels einer klassischen Kolporrhaphie im vorderen Kompartiment versorgt. In dem Arm B wurde der Deszensus im vorderen Kompartiment bei 200 Frauen mittels eines transvaginal fixierten Beckenbodennetzes aus Polypropylen operiert. Erfolgsrate Arm A: 35%. Erfolgsrate Arm B: 61%.

b) Autoren: Fidela, Marie; Paraiso, R.; Barber, Matthew D.; Muir, Tristi W.; Walters, Mark D.

Titel: Rectocele repair: a randomized trial of three surgical techniques including graft augmentation

Erschienen in: American Journal of Obstetrics and Gynecology (2006) Volume 195, Issue: 6, Pages 1762-1771

Studiendesign: Randomisiert, klinisch mit 106 Frauen. Studie mit drei Armen. In dem Arm A wurde bei 37 Frauen die Rektozele mit einer posterioren Kolporrhaphie versorgt. In dem Arm B wurde bei 37 Frauen die Rektozele unter Einsatz eines Vicryl-Netzes versorgt. In dem Arm C wurde bei 32 Frauen die Rektozele mit Fascia lata versorgt. Ergebnisse: Die Arme A und B wiesen vergleichbare Ergebnisse auf, nur der Arm C hatte schlechtere Erfolgsraten aufzuweisen.

c) Autoren: Maher, C.; Baessler, K.; Glazener, CM.; Adams, EJ.; Hagen, S.:

Titel: Surgical management of pelvic organ prolapse in woman

Erschienen in: Cochrane Database Syst. Rev. 2007 July 18; (3): CD004014

Es wurde das Cochrane Register nach klinischen Studien zu dem Thema Inkontinenz und Deszensus am 03.05.2006 durchsucht. Es wurden 22 randomisierte, kontrollierte klinische Studien gefunden, in denen insgesamt 2368 Frauen eingeschlossen sind.

d) Autor: Deutsche Gesellschaft für Gynäkologie und Geburtshilfe

Titel: Descensus genitalis der Frau – Diagnostik und Therapie, Leitlinien, Empfehlungen und Stellungnahmen Stand 2009 AWMF 015/006 (S1 + IDA)

„Eine Metaanalyse von zwei RCT im Cochrane-Review 2007 zeigte, dass die zusätzliche Vicryl-Netz-Auflage über der anterioren Scheidenplastik die Zystozelen-Rezidivrate senken kann. Allerdings waren in allen Armen in beiden Studien die Rezidivraten sehr hoch. Zu bemerken ist außerdem, dass keine apikale Fixation erfolgte, obwohl bei Sand et al. die Mehrzahl der Frauen gleichzeitig eine hintere Plastik erhielt."[71]

e) Autor: Deutsche Gesellschaft für Gynäkologie und Geburtshilfe

Titel: Descensus genitalis der Frau – Diagnostik und Therapie, Leitlinien, Empfehlungen und Stellungnahmen Stand 2009 AWMF 015/006 (S1 + IDA)

Es wurde eine Metaanalyse im Cochrane-Review durchgeführt. Dabei kam man zu folgenden Ergebnissen:

1) Feststellung zu den operativen Therapien des mittleren Kompartiments: Die abdominale Sakrokolpopexie ist zwar mit einer längeren Operationszeit, längerer Hospitalisation der Patientin und mit höheren Operationskosten verbunden, aber gleichzeitig ist diese Operationstechnik die über den längsten Zeitraum und am besten untersuchte Operationsmethode. Die laparoskopische Sakrokolpopexie ist von den Ergebnissen vergleichbar, wenn der Operateur über die entsprechend notwendige Erfahrung verfügt.[72] Der Einsatz von avitalen Transplantaten aus allogener Fascia lata und anderen resorbierbaren biologischen Materialien, sollte aufgrund hoher Rezidivraten vermieden werden. Des Weiteren sollten Netze aus oder mit Silikon in der Deszensus- und Belastungsinkontinenzchirurgie wegen

---

[71] Zitat aus: Deutsche Gesellschaft für Gynäkologie und Geburtshilfe (2009): Seite 6
und: Sand, PK. et al. (2001): Am J Obstet Gynecol 2001; 184: 1357–1362; discussion 62–64
und: Weber, AM. et al. (2001): Am J Obstet Gynecol 2001; 185: 1299–1304; discussion 304–306
[72] Deutsche Gesellschaft für Gynäkologie und Geburtshilfe (2009): Seite 7

der hohen Komplikationsraten nicht eingesetzt werden.[73] Liegt eine vaginale Suspension des Scheidenstumpfes vor, so kann man mittels der sakrospinalen Fixation diesen Defekt gut beheben. Es kann allerdings zu einem späteren Zeitpunkt zu Rezidiven im vorderen Kompartiment kommen.[74]

2) „Die hintere Scheidenplastik mit Eigengewebe als mediane Faszien Raffung ohne Netzeinlage hat eine Erfolgsrate von 86%."[75] Bei einer Erst-operation ist diese Methodik in jedem Fall einer sofortigen Netzeinlage oder der Anwendung von Xenograften vorzuziehen. Zu der Anwendung von Xenograften bei der hinteren Scheidenplastik gibt es nur sehr wenige randomisierte Studien, die bis jetzt keinen Vorteil gegenüber der Versorgung mit Eigengewebe darstellen konnten.[76]

Bis zur Veröffentlichung der Deutschen Gesellschaft für Gynäkologie und Geburtshilfe 2009 zu dem Thema Descensus genitalis der Frau – Diagnos-tik und Therapie, Leitlinien, Empfehlungen und Stellungnahmen, gab es keine randomisierten Studien zum Einsatz von nicht-resorbierbarem Mesh bei der hinteren Scheidenplastik. Deshalb stellte die Gesellschaft auch fest, „dass es keinen Anlass gäbe, nicht-absorbierbare Netze routinemäßig bei primären vaginalen Deszensusoperationen am hinteren Kompartiment zu verwenden."[77] Die Gesellschaft wies an dieser Stelle gleichzeitig auch darauf hin, dass der Einsatz eines synthetischen Materials bei der hinteren Scheidenplastik zwar zu einer 10% höheren Erfolgsrate führt, aber gleich-zeitig auch weitaus mehr Komplikationen, wie Dyspareunie, Mesh-erosionen und Meshschrumpfung mit damit verbundenen Schmerzen für die jeweilige Patientin zu beobachten sind.

3) Mesh Komplikationen

Da es bei den mit Mesh operierten Frauen zu folgenden Komplikationen kam, wie Erosionsraten von bis zu 26%, die teilweise notwendig geworde-ne Exzision des Netzes in bis zu 50%, die „symptomatische Retraktion

---

[73] Deutsche Gesellschaft für Gynäkologie und Geburtshilfe (2009): Seite 7
[74] Deutsche Gesellschaft für Gynäkologie und Geburtshilfe (2009): Seite 7
[75] Zitat aus: Deutsche Gesellschaft für Gynäkologie und Geburtshilfe (2009): Seite 6
[76] Deutsche Gesellschaft für Gynäkologie und Geburtshilfe (2009): Seite 6
[77] Deutsche Gesellschaft für Gynäkologie und Geburtshilfe (2009): Seite 6

oder Schrumpfung der synthetischen Netze"[78] in 19%, das Auftreten einer Dyspareunie in 17-63%, De Novo Drangsymptomatik in bis zu 16% sowie sexuelle Dysfunktionen in 26%,[79] schrieb die Deutsche Gesellschaft für Gynäkologie und Geburtshilfe im Rahmen der vorliegenden Veröffentlichung zusammengefasst folgendes:

a) Die Patientinnen müssen in jedem Fall über operative Alternativen zur Chirurgie mit Meshes informiert und über die Risiken und Komplikationen bei der Chirurgie mit Meshes ausführlich und exakt aufgeklärt werden.

b) Patientinnen mit Beckenbodenfunktionsstörungen sollten zuerst einer konservativen und erst dann einer operativen Therapie zugeführt werden.

c) Bevor es zu dem Einsatz eines Meshes kommt, sollten grundsätzlich immer erst die klassischen Operationsmethoden in Erwägung gezogen werden.[80]

f) Autor: Watermann, D.; Niesel, A.; Fünfgeld, Ch.; Kraus, A.; Lenz, F.; Augenstein, H.

Titel: PARETO-Studie, Partiell resorbierbare Netze zur Therapie von Zystozelen. Eine prospektiv randomisierte, multizentrische Studie.

Studiendesign: Es wurden zwei Arme gebildet. In dem Zeitraum von 02/2007 und 07/2008 wurde 100 Patientinnen in dem Arm A eine monofiles Standard Netz und in dem Arm B 97 Patientinnen ein teilresorbierbares Netz implantiert. Laufzeit 2007-2011. Ergebnisse nach 3 Monaten: 8 Erosionen beim Standardnetz (Arm A) und 3 beim teilresorbierbaren Netz (Arm B). Die Ergebnisse der Nachbeobachtungszeit von 12 und 36 Monaten sind bis heute nicht veröffentlicht und können daher hier nicht dargestellt werden.

---

[78] Zitat aus: Deutsche Gesellschaft für Gynäkologie und Geburtshilfe (2009): Seite 7
[79] Deutsche Gesellschaft für Gynäkologie und Geburtshilfe (2009): Seite 7
[80] Deutsche Gesellschaft für Gynäkologie und Geburtshilfe (2009): Seite 7 und 8

6 Die verschiedenen Meshes für eine operative Behandlung von Deszensus

6.1 Aufbau, Material, Anbieter und durchschnittliche Kosten der am häufigsten eingesetzten verschiedenen Meshes

Es gibt verschiedene Hersteller von Meshes für eine operative Behandlung von Deszensus. Bei den Herstellern, die in Österreich vertreten sind, handelt es sich um, Johnson & Johnson (Gynecare) mit dem Prolift und Prolift +M System, American Medical Systems (AMS) mit Apogee, Perigee und Elevate, Serag-Wiessner KG mit SERATOM und SERATOM PA, Agency for Medical Innovations (A.M.I.) mit dem Pelvic Floor Repair System, BARD mit Avaulta Plus und Avaulta Solo und Urotech GmbH (Promedon) mit dem NAZCA POP Repairsystem.[81]

Weiteren Hersteller, die im österreichischen Markt nicht oder kaum vertreten sind, wie z. B. PFM Medical mit titanisierten Beckenbodennetzen, Coloplast mit NovaSilk, COOK Medical mit dem Symphasis System und Sofradim mit Parietene sollen in diesem Buch nicht berücksichtigt werden.

In der Urogynäkologie wurden anfangs bei der Chirurgie mit Meshes Herniennetze verwendet. Diese schnitten sich die Operateure selbst zu, um sie dann mit chirurgischem Nahtmaterial im Becken anstelle der defekten Gewebestrukturen zu fixieren. Man erhoffte sich durch dieses Vorgehen den Deszensus oder Prolaps beheben zu können. Allerdings zeigte es sich schnell, dass die Herniennetze von ihrem Aufbau her teilweise zu viel Material aufwiesen, und die Poren dieser Netze nicht ausreichend groß genug waren, um das Einwachsen von Fibroblasten, Makrophagen und Blutgefäßen zu ermöglichen. Dies waren mit Ursachen, für die anfangs auftretenden Infektionen im Bereich der implantierten Meshes und die damit verbundenen Komplikationen. Mit diesen Erfahrungen entwickelten mehrere Hersteller entsprechend den Vorgaben der Operateure spezielle Beckenbodennetze für den Einsatz in der Urogynäkologie. Die fortschreitende Entwicklung der Deszensuschirurgie führte dann im weiteren Verlauf dazu, dass die heutigen Operateure folgende Anforderungen an Meshes für die operative Behandlung des Deszensus stellen:

a) Porengröße > 75 µm (makroporös) – Klassifikation nach Amid[82]

---

[81] Siehe dazu: Tabelle 1
[82] Amid, PK. (1997): 1:15-21

b) Monofil und aus Polypropylen oder teilresorbierbare Kombinierungen aus Bio- und Kunststoffmaterial[83]

c) Keine Schrumpfung

d) Beständig und auf Dauer gut verträglich, stabil und doch elastisch

e) Nicht kanzerogenes Material

f) Einfache Handhabung

g) Geringe Erosionsrate

h) Keine Infektionsrate

Inzwischen wird davon ausgegangen, dass größere Poren eines Meshes dazu führen, dass das Implantat besser in das Gewebe einwächst und dass dies zu einer geringeren Erosionsrate führt.[84] Des Weiteren wird eine Porengröße von mindestens 30 µm als notwendig erachtet, damit Makrophagen in das Gewebe einwandern können und gleichzeitig auch Gewebe einwachsen kann.[85] Es zeigte sich des Weiteren in verschiedenen Patientenstudien aus der Urogynäkologie, dass die Häufigkeit unterschiedlicher Infektions- und Erosionsraten der unterschiedlichen Meshes auch mit der Porengröße derselben zusammenhängen müssen.[86]

Wie aus der Tabelle 1 weiterhin zu erkennen ist, stellen alle Hersteller ihre Meshes für die Chirurgie des Deszensus aus Polypropylen und ein Teil der Anbieter seit neuestem zusätzlich auch aus teilresorbierbarem Material her. So sind das Prolift +M von Johnson & Johnson (Gynecare) und das SERATOM PA von der Serag-Wiessner KG so aufgebaut, dass die Meshes durch Teilresorption insgesamt an Gewicht und Stärke verlieren, während das Avaulta Plus von der Firma BARD mit einem resorbierbaren Anteil in dem mittleren Bereich des Meshes versehen ist.

Die durchschnittlichen Kosten eines Meshes bewegen sich bei den nicht resorbier- baren Polypropylen-Meshes in Österreich in der Größenordnung von 600 € bis 900 €. Dies hängt zum einen von dem jeweiligen Anbieter ab und zum anderen von dem Verbrauch, also der Anzahl der gekauften Meshes, der einzelnen Abteilung oder des jeweiligen Krankenhausträgers und dessen Fähigkeiten bei den Preisverhand- lungen.

---

[83] Fischer, Armin et al. (2009): Seite 11
[84] Amid, PK. (1997): 1:15-21
[85] Neel H.B. (1983): Arch Otolaryngol 1983; 109:427-433
[86] Siegel, A.L. et al (2005): 174:1308-1311

Bei den teilresorbierbaren Meshes bewegen sich die Preise pro Stück zwischen 850 € und 1000 €. Hier kommt es auf Seiten der Hersteller derzeitig zu keinen Preisnachlässen, da diese Meshes erst vor kurzem in den Markt eingeführt wurden.[87] In dem österreichischen Markt wurden 2009 zirka 450 Meshes zur operativen Behandlung des Deszensus eingesetzt.[88] Davon entfielen zirka 65% auf die Firma Johnson & Johnson (Gynecare) mit dem Prolift-System, 15% auf die Firma American Medical Systems (AMS) und 10% auf die Firma Serag-Wiessner KG mit dem SERATOM.[89] Zu den Operationen mit Einsatz eines Meshes bei einem Deszensus gibt es, auf Auskunft der Statistik Austria, bis jetzt keine statistischen Angaben und Auswertungen.

---

[87] alle Preisangaben beruhen auf Marktrecherchen des Autors. Offizielle Preislisten sind dem Autor zu diesen Produkten nur von einzelnen Anbietern bekannt. Allerdings spiegeln diese Preislisten nicht den letztendlichen Marktpreis wieder.

[88] Diese Zahl beruht auf einer Schätzung des Autors nach Marktrecherchen in den urogynäkologischen Abteilungen der österreichischen Spitäler und auf Auskünften verschiedener Primarii, sowie der AUB (Arbeitsgemeinschaft für Urogynäkologie und rekonstruktiven Beckenbodenchirurgie) in Österreich 2010.

[89] Diese Zahl beruht auf einer Schätzung des Autors nach Marktrecherchen in den urogynäkologischen Abteilungen der österreichischen Krankenhäuser 2010.

7 Gesellschaftliche durch Deszensus verursachte Kosten in Österreich

Es gibt bis heute für Österreich keine detaillierten Berechnungen, die die Kosten, die durch einen Deszensus und die damit verbundenen therapeutischen und operativen notwendigen Eingriffe entstehen, berechnen und somit die volkswirtschaftlichen Kosten für die Gesellschaft darstellen. Die Darstellung eines Teils der Kosten, die im Rahmen eines Krankenhausaufenthaltes durch die Diagnose Deszensus anfallen, soll in diesem Buch erfolgen.

Da es keine statistischen Erhebungen zu der Anzahl der Patientinnen gab, die von einem Deszensus betroffen waren, musste der Autor eine Statistik über Harn-inkontinenz auswerten, die von der Statistik Austria[90] erstellt wurde.[91] Aus dieser kann man erkennen, dass sich die Gesamtzahl der Harn inkontinenten Patienten bei zirka 491.000 Einwohnern in Österreich im Jahre 2006 bewegt.[92] Insgesamt sollen laut dieser Statistik 5,9% der Gesamtbevölkerung an einer Harninkontinenz leiden. Man kann davon ausgehen, dass Frauen zwei bis viermal so häufig als Männer von Inkontinenzproblemen betroffen sind. Ein Grund für diese erhöhte Neigung und Anfälligkeit zur Inkontinenz liegt bei den Frauen in den hohen Belastungen des Binde- und Stützgewebes, wie auch der Muskulatur, durch Schwangerschaften und Geburten und in der besonderen Anatomie des weiblichen Beckens.[93] Von den 491.000 Harn inkontinenten Personen aus der Statistik sind demnach also zwischen 327.405 bis 392.886 Frauen.[94] Von diesen Frauen leiden geschätzt zwischen 1,7% bis 2% gleichzeitig an einem Deszensus, der operativ versorgt werden muss. Ausge-hend von diesen Annahmen, kommt man auf die Zahlen, die die Statistik Austria in ihrer Statistik aus dem Jahre 2009[95] unter den Diagnosen Vaginale Hysterektomie und Suspensionsplastik des Beckenbodens auflistet. Da eine vaginale Hysterektomie

---

[90] Chronische_krankheiten_und_gesundheitsprobleme_200607_032170 Statistik Austria erstellt am 18.07.2008
[91] Ein Deszensus wird in der Regel von Harninkontinenz begleitet
[92] Siehe dazu die Tabelle 2. Es gibt bis heute (2013) keine neueren Daten von der Statistik Austria.
[93] Reinke, Claudia (2009): Seite 24
[94] In diesen Zahlen sind auch die sehr jungen Patientinnen (15-30 Jahre) enthalten und des weiteres auch alle Patientinnen, die aufgrund von Demenz oder anderen Erkrankungen im Alter an einer Inkontinenz leiden. Da diese Zahlen bei der Statistik Austria nicht genau differenziert werden, wird hier von dem Autor eine Schätzung der Zahl der Patientinnen, die gleichzeitig von einem Deszensus betroffen sein werden, im Verhältnis zu der Gesamtzahl der Harn inkontinenten Patientinnen vorgenommen.
[95] Siehe dazu: Statistik Austria (2009): An-
zahl_der_unterschiedlichen_medizinische_einzelleistungen_bei_spitalsentl_054003

meistens mit einer operativen Versorgung eines Deszensus verbunden ist[96] und unter der Suspensionsplastik des Beckenbodens eine Deszensus-operation zu verstehen ist, kann man davon ausgehen, dass demnach mindestens 5639 Patientinnen an einem Deszensus operiert werden.[97] Berechnet man, aus-gehend von diesen 5639 Patientinnen, die Gesamtkosten für den Krankenhaus-aufenthalt aller dieser Patientinnen und geht dabei von einem mindestens sechs bis 14tägigen Krankenhausaufenthalt[98] aus, so kommt man auf die Summen, die die Tabellen 13[99], 14[100] und 15[101] aufzeigen. Es kommt dabei für das Gesundheits-system bei einem stationären Aufenthalt der Patientinnen zu Kosten in Höhe von durchschnittlich bis zu 300 Mio. €.[102] Selbst wenn hier nur die Gesamtkosten bei einem stationären Aufent-halt der Patientinnen pro Belagstag berücksichtigt werden sollten, so entstehen pro Belagstag 2009 inklusive[103] und exklusive[104] kalkulatorischer Anlagekapitalkosten und stationäre Endkosten pro Belagstag[105] Kosten, die sich zwischen 20 Mio. € bis zu 60 Mio. € bewegen.[106] Hier wurden nur die Kosten für einen einmaligen Kranken-hausaufenthalt mit einer Liegezeit von sechs bis 14 Tagen von 5639 Patientinnen berechnet. Was nicht berücksichtigt wurde, sind die weiteren Kosten, die durch Operationen von Rezidiven (Lermann et. al. berichten 2010 von 29% Rezidiven bei Patienten, die an einem Deszensus operiert werden und wurden)[107] oder durch Krankenhauskeime verursachte Infektionen entstehen (In Europa kommt es durch-schnittlich in jeder Akutklinik zu 3,5 bis 11,6 nosokomialen Infektionen. Pro Jahr, so schreibt das ECDC – Europäische Zentrum für die Prävention und die Kontrolle von Krankheiten, können 50.000 Todesfälle in Europa nosokomialen Infektionen zuge-schrieben werden).[108] Auch werden nicht die Kosten berücksichtigt, die durch krank-

---

[96] Wolfrum-Ristau, Pia (2009): Seite 4
[97] Siehe dazu: Tabelle 5. Diese Zahlen haben sich seit 2009 bis 2011 nur minimal auf 5360 Patientinnen erhöht. Die Berechnungen sind also weiterhin als aktuell anzusehen.
[98] Siehe dazu Abbildung 20
[99] Siehe dazu Tabelle 13 inkl. KALKULATORISCHER ANLAGEKAPITALKOSTEN
[100] Siehe dazu Tabelle 14 exkl. KALKULATORISCHER ANLAGEKAPITALKOSTEN
[101] Siehe dazu Tabelle 15 stat. Endkosten
[102] Genaue Summen sind den Tabellen zu entnehmen.
[103] Siehe dazu Tabelle 16
[104] Siehe dazu Tabelle 17
[105] Siehe dazu Tabelle 18
[106] Auch hier sind die genauen Summen den Tabellen zu entnehmen.
[107] Lermann, Johannes H. et al. (2010): Seite 2
[108] European Centre for Disease Prevention and Control (2007)

heitsbedingten Arbeitsausfall oder frühzeitige Pensionierung der betroffenen Frauen entstehen.[109]

8 Die derzeitigen Kosten und die Erstattungsbeträge an Krankenhäusern für eine durchgeführte Deszensus-Operation unter Einsatz eines Meshes mit anschließendem stationärem Aufenthalt

Genaue Angaben zu den Kosten und den Erstattungsbeträgen für eine durchgeführte Deszensus-Operation unter Einsatz eines Meshes mit anschließendem stationärem Aufenthalt in Euro konnten hier nicht von dem Autor eruiert werden. Dies liegt zum einen daran, dass die einzelnen Träger der Krankenhäuser diese Zahlen nicht herausgeben wollten und zum anderen daran, dass grundsätzlich bei den meisten durchgeführten Deszensusoperationen nicht nur die operative Behebung des Deszensus abgerechnet wird, sondern auch gleichzeitig noch andere Diagnosen und während der Operation des Deszensus durchgeführte Nebeneingriffe abgerechnet werden. Dadurch bedingt ist es aber für einen externen Betrachter nicht mehr überschaubar, welche abrechenbaren Kosten letztlich welchen medizinischen Tätigkeiten zugeordnet werden können, da erst nach Entlassung einer Patientin die Diagnosen in Form von ICD-10 (International Classification of Diseases) Leistungen und in Hauptdiagnosengruppen (HDG) oder in MEL (Medizinische Einzelleistungen) aufgelistet werden um dann im Rahmen des LKF-Systems (LKF=Leistungsorientierte Krankenanstaltenfinanzierung) auf der Basis von LDF-Punkten (LDF=Leistungs-orientierte Diagnosefallgruppen) zusammen mit einer Tageskomponente abgerechnet werden zu können. (Das LKF-System wie auch die LDF-Punkte sind unter dem Punkt 2 genauer betrachtet worden.) Dies ist auch der Grund dafür, dass der Autor an dieser Stelle eine Betrachtung der Kosten und der Erstattungsbeträge auf der Basis der Tabellen 6[110], 7[111], 9[112], 10[113], 11[114] und 12[115] durchführt. Betrachtet man die Tabellen 6[116], 7[117] und 9[118], so sieht man sofort, dass für einen Kranken-hausträger bei einer stationären Patientin mit sechs bis 14 Tage Krankenhaus-

---

[110] Siehe dazu: Tabelle 6
[111] Siehe dazu: Tabelle 7
[112] Siehe dazu: Tabelle 9
[113] Siehe dazu: Tabelle 10
[114] Siehe dazu: Tabelle 11
[115] Siehe dazu: Tabelle 12
[116] Siehe dazu: Tabelle 6
[117] Siehe dazu: Tabelle 7
[118] Siehe dazu: Tabelle 9

aufenthalt[119], bei der eine operative Versorgung eines Deszensus mit einem Mesh vorgenommen wird, 2009 durchschnittliche Kosten von 19.800 € bis zu 59.450 € pro Aufenthaltsdauer anfallen.[120] Dabei sind die niedrigsten Kosten im Burgenland und die höchsten in Wien zu verzeichnen.

Allerdings basieren diese Kostenberechnungen auf den Daten, die dem Bundesministerium für Gesundheit, Bereich I/B 2009 vorlagen[121] Bei diesen Daten sind aber noch nicht die durchschnittlichen Kosten eines Beckenbodennetzes (Meshes) inkludiert. Da Meshes zwischen 600 € bis 1000 € kosten[122], müsste man diese Kosten noch zu den vorliegenden Kosten dazurechnen.

Vergleicht man damit die im Jahre 2009 pro Patientin anfallenden Belagskosten, die auch die Tageskomponente darstellen und die als Erstattungsbeträge angesehen werden können und die die Krankenhausträger für eine stationäre Patientin erhalten haben, bei der eine operative Versorgung eines Deszensus mit einem Mesh vorgenommen wurde, so wird deutlich, dass diese Beträge bei weitem nicht die stationär entstandenen Kosten decken können. So erhalten die Krankenhausträger für eine dieser Patientinnen, für die sie zwischen sechs bis 14 Belagstage abrechnen können, je stationärer Patientin im Jahre 2009 inklusive und exklusive kalkulatorischer Anlagekapitalkosten zwischen 4.596 € bis 10.724 €[123] und 4.104 € bis 9.576 €.[124] Werden nur die stationären Endkosten je Belagstag und stationärer Patientin mit Mesh[125] berücksichtigt, so erhalten die Krankenhausträger zwischen 3.576 € bis 8.344 €.[126] Hier wird jetzt auch verständlich, warum Deszensusoperationen unter Einsatz eines Meshes mit anschließendem stationären Aufenthalt bei den Krankenhausträgern nicht sehr beliebt sind. Denn hier entstehen Kosten, die zum einen durch die zu erzielenden Erstattungsbeträge, wie Tageskomponente und LDF-Punkte nicht zu decken sind und zum anderen werden die Kosten durch den Einsatz eines Meshes noch zusätzlich erhöht. Zwar wird der

---

[119] siehe dazu Molsner, Jochen (2005): Seite 43 und Abbildung 20 Seite 105
[120] Genaue Summen sind den Tabellen zu entnehmen.
[121] Siehe dazu: Bundesministerium für Gesundheit (2009): Krankenanstalten in Zahlen, Überregionale Auswertung der Dokumentation der landesgesundheitsfondfinanzierten Krankenanstalten, Seite 1
[122] Vergleiche dazu Tabelle 1
[123] Siehe dazu: Tabelle 10
[124] Siehe dazu: Tabelle 11
[125] Bundesministerium für Gesundheit (2009): Krankenanstalten in Zahlen, Überregionale Auswertung der Dokumentation der landesgesundheitsfondfinanzierten Krankenanstalten, Seite 1
[126] Siehe dazu: Tabelle 12

Unterschied zwischen den entstehenden Kosten und den Erstattungsbeträgen nicht sehr groß sein, da die Krankenhausträger letztlich über die Abrechnung von weiteren HDG und MEL noch zusätzliche Erstattungsbeträge erhalten. Jedoch werden diese Patientinnen sicherlich nicht kostendeckend abgerechnet werden können.

9 Berechnung der Kosten und eines Erstattungsbetrages an ein Krankenhaus unter der Annahme, dass die Deszensus-Operation unter Einsatz eines Meshes mit einem eintägigen Krankenhausaufenthalt und anschließender ambulanter Nachbetreuung durchgeführt wird

Um diese Berechnung vornehmen zu können, müssen zuerst die Kosten, die einer Operation eines Deszensus unter Einsatz eines Meshes direkt zugerechnet werden können, also die Einzelkosten, bekannt sein. Da es in diesem Bereich bis jetzt aus den meisten Krankenhäusern keine Kostenberechnungen der Einzelkosten gibt[127], stützten sich die Berechnungen auf die Ergebnisse einer Dissertation aus Deutschland,[128] in der die entscheidungsrelevanten Kosten pro Operationsverfahren berechnet wurden. Dabei „wurden nur Kosten (z. B. Materialbedarf) berücksichtigt, die sich im Hinblick auf das jeweilige Operationsverfahren unterscheiden, das heißt die berechneten Gesamtkosten stellen also keinen absoluten Wert, sondern nur den Anteil, der sich tatsächlich unterscheidenden Kosten, dar."[129] Molsner berücksichtigte in seiner Dissertation demnach nur die beeinflussbaren Kosten, wie z. B. unterschiedliche Materialkosten oder Kosten, die sich tatsächlich bei den verschiedenen Operationsverfahren unterschieden, ließ dabei aber die Kosten unberücksichtigt, die bei jedem Operationsverfahren identisch waren (z. B. Reinigen der Wäsche, Sterilisation der Siebe).[130] Da aber die fixen Kosten, wie also das Reinigen der Wäsche oder Sterilisation der Siebe bei einer Operation eines Deszensus unter Einsatz eines Meshes mit anschließendem eintägigem Krankenhausaufenthalt wie auch bei einem längeren stationären Aufenthalt gleich sind, können diese Kosten in dieser Arbeit unberücksichtigt bleiben. Interessant sind die, in dieser Arbeit angeführten, entscheidungsrelevanten Kosten, die einen Ausblick auf die Einzelkosten geben, die letztlich bei den angeführten Operationen wirklich entstehen. Betrachtet man diese entscheidungsrelevanten Kosten unter der Nichtberücksichtigung der Fixkosten im Verhältnis zu den stationär anfallenden Kosten bei einem Krankenhausaufenthalt von

---

[127] Die meisten österreichischen Krankenhäuser haben erst ab 2009 damit angefangen, Einzelkosten den einzelnen Patienten zurechenbar zu machen und haben diese Projekte bis heute (2013) noch nicht abgeschlossen, so dass die meisten Controller in den Krankenhäusern, wie auch die Krankenhausträger, die Einzelkosten der einzelnen Patienten nicht genau angeben können.
[128] Molsner, Jochen (2005)
[129] Zitat: Molsner, Jochen (2005): Seite 20
[130] Molsner, Jochen (2005): Seite 20

sechs bis 14 Tagen, so fällt auf, dass die stationär anfallenden Gesamtkosten die Gesamtkosten für eine Deszensus-Operation unter Einsatz eines Meshes mit einem eintägigen Krankenhausaufenthalt und anschließender ambulanter Nachbetreuung, bei weitem übersteigen. So sind die anfallenden Kosten je stationärer Patientin im Jahre 2009 inklusive und exklusive kalkulatorischer Anlagekapitalkosten und stationären Endkosten[131] schon ab dem dritten Tag höher[132], als dies die Kosten für eine Operation eines Deszensus unter Einsatz eines Meshes mit anschließendem eintägigem Krankenhausaufenthalt sind. Die Einzelergebnisse für die einzelnen Bundesländer sind aus den Tabellen 21-29[133] ersichtlich. Hier sollen nur kurz die Ergebnisse, die sich für Österreich insgesamt ergeben, dargestellt werden. Es fällt auf, dass sich gegenüber den Kosten je stationärer Patientin inklusive kalkulatorischer Anlagekapitalkosten schon ab dem dritten Tag eine Kosteneinsparung je nach Preis des eingesetzten Meshes zwischen 5.219,04 € bis 5.619,04 € ergibt und diese, je länger der Krankenhausaufenthalt der Patienten ist, sich bis zum vierzehnten Tag auf 51.936,04 € bis zu 52.336,04 € pro Patientin summieren[134]. Ähnlich verhält sich dies bei einem Vergleich gegenüber den Kosten je stationärer Patientin exklusive kalkulatorischer Anlagekapitalkosten. Hier bewegen sich die Kosteneinsparungen ab dem dritten Tag in der Höhe von 4.307,04 € bis 4.707,04 € und steigen bis zum vierzehnten Tag auf 46.008,04 € bis 46.408,04 € an.[135] Im Verhältnis zu den stationären Endkosten je stationärer Patientin pro Tag ergeben sich dann ab dem dritten Tag eingesparte Summen in der Höhe von 3.327,04 € bis 3.727,04 €, die sich dann bis zum vierzehnten Tag auf Kosteneinsparungen in der Höhe von 39.638,04 € bis zu 40.083,04 € erhöhen. Wenn man also aus dieser Sicht eine Deszensus-Operation unter Einsatz eines Meshes mit einem eintägigen Krankenhausaufenthalt und anschließender ambulanter Nachbetreuung mit einer Deszensus-Operation mit anschließendem stationärem Aufenthalt vergleicht, so kommt man zu dem Ergebnis, dass sich mit einer Verkürzung der Liegezeit auf einen eintägigen Aufenthalt beträchtliche Kosten einsparen lassen.

---

[131] Basierend auf den Daten der Tabelle 8
[132] Siehe dazu die Tabellen 21-30
[133] Siehe dazu die Tabellen 21-29
[134] Siehe dazu Tabelle 30
[135] Siehe dazu die Tabelle 30

Damit man aber einen kompletten Überblick über das Einsparungspotenzial einer Deszensus-Operation unter Einsatz eines Meshes mit einem eintägigen Krankenhausaufenthalt und ambulanter Nachbetreuung gegenüber einer Deszensus-Operation unter Einsatz eines Meshes mit einem anschließenden stationären Aufenthalt erhält, muss man sich auch noch die Kosten je Belagstag, also die Tageskomponente betrachten, die hier als Kostenerstattungsbetrag angesehen werden soll. Und in diesem Bereich zeichnet sich dann ein anderes Bild ab. So ist aus den Tabellen 31-40[136] zu erkennen, dass bei den Kosten je Belagstag inklusive der kalkulatorischen Anlagekapitalkosten es in den meisten Bundesländern erst ab einer Liegezeit von fünf Tagen zu einer Kostenersparnis kommt.[137] Bei den Kosten je Belagstag exklusive der kalkulatorischen Anlagekapitalkosten ist der Beginn einer Kosteneinsparung von Bundesland zu Bundesland unterschiedlich.[138] Werden allerdings nur die stationären Endkosten je Belagstag als Kostenerstattungsbeträge betrachtet, so kommt es, Wien ausgenommen,[139] in allen Bundesländern und Österreich-Gesamt, erst ab dem sechsten Tag zu einer Kosteneinsparung. Da aber die Patientinnen derzeitig durchschnittlich sechs bis 14 Tage, also im Mittel 10 Tage, in den Krankenhäusern liegen, würde eine Änderung zu einer Operation eines Deszensus unter Einsatz eines Meshes mit einem eintägigen Krankenhausaufenthalt und anschließender ambulanter Nachbetreuung zu einer Kosteneinsparung führen. Diese Einsparungen insgesamt würden sich dann beginnend mit dem siebenten Tag, betrachten wir hier nur die Ergebnisse aus der Berechnung der stationären Endkosten je Belagstag pro Patientin, in der Tabelle Österreich-Gesamt[140], zwischen zirka 301 € bis 701 € und bis zum vierzehnten Tag dann bei zirka 4.473 € bis 4.873 € bewegen. Eine Betrachtung des gesamten Einsparpotenzials für das österreichische Gesundheitssystem erfolgt unter dem Kapitel 10 in diesem Buch.

---

[136] Siehe dazu: Tabellen 31 -40
[137] Siehe dazu: Tabellen 31-40
[138] Siehe dazu: Tabellen 31-40
[139] In Wien kommt es schon, bei einem Vergleich der beiden Operationen (eintägiger Aufenthalt mit er Nachbetreuung versus stationärer Aufenthalt) ab dem fünften Tag zu einer Kosteneinsparung
[140] Siehe dazu: Tabelle 40

10 Berechnung der Kostenersparnis für das Gesundheitssystem und die Volkswirtschaft unter der Annahme, dass die Deszensus-Operation unter Einsatz eines Meshes mit einem eintägigen Krankenhausaufenthalt und anschließender ambulanter Nachbetreuung durchgeführt wird

Wie unter dem Kapitel 9 schon ausgeführt, kommt es bei einer Deszensus-Operation unter Einsatz eines Meshes mit einem eintägigen Krankenhausaufenthalt und anschließender ambulanter Nachbetreuung gegenüber einer Deszensus-Operation unter Einsatz eines Meshes mit anschließendem stationärem Aufenthalt zu einer Kosteneinsparung. Diese tritt allerdings nur dann ein, wenn ein stationärer Aufenthalt länger als drei Tage dauert. Betrachtet man die Kosten je Belagstag, also nur die Tageskomponente, so kommt es zu einer Kosteneinsparung beginnend mit dem siebenten Tag, die sich dann, je länger die Verweildauer der Patientin im Krankenhaus ist, zu immer höheren Beträgen summiert. Legt man die Gesamtsumme für alle 452 Deszensus-Operationen unter Einsatz eines Meshes mit einem eintägigen Krankenhausaufenthalt und anschließender ambulanter Nachbetreuung[141] zugrunde und vergleicht diese Summe mit den Gesamtkosten einer Deszensus-Operationen unter Einsatz eines Meshes mit anschließendem stationären Aufenthalt, so sieht man, dass es hier zu sehr hohen Kosteneinsparungen kommen würde. Diese Kosteneinsparungen würden im Verhältnis zu einer stationären Behandlung betreffs der stationären Kosten inklusive kalkulatorische Anlagekapitalkosten zirka 2.359.006 € bis 2.539.806 € betragen, die sich dann bis zum vierzehnten Tag auf Einsparungen in der Höhe von zirka 23.475.090 € bis zu 23.655.890 € summieren würden.[142] Exklusive der kalkulatorischen Anlagekapitalkosten käme es immer noch zu Einsparungen ab dem dritten Tag von zirka 1.946.782 € bis 2.127.582 € die sich dann bis zum vierzehnten Tag auf Einsparungen in der Höhe von zirka 20.795.634 € bis 20.976.434 € steigern.[143] Betrachtet man nur die stationären Endkosten der Operationen (eintägiger Krankenhausaufenthalt mit ambulanter Nachbetreuung versus stationären Aufenthalt) miteinander, so kommt es gegenüber dem stationären Aufenthalt zu Kosteneinsparungen ab dem dritten Tag von zirka 1.503.822 € bis

---

[141] Die Wahrscheinlichkeit, dass alle Deszensusoperationen mit einem Einsatz eines Meshes nur mit einem eintägigen Krankenhausaufenthalt und er Nachbetreuung durchgeführt werden, ist derzeitig noch nicht gegeben.
[142] Siehe dazu Tabelle 41
[143] Siehe dazu Tabelle 41171

1.684.622 €, die sich bis zum vierzehnten Tag auf zirka 17.916.394 € bis zu 18.097.194 € summieren.[144]

Geht man weiterhin von der Annahme aus, dass alle 452 Deszensus-Operationen unter Einsatz eines Meshes mit einem eintägigen Krankenhausaufenthalt und anschließender ambulanter Nachbetreuung erfolgen würden, so kommt man zu dem Ergebnis, dass es zu einer Kosteneinsparung je Belagstag, im Vergleich mit einem sechs bis 14 tägigen stationären Aufenthalt, schon ab dem sechsten Tag kommt.[145] Diese würden sich bei den Kosten je Belagstag inklusive kalkulatorische Anlage-kapitalkosten in der Größenordnung von zirka 250.887 € bis 431.678 € bewegen, die sich bei Liegezeiten bis zu 14 Tagen auf 3.020.734 € bis zu 3.201.534 € steigern würden.[146] Exklusive der kalkulatorischen Anlagekapitalkosten käme es zu Kosten-einsparungen von zirka 65.558 € bis 246.358 €, die dann bis zum vierzehnten Tag auf 2.538.902 € bis 2.719.702 €[147] steigen.

Bei den stationären Endkosten je Belagstag würde dann eine Kostenersparnis erst mit dem siebenten Tag eintreten. Diese würde sich dann in der Größenordnung von zirka 136.070 € bis 316.870 € und am vierzehnten Tag dann bei 2.021.814 € bis zu 2.202.614 € bewegen.[148] Wie also aus diesen Berechnungen zu erkennen ist, würde eine Deszensus-Operationen unter Einsatz eines Meshes mit einem eintägigen Krankenhausaufenthalt und anschließender ambulanter Nachbetreuung gegenüber einer Deszensus-Operationen unter Einsatz eines Meshes mit einem anschließen-den stationären Aufenthalt zu Kosteneinsparungen führen. Selbst wenn zum einen die aufgezeigten Beträge und Summen gering erscheinen, so muss man doch bedenken, dass hier nur eine Gesamtberechnung für 452 Patientinnen stattgefunden hat. Und es soll an dieser Stelle auch darauf hingewiesen werden, dass es zur Zeit strukturell wie auch operativ noch nicht möglich ist, alle 452 Deszensus Operationen mit Mesh mit einem eintägigen Krankenhausaufenthalt und anschließender ambulan-ter Nachbetreuung durchzuführen. Wenn man aber nur 5 % – 10 % dieser Operationen mit einem eintägigen Krankenhausaufenthalt und anschließender ambulanter Nachbetreuung durchführen würde, selbst dann würden noch Kosten

---

[144] Siehe dazu Tabelle 41
[145] Siehe dazu Tabelle 42
[146] Siehe dazu Tabelle 42
[147] Siehe dazu Tabelle 42
[148] Siehe dazu Tabelle 42

eingespart werden. Auch kleine Beträge bedeuten heute schon eine Einsparung und sollten bei der finanziellen angespannten Lage im Gesundheitssystem in jedem Fall berücksichtigt werden.

11 Harninkontinenz

11.1 Definition der Belastungsinkontinenz

Unter Harninkontinenz wird allgemein jeglicher unwillkürliche Harnverlust verstanden, sowohl unter Belastung wie auch ohne Belastung. Die Harninkontinenz wird von den Medizinern nicht als ein eigenständiges Krankheitsbild betrachtet, sondern als ein Symptom für verschiedene Erkrankungen von Harnblase, Urethra, des Beckenbodens und des funktionierenden Harnröhrenverschlusses. Die DGGG[149] definiert die Belastungsinkontinenz als ein Symptom „Harnverlust während körperlicher Anstrengung, ohne Harndrang zu verspüren" und durch den klinischen Befund „Harnverlust aus der Harnröhre synchron zu physischer Anstrengung"[150]

Nach Stamey lassen sich drei Grade der Inkontinenz unterscheiden:

1. Grad: Beim Husten, Niesen, Pressen und schweren Heben tritt eine Inkontinenz auf.
2. Grad: Bedingt durch Körperbewegungen wie z. B. Aufstehen, Hinsetzen und Gehen kommt es zu einer Inkontinenz.
3. Grad: ohne Anstrengung kommt es im Liegen und bei nicht anstrengenden Bewegungen zu einer Inkontinenz.[151]

Eine Belastungsinkontinenz wird durch einen Hustentest nachgewiesen, bei dem es dann zum Harnverlust kommt.

11.2 Die Anatomie und Funktion

Auf die Funktion und Anatomie des Beckenbodens wurde in diesem Buch schon unter dem Punkt 2.2 eingegangen. Hier sollen noch kurz einige Anmerkungen gemacht werden. Die Harnblase befindet sich im kleinen Becken direkt vor der Symphysis pubica und über dem Diaphragma urogenitale. Das Diaphragma urogenitale besteht aus Bindegewebe und Muskeln, die zusammen eine Platte bilden, welche sich in dem Schambeinbogen ausspannt und einen Teil der Beckenbodenmuskulatur darstellt. Mit den Muskeln umschließt das Diaphragma urogenitale die Urethra und die Vagina. Gleichzeitig fängt es, kommt es zu einer Druckerhöhung

---

[149] AWMF online (2010): Seite 3
[150] Zitat aus: AWMF online (2010): Seite 3
[151] Stamey TA. et al. (1975): Surg. Gynecol. Obstet. 1975; Mar; 140(3): S355-360

im Abdomen, wie z. B. durch Niesen, die Beckenorgane ab.[152] „Die vordere Vaginalwand bildet dabei in Form einer suburethralen Hängematte ein Widerlager für die
Urethra im Bereich des Blasenhalses, der infolge Kontraktion der Pubococcygeus-
muskulatur durch Annäherung des präurethralen Bindegewebsbogens verschlossen
oder durch Relaxion geöffnet werden kann."[153] Damit also die Patientin keine
Inkontinenz aufweist, muss die vordere Scheidenwand das Widerlager für die
Urethra bilden. Wenn aber die pubourethralen Ligamente ein- oder beidseitig über-
dehnt oder sogar abgerissen sind, oder es zu einer Überdehnung der suburethralen
Faszie/Vaginalwand zum Beispiel durch ein Geburtstrauma gekommen ist, so kommt
es zwar bei einer Belastung zu einer Druckerhöhung im Abdomen, aber die gedehnten oder zerstörten pubourethralen Ligamente wie auch eine gedehnte suburethrale
Faszie/Vaginalwand können für die Blase und die Urethra kein Widerlager mehr
bilden und somit kommt es durch das Absinken des Blasenhalses und der Urethra zu
einer Belastungsinkontinenz.[154] Die Drucktransmissionstheorie nach Enhörning
besagt, dass physiologisch der Blasenhals sich in einem abdominellen-pelvinen
Druckgleichgewicht befindet. Kommt es nun aber zu einem Absinken des Blasenhalses unter die Beckenbodenebene, so „resultiert daraus eine Inkontinenz, weil ein
Druckgradient entlang des Blasenhalses und der Urethra entsteht und bei Anstieg
des intraabdominellen Drucks (husten, niesen, lachen, heben,…) der Blasendruck
den Harnröhrendruck übersteigt."[155]
Aus diesen Gründen ist gut nachzuvollziehen, warum und wie es zu einer
Inkontinenz kommen kann.

11.3 Formen der Harninkontinenz
Da in diesem Buch für die Berechnungen hauptsächlich die operative Versorgung
der Belastungsinkontinenz von Interesse ist, sollen neben der Belastungsinkontinenz
die anderen Harninkontinenzformen nur kurz dargestellt werden.

---

[152] Vgl. Molsner, Jochen (2005): Seite 3
[153] Zitat nach: Fischer, Armin (2006): Seite 18
[154] Theorie der suburethralen Hängematte nach DeLancey, Fischer, Armin (2006): Seite 18
[155] Zitat nach: Fischer, Armin (2006): Seite 17

a) Belastungsinkontinenz

Es handelt sich um Patienten, die beim Husten, Niesen, Lachen, Springen, Treppen steigen und schwerem Heben ohne das sie vorher einen Drang zum Harnlassen hatten, unter unwillkürlichem Harnverlust leiden.

Wie schon unter dem Punkt 10.1 hingewiesen, kann man nach Stamey drei Grade der Inkontinenz unterscheiden.

Die Belastungsinkontinenz entsteht, wenn der innere Blasendruck durch äußere Einwirkungen (zum Beispiel durch das Lachen der Betroffenen) ansteigt und dabei gleichzeitig ein nicht adäquater Harnröhrenverschlussdruck vorliegt, der zum Beispiel durch das Fehlen eines Widerlagers bedingt durch die gedehnten oder zerstörten pubourethralen Ligamente wie auch eine gedehnte suburethrale Faszie/Vaginalwand verursacht sein kann.

b) Draninkontinenz

Die Draninkontinenz (Urgeinkontinenz) wird in zwei Formen unterschieden. Bei der einen Form handelt es sich um das Reizblasen Syndrom (Overactive Bladder Syndrom) und bei der anderen Form um das der Detrusor Überaktivität (detrusor overactivity).[156] Bei beiden Formen ist der Drang zum urinieren bei den Betroffenen plötzlich so stark, dass sie es meistens nicht mehr bis zur Toilette schaffen und schon vorher Urin verlieren. Dabei ist bei diesen Patienten die Harnblase meistens gering gefüllt.[157] Bei dem Overactive Bladder Syndrom ist es durch unterschiedliche Gründe zu einer Reizung der Harnblasenschleimhaut (man spricht auch von einer Reizblase) gekommen, die dazu führt, dass die Betroffenen schon bei einer gering gefüllten Harnblase einen verstärkten Drang verspüren. Eine Reizblase kann durch Tumore, Entzündungen, Steine oder sonstige Fremdkörper, wie auch durch Druck der Nachbarorgane (z. B. vergrößerter Uterus) auf die Blase ausgelöst werden.

Bei der Detrusor Überaktivität, also der motorischen Draninkontinenz, kommt es zu einer Inkontinenz bedingt durch eine stärkere Anspannung der Muskeln der Harnblasenwand. Hier wird eine Entleerung der Harnblase durch entsprechende Nervenimpulse schon bei einer normalen Füllung derselben verursacht. „Es

---

[156] Abrams, P. (2003): Urology. 2003 Nov; 62 (5 Suppl 2): S 28-37, discussion 40-2
[157] Vgl. Molsner, Jochen (2005): Seite 6

kommt zu einer nicht unterdückbaren Detrusorkontraktion bei insuffizienter zerebraler Kontrolle des Miktionsreflexes."[158] Besonders betroffen von dieser Form der Inkontinenz sind Patienten, die Altersdemenz, Parkinson, Multiple Sklerose, Alkoholismus und Verletzungen des Rückenmarks aufweisen und bei denen es durch die Erkrankung zu einer Veränderung der Strukturen des Cortex gekommen ist.

c) **Reflexinkontinenz**

Bei dieser Form der Inkontinenz können die Betroffenen den Harnröhrenschließ-muskel nicht mehr willentlich kontrollieren und somit kommt es, obwohl der Harn-drang nur gering ist, zu einer nicht gewollten Entleerung der Harnblase. Gründe dafür können zum Beispiel entzündliche, degenerative oder traumatische Schädigungen des Rückenmarks sein, die zu einer Störung der nervlichen Steuermechanismen führen. Es kommt dabei zu einem „Ungleichgewicht zwischen dem Detrusortonus und der Spannung des Harnröhrenschließmuskels bei der es zur unwillkürlichen Blasenentleerung im „Stop-and-Go-Takt" (Stakkatomiktion) kommt."[159]

d) **Überlaufinkontinenz**

Bei der Überlaufinkontinenz ist die Harnblase maximal gefüllt und der/die Patient/Patientin verlieren tröpfchenweise ungewollt Urin. Diese Patienten, die meistens an einer vergrößerten Prostata oder an einer Verengung der Urethra oder auch an einer neurologischen Erkrankung leiden, die von einer Erschlaffung des Musculus detrusor begleitet ist (z. B. kann es bei einem chronisch schlecht eingestellten oder nicht behandelten Diabetes mellitus zu einer Polyneuropathie kommen), haben in der Blase eine Restharnbildung und können die Harnblase nicht willkürlich vollständig entleeren. Durch die ständige „Überfüllung der Harn-blase übersteigt der intravesikale Druck passiv den Harnröhrenverschluss-druck"[160] und dadurch bedingt kommt es dann zum ungewollten Urinabgang.

---

[158] Zitat nach: Molsner, Jochen (2005): Seite 7
[159] Zitat nach: Molsner, Jochen (2005): Seite 8
[160] Zitat nach: Molsner, Jochen (2005): Seite 8

e) Mischinkontinenz

Belastungs- und Dranginkontinenz treten gemeinsam auf. Es handelt sich entweder um zwei nicht voneinander abhängige Krankheitsbilder, oder um eine durch Stress induzierte Dranginkontinenz.

f) Extraurethrale Inkontinenz

Bei der extraurethralen Inkontinenz ist der Verschlussmechanismus der Harnröhre vollkommen intakt. Meistens entsteht diese Form der Inkontinenz dadurch, dass der natürliche Harnausgang über die Urethra umgangen wird, was zum Beispiel bei einer Blasen-Mastdarm- oder Blasen-Scheiden-Fistel der Fall ist, die entweder durch eine Verletzung oder durch eine Operation wie auch eine Radiatio (Bestrahlung) bedingt wurde. Diese Form der Inkontinenz wird grundsätzlich operativ versorgt.

g) Durch Medikamente verursachte Inkontinenz

Häufig können auch Medikamente zu einer Inkontinenz führen. So können zum Beispiel Diuretika eine Polyurie oder einen ständigen Drang Wasser lassen zu müssen auslösen. Des Weiteren können Anticholinergika zu Harnverhalten oder einer Überlaufinkontinenz führen und die Gabe von Psychopharmaka zu einer Muskelrelaxation des Beckenbodens und dadurch bedingt zu einer Inkontinenz. Die Gabe von Neuroleptika oder Antidepressiva, die beide eine anticholinerge Wirkung haben, führen häufiger zu Harnverhalten oder einer Überlaufinkontinenz. Beta-Blocker können die Kontraktion des Detrusors erhöhen und ACE Hemmer eine Belastungsinkontinenz begünstigen.[161]

11.4 Behandlungsmöglichkeiten der Belastungsinkontinenz

11.4.1 konservative Behandlungsmöglichkeiten

Bevor eine Belastungsinkontinenz operativ versorgt wird, muss als erster Schritt eine genaue Diagnostik erfolgen und als zweiter Schritt sollte immer erst, unter der Voraussetzung dass kein ausgeprägter Prolaps vorliegt, ein konservativer Therapieversuch unternommen werden. Die konservativen Behandlungsmöglichkeiten sollen im Weiteren nur kurz dargestellt werden.

---

[161] Szych, A.; Dimpfl, T (2010): Der Gynäkologe 2010; 43 (8): 670-3

a) Verhaltenstherapie

Die Betroffenen sollen durch eine Verhaltenstherapie dazu hingeführt werden, aktiv daran mitzuarbeiten, dass sie die bei ihnen bestehenden Risikofaktoren, wie zum Beispiel Rauchen und Übergewicht durch Änderung ihres Lebensstils beseitigen oder zu mindestens verringern. Zwei prospektiv randomisierte Studien haben gezeigt, dass eine Gewichtsreduktion um 5-10% bei nicht zu stark übergewichtigen Frauen zu einer 60%ige Verminderung der Inkontinenzhäufigkeit führt.[162]

b) Physiotherapie

Ein kontrolliertes, regelmäßiges und korrekt durchgeführtes Training der Beckenbodenmuskulatur (pelvic floor muscle training) führt in 46-75% der Fälle zu einer subjektiven Heilung/Besserung. Dies haben bis jetzt verschiedene randomisierte Studien vorerst für den nachuntersuchten Zeitraum nachgewiesen. Die Physiotherapie führt zu einer Stärkung der Muskulatur des Beckenbodens und damit auch zu einer Kräftigung des Blasenschließmuskels.

c) Beckenbodentraining mit Biofeedback

Beim Biofeedbacktraining werden mittels eines speziellen Gerätes, das mit einer Sonde über ein Kabel verbunden wird und die Sonde entweder in die Scheide oder den After eingeführt ist, bei einer richtigen Kontraktion des Beckenbodens akustische und optische Signale hör- und sichtbar. Darüber lässt sich für die Therapeuten, wie auch für die Patienten, leicht überprüfen, ob die richtigen Muskelgruppen trainiert werden und ob der Erfolg des Trainings schon ausreichend ist. Um ein Biofeedbacktraining erfolgreich werden zu lassen, müssen die Patienten von den Therapeuten in die Handhabung des Gerätes sehr gut eingeschult werden.[163] Die bis jetzt vorliegenden Studien, bei denen es sich aber nicht um prospektiv randomisierte Studien handelt, belegen eine Wirksamkeit des Beckenbodentrainings mittels Biofeedbacktherapie.

---

[162] AWMF online (2010): Seite 7
[163] Inkontinenz Selbsthilfe e.V.
http://www.inkontinenz-selbsthilfe.com/inkontinenz/therapie/konservative-behandlung/13-therapie.html heruntergeladen am 29.12.2011

d) Elektrostimulationsbehandlung

Bei der Elektrostimulation wird der Beckenboden mittels nicht implantierten vaginalen oder analen Elektroden passiv innerviert, ohne dass die Patientin dabei mitarbeiten muss. Es kommt zu einer „Reflexkontraktion des Musculus levator ani, der externen urethralen und analen Sphinkter, begleitet von einer Inhibition des Musculus detrusor vesicae."[164] Diese Therapie wendet man bei Patientinnen mit Belastungsinkontinenz an, die zuerst einmal ihren Beckenboden wahrnehmen lernen sollen. Ob die Elektrostimulation den Effekt eines Beckenbodenmuskeltrainings beeinflusst, konnte bis jetzt noch nicht mittels Studien nachgewiesen werden.

e) Vaginalkonen

Bei den Vaginalkonen handelt es sich um Gewichte, die die Form eines Tampons aufweisen und in die Scheide eingeführt werden. Damit diese Gewichte nicht herausfallen, müssen die betroffenen Patientinnen lernen, mittels reflexartigen Anspannens der Beckenbodenmuskulatur diese Gewichte zurückzuhalten. Je weiter das Training der betroffenen Frauen fortschreitet, desto schwerer werden diese Gewichte.[165] Es gibt zu dieser Form des Trainings der Beckenbodenmuskulatur nur wenige Studien und die Qualität der Untersuchungen sind wissenschaftlich als nicht aussagekräftig zu betrachten.

f) Medikamentöse Therapie

In Deutschland wie auch in Österreich ist Duloxetin der einzige zugelassene Wirkstoff bei der Behandlung der Belastungsinkontinenz. Allerdings wird das Medikament in Österreich von der Krankenkasse nicht erstattet. Die Leitlinien der verschiedenen medizinischen Gesellschaften empfehlen dieses Medikament zur Behandlung der Belastungsinkontinenz, da es einerseits zu einer Reduktion der Inkontinenzepisoden und andererseits zu einem Anstieg der Lebensqualität führt. Allerdings wird auch darauf hingewiesen, dass die erheblichen Nebenwirkungen häufig den Einsatz des Medikamentes einschränken.[166]

---

[164] Zitat nach: AWMF online (2010): Seite 8
[165] Inkontinenz Selbsthilfe e.V.
http://www.inkontinenz-selbsthilfe.com/inkontinenz/therapie/konservative-behandlung/13-therapie.html heruntergeladen am 29.12.2011
[166] AWMF online (2010): Seite 9

g) Hilfsmittel

Urethrapessar nach Arabin oder Inkontinenztampons aus Schaumstoff

11.4.2 Operative Behandlungsmöglichkeiten

Die verschiedenen operativen Behandlungsmöglichkeiten können im Weiteren lediglich in Form einer Aufzählung erfolgen. Eine genaue Schilderung des Vorgehens bei den einzelnen Operationstechniken würde den Rahmen sprengen. Bei der Aufzählung der Operationstechniken werden aber kurz die Vor- und die Nachteile der jeweiligen Technik betrachtet werden.

a) Kolporrhaphia anterior

Vorteile: Die Erfolgsraten liegen zwischen 50-78% (Behebung und Beseitigung der Urethrozele und der Belastungsinkontinenz). **Nachteile:** Es gibt Schilderungen über eine deutliche Verschlechterung des präoperativen Zustandes, Narbenbildung, Devaskularisation und der Ausbildung einer starren und hypotonen Urethra.[167]

b) Abdominale Kolposuspension (nach Burch, Masters)

Vorteile: Die Erfolgsraten liegen bei 78% (Behebung und Beseitigung der Urethrozele und der Belastungsinkontinenz). **Nachteile:** De novo Dranginkontinenz 7%, Restharn 13%, Deszensus des vorderen Kompartiments 22% und davon benötigen 3% einen weiteren operativen Eingriff.[168]

c) Laparoskopische Kolposuspension

Vorteile: Der Zugang zum retropubischen Raum erfolgt bei der laparoskopischen Kolposuspension transperitoneal und dadurch bedingt werden die Gefahren einer Laparotomie vermieden.[169] **Nachteile:** Derzeitig kann eine laparoskopische Kolposuspension nicht empfohlen werden, da die Studienlage noch eine unzureichende Datenlage aufweist.[170] Verletzung der Arteria epigastrica inferior, des Darmes und der Harnblase sowie der Ausbildung von Hernien verursacht durch

---

[167] Weber, AM. et al. (2001): Am J Obstet Gynecol 2001; 185: 1299–1304; discussion 304–306 und Deutsche Gesellschaft für Gynäkologie und Geburtshilfe (2009): Seite 4
[168] Umek, Wolfgang (2011): OP bei Belastungsinkontinenz: Was ist Standard? http://www.medizin-medien.at/dynasite.cfm?dsmid=78203&dspaid=769541 heruntergeladen am 18.12.2011
[169] Smith, A.(1996): Seite 632-638
[170] AWMF online (2010): Seite 11

60

die Trokarkanäle.[171] 10% der Patienten wiesen postoperativ eine de novo Detrusorinstabilität auf. Bei 15% der Patientinnen kam es postoperativ zur Ausbildung eines Prolaps oder Deszensus.

d) Autologe abdomino-vaginale Schlingen

Es handelt sich dabei um blasenhalsnah gelegte Schlingen aus Rektusfaszie oder Faszia lata. **Vorteile:** Kein biologisches Material. **Nachteile:** Weder die Heilungs- und Komplikationsraten wie auch die Unterschiede in den biologischen Eigenschaften sind durch Studien belegt.[172] Beobachtungsstudien gaben 87% Heilungsraten an. Bei bis zu 33% der Patientinnen treten De-Novo-Urgency und Blasenentleerungsstörungen auf.

e) Spannungsfreie retropubische Suburethralbänder

Vorteile: Die Erfolgsraten liegen bei 85% (Behebung und Beseitigung der Urethrozele und der Belastungsinkontinenz). Lange Nachbeobachtungszeiten und gute randomisierte Studien. **Nachteile:** De novo Dranginkontinenz 5-10%, Restharn durch die zu straffe Lage des Bandes 20%, Blasenverletzungen in 4-6%, Blutungen mit der Ausbildung eines Hämatoms 2-4%.[173]

f) TOT oder TVT-O Suburethralbänder

Es handelt sich dabei um Bänder (meistens aus monofilen Polypropylen- Geweben), die entweder transobturatorisch von außen nach innen (TOT) oder transobturatorisch von innen nach außen (TVT-O) implantiert werden. **Vorteile:** Hohe Anzahl von randomisierten Studien und zwei Metaanalysen liegen mit Ergebnissen vor. Inzwischen lange Nachbeobachtungszeit. Heilungsraten zwischen 86% bis zu 98%. Blasenverletzungen sehr selten. **Nachteile:** Häufiger Schmerzen in der Hüfte und Leiste. Das Band liegt nicht spannungsfrei und verursacht dadurch, dass es zu straff liegt, Restharn. Es kommt zu einer Mesh-Arrosion. [174]

g) Minischlinge

Vorteile: Weniger Fremdmaterial. Geringerer operativer Eingriff als bei einer TVT-O Implantation. Erfolgsraten laut NIS (Nicht interventionelle Studien) 70%.

---

[171] Smith, A.(1996): S 632-638
[172] AWMF online (2010): Seite 11
[173] Hanzal, Engelbert et al. (2003): Journal für Urologie und Urogynäkologie 22-29, Seite 27
[174] AWMF online (2010): Seite 14

Nachteile: Es gibt bis jetzt keine randomisierten klinischen Studien. Nur sehr kurze Nachbeobachtungszeiten. Es ist nicht klinisch genau definiert, wo die Fixationen der Minischlingen zu liegen kommen sollen. Es ist nicht untersucht, ob die Fixationen der Minischlingen auch nach mehreren Jahren noch ihre Funktion erfüllen. Gefahr der Blasenperforation wenn man zu hoch sticht. Derzeitig noch sehr teuer.

h) Nachjustierbare Schlingen

Es existieren mehrere Bandsysteme, bei denen man das suburethrale Band kurzfristig oder auch noch nach Monaten nachjustieren kann. **Vorteile:** Das Suburethrale Band kann bei zu geringer Spannung und wieder auftreten einer Inkontinenz ohne erneute Operation nachgespannt werden. **Nachteile:** Keine langfristigen Studien, „die die Erfolgsraten und Komplikationsraten im Vergleich zu den nicht adjustierbaren Bändern beurteilen."[175] Die Stelle, über die nachjustiert werden kann, ist eine Eintrittspforte für Keime und damit Infektionen. Die Indikation für ein solches Suburethralband ist sehr selten, da die meisten Patientinnen mit einer TVT oder TOT, wie auch TVT-O Schlinge gut versorgt werden können. Diese suburethralen Bänder sind außerdem sehr teuer.

i) Injektionstechniken

Es werden so genannte Bulking Agents (z. B. bovines Kollagen, Silikonpartikel-Kohlenstoff-Perlen, Dextranomer/Hyaluronsäure-Kopolymer, Polyacrylamid-Hydrogel) submukös eingebracht, um so zu einer Verbesserung der Urethralschleimhaut-Koaptierung zu kommen.[176] **Vorteile:** Kann in einer Rezidiv Situation angewendet werden. Patienten mit hohem operativem Risiko können auch behandelt werden. **Nachteile:** Nur eine prospektiv randomisierte Studie mit kurzem Nachbeobachtungsintervall. Erfolgsraten liegen nach ein bis zwei Jahren zwischen 50% und 80%. Langfristig sinkende Erfolgsraten führen dazu, dass Reinjektionen notwendig werden. Fremdkörperreaktionen (Granulome), Allergie, Harnwegsinfekte, Arrosionen, Abszesse und paraurethrale Zystenbildung.[177]

---

[175] AWMF online (2010): Seite 15
[176] AWMF online (2010): Seite 15
[177] AWMF online (2010): Seite 15

j) Artifizieller Sphinkter

Bei einer hypotonen Urethra kann man einen artifiziellen Sphinkter implantieren. Allerdings sollte diese Operation erst durchgeführt werden, wenn alle anderen operativen Behandlungsmethoden ausgeschöpft worden sind und diese zu keinem Erfolg geführt haben. **Nachteile:** Bei Frauen häufig Arrosion, wenn vorher bereits Operationen im Bereich des Blasenhalses erfolgt sind.[178]

k) Deszensus und Prolaps

Die Belastungsinkontinenz tritt häufig zusammen mit einem Deszensus oder Prolaps auf. Die Operationen eines Deszensus- und Prolaps wurden schon unter dem Punkt 3.1 abgehandelt. Es wird allerdings empfohlen, zuerst den Deszensus bzw. Prolaps operativ zu korrigieren und anschließend, sollte die Belastungs-inkontinenz nach 6 Monaten immer noch bestehen, diese mittels eines Suburethralbandes zu beheben.

11.4.3 Studienübersicht zu dem Einsatz von Inkontinenzbändern zur Behandlung der Belastungsinkontinenz

Es liegen elf randomisierte Studien zum Einsatz von TVT/TOT oder TVT-O vor, wie auch zwei Metaanalysen.

Hier alle Studien aufzulisten würde letztlich zu weit führen. Es sollen exemplarisch nur folgende Studien angeführt werden:

a) Kölle, D.; Tamussino, K.; Hanzal, E.; Tammaa, A.; Preyer, O.; Bader, A. et al.: Bleeding complications with the tension-free vaginal tape operation. Am J Obstet Gynecol 2005; 193 (6): 2045-2049

b) Teo, R.; Moran, P.; Mayne, C.; Tincello, D.: Randomised of TVT and TVT-O for the Treatment of urodynamic stress incontinence woman, Eur Urol (2003) 44; 724-730.

c) Latthe PM, Foon R, Toozs-Hobson P.: Transobturator and retropubic tape proce-dures in stress urinary incontinence: a systematic review and meta-analysis of effectiveness and complications, BJOG 2007; 114 (5): 522-531

---

[178] AWMF online (2010): Seite 16

d) Sung VW, Schleinitz MD, Rardin CR, Ward RM, Myers DL: Comparison of retropubic vs transobturator approach to midurethral slings: a systematic review and meta-analysis. Am J Obstet Gynecol 2007; 197 (1):3-11

Die Studienergebnisse sollen hier nicht detailliert dargestellt werden und es soll bei der Benennung dieser Studien bleiben.

11.5 Die verschiedenen Inkontinenzbänder für die Behandlung der Belastungsinkontinenz

Es gibt inzwischen weltweit mehr als 150 Anbieter von Suburethralbändern. Allerdings sind in Österreich nur zirka 8-10 dieser Anbieter entweder direkt oder über Händler vertreten. Dabei bieten die einzelnen Hersteller zum Teil mehrere Systeme gleichzeitig an, die sich zum Teil ergänzen, jedoch auch untereinander Konkurrenz machen. So hat zum Beispiel das ursprüngliche TVT der Firma Johnson & Johnson (Gynecare) die gleiche Indikation, wie das neue TVT-EXACT derselben Firma.

Die weltweit agierenden Firmen, wie zum Beispiel Johnson & Johnson (Gynecare), AMS (American Medical Systems), BARD und Promedon versuchen mit ihren verschiedenen Produkten die komplette Produktpalette anzubieten, also retropubische Suburethralbänder, transobturatorische Suburethralbänder und Mini-Schlingen. Andere Firmen, wie zum Beispiel Neomedic International konzentrieren sich auf Spezialanwendungen im Bereich der Versorgung und Behebung der Inkontinenz. Weitere Firmen bieten ausschließlich im Bereich der Versorgung der Inkontinenz mit Suburethralbändern Produkte für die Hauptanwendungsgebiete an, also die Standardschlingen für die retropubische und transobturatorische Versorgung.[179]

Bei der großen Produktvielfalt muss trotzdem festgestellt werden, dass außer zu dem TVT und TVT-O Suburethralband es zu den anderen Bändern nur wenige bis überhaupt keine klinischen Studien gibt und diese von den verschiedenen Firmen auch nicht initiiert und unterstützt werden. Es wäre erstrebenswert, wenn hier die Firmen ihre Marketingstrategie ändern würden.

---

[179] Hierunter fallen mehrere Firmen. Siehe Tabellen 43, 44, 45

11.5. Aufbau, Material, Anbieter und durchschnittliche Kosten der am häufigsten eingesetzten verschiedenen Inkontinenzbänder.

Fast alle Suburethralbänder (Inkontinenzbänder) sind Netzgewebe aus Polypropylen, die großporig (meistens > 75 µm) gestaltet sind. Wie bei den Meshes für die Deszensus Operationen, gelten auch für die Suburethralbänder die gleichen Forderungen:

e) Porengröße > 75 µm (makroporös) – Klassifikation nach Amid[180]

f) Monofil und aus Polypropylen oder teilresorbierbare Kombinierungen aus Bio- und Kunststoffmaterial[181]

g) Beständig und auf Dauer gut verträglich, stabil und doch elastisch

h) Nicht kanzerogenes Material

i) Einfache Handhabung

j) Geringe Erosionsrate

k) Keine Infektionsrate

Genauere Angaben zu den einzelnen Anbietern und deren Produkten sowie dem Material aus welchem die verschiedenen Suburethralbänder hergestellt sind, wie auch die unterschiedlichen Preise,[182] sind aus den Tabellen 43, 44 und 45 zu entnehmen.

Hier soll kurz noch auf die verschiedenen Marktpreise der Suburethralbänder eingegangen werden. Die Preise bewegen sich zwischen 230 € bis zu 500 € (Neomedic International ist mit dem Remeex System dabei aufgrund der Höhe des Preises eine Ausnahme). Durchschnittlich kann man also mit einem Preis in der Höhe von 365 € rechnen.

---

[180] Amid PK (1997): Hernia 1997; 1:15-21
[181] Fischer, Armin et al. (2009): Seite 11
[182] Soweit sie vom Autor dieser Arbeit eruiert werden konnten.

12 Gesellschaftliche durch Harninkontinenz verursachte Kosten in Österreich

Genaue Untersuchungen zu den gesellschaftlichen durch Harninkontinenz verursachten volkswirtschaftlichen Kosten gibt es bis heute nicht. Zwar könnte man im Rahmen von prospektiven klinischen Studien zu medizinischen Fragestellungen in Bezug auf Harninkontinenz zum Beispiel die direkten Kosten, also die Kosten, die durch die Behandlung der Patienten entstehen, wie zum Beispiel Kosten für Medikamente, Personal, Materialien, die im Rahmen einer Therapie verbraucht werden sehr genau feststellen, aber diese Daten wurden bis jetzt nie bei prospektiven Studien, die die Behandlung der Harninkontinenz betreffen, mit berücksichtigt. Bei den retrospektiven Studien sind dann allerdings nachträglich die direkten Kosten nur sehr schwer feststellbar.[183]

Studien zu den indirekten Kosten, also zu Kosten, die den Patienten zum Beispiel durch Verdienstausfall oder aufgrund der Krankheit unmittelbar entstanden sind, also Studien zu den Kosten die dem persönlichen Lebensumfeld der Patienten zuzuordnen sind, gibt es ebenfalls noch nicht. Des Weiteren gibt es auch keine Untersuchungen zum indirekten Nutzen, wenn zum Beispiel die Patienten aufgrund einer schnelleren Gesundung und einer besseren Gesundheit wieder eher arbeitsfähig wären. Hier wird häufig der Humankapital Ansatz angewandt, der allein um die Kosten und Nutzen abzuschätzen, ausschließlich das Einkommen des Patienten betrachtet, um darüber die Kosten, die durch Krankheit und durch Behandlung entstehen und den damit verbundenen Produktivitätsverlust zu berechnen.[184]

Untersuchungen zu intangiblen Kosten, also Kosten, die man nicht direkt monetär messen kann und die trotzdem einen Nutzen aufweisen, wie zum Beispiel die größere Lebensqualität oder die geringere soziale Isolation, wenn Patienten, die von Inkontinenz betroffen waren, durch eine Operation von ihrem Leiden geheilt worden sind, sind bis jetzt bei allen Untersuchungen und Studien noch nicht berücksichtigt worden.[185]

---

[183] Schöffski, Oliver; von der Schulenburg, J.-Matthias Graf (2008): Seite 53-54
[184] Schöffski, Oliver; von der Schulenburg, J.-Matthias Graf (2008): Seite 55-57
[185] Schöffski, Oliver; von der Schulenburg, J.-Matthias Graf (2008): Seite 59

Deshalb stützt sich der Autor auch auf Schätzungen aus Deutschland, die die Kosten im Jahre 2025 für die Patienten mit einer Harninkontinenz allein für die 3 Prozent schwer Betroffenen auf 2,7 bis 3,6 Milliarden Euro für zum Beispiel Hilfsmittel wie Einlagen etc. beziffern und die Kosten für 15 Prozent der über 65-jährigen auf zirka 2,36 – 3,15 Milliarden Euro schätzen. Die Kosten für die Krankenhausaufenthalte werden laut dieser Schätzung für schwer betroffene inkontinente Patienten bei einem Liegetag und pro Infektion für ein Jahr 636,6 Milliarden Euro und bei den Patienten, die älter als 65 Jahre sind (also bei 15 Prozent) 555,3 Milliarden Euro betragen. Die Kosten für die Pflege in den Heimen werden aufgrund der Heimeinweisungen, die Inkontinenz bedingt erfolgt sind, auf 157.656 Milliarden Euro steigen und somit nicht mehr zu bezahlen sein.[186] Wenn man davon ausgeht, dass Österreich im Verhältnis zu Deutschland nur $^1/_{10}$ so viele Menschen hat und somit auch nur $^1/_{10}$ dieser Kosten zu erwarten hätte, so ergeben sich trotzdem Zahlen, die letztlich nicht mehr bezahlbar sein werden. Laut PURE (Prospective Urinary Incontinence Research), einer prospektiven, nicht interventionellen und europaweiten Anwendungsbeobachtung mit einer Dauer über 6 Monate, in der die direkten Kosten der Inkontinenz in der Erstuntersuchung, nach 3 Monaten und nach 6 Monaten erhoben wurden und in die 2715 Patienten in Deutschland eingeschlossen wurden, betragen die jährlichen Gesamtkosten bei einer Belastungsinkontinenz (ohne Operationskosten) durchschnittlich pro Patient 349 € (niedrigste Kosten 322 €, höchste Kosten 375 €). Diese durchschnittlichen jährlichen Kosten setzen sich aus Kosten für Medikamente (47 €), Kosten für Vorlagen (224 €), Kosten für Konsultationen (40 €) und Kosten für Diagnostische Verfahren (42 €) zusammen.[187] Überträgt man diese Zahlen auf Österreich, so kommt man für die 491.108 von Inkontinenz betroffenen Patienten[188] im Jahre 2009 bei einer Annahme, dass diese hier nur durchschnittlich 349 € pro Patient an Kosten verursachen auf eine Gesamtsumme von 171.396.692 Millionen Euro. Die Kosten für Operationen müssen zu diesen Kosten noch hinzugerechnet werden.

---

[186] Eisenmenger, Michael (2011): Genderaspekte der Harninkontinenz heruntergeladen am 29.12.2011
[187] Vgl. von Schulenburg, JM. et al. (2007): Gesundh. ökon. Qual. manag.: (2007) 12:301-309
[188] Siehe Tabelle 2

Bei den Berechnungen der Kosten durch Harninkontinenz für die Volkswirtschaft wird hier auf die Zahlen der Statistik Austria zurückgegriffen.[189] Betrachtet man Zahlen, die zum Beispiel andere Quellen veröffentlichen,[190] so kommt man bei 1 Million betroffener Harn inkontinenter Patienten insgesamt auf durchschnittliche Kosten von zirka 349 Millionen Euro (ohne Operationen). Dass diese Kosten für die Gesellschaft und damit auch für das Gesundheitssystem auf Dauer nicht zu tragen sind, ist nachvollziehbar, wenn man betrachtet, wie hoch 2011 die Gesamtausgaben für den Bereich Gesundheit im Gesamtbudget von Österreich sind. Dort sind 868 Millionen Euro vom Bund budgetiert.[191] Selbst wenn man nur die derzeit anfallenden Kosten von zirka 171,3 Millionen Euro betrachtet, so muss man feststellen, dass auch diese Summe vom Gesundheitssystem auf Dauer nicht zu tragen sein wird.

---

[189] STATISTIK AUSTRIA, Gesundheitsbefragung 2006/07. Erstellt am: 18.07.2008

[190] Siehe dazu: netdoktor.at http://www.netdoktor.at/krankheiten/fakta/harninkontinenz.shtml heruntergeladen am 30.12.2011 (Zahlen der MKÖ)

[191] Siehe dazu: Wien konkret: http://www.wien-konkret.at/politik/bundesregierung/kabinett-faymann/budget2011/ heruntergeladen am 30.12.2011

13 Einsparungspotenziale für das Gesundheitssystem durch Verschiebung der Suburethralband Operationen aus dem stationären in den tagesklinischen Bereich

Anhand des Zahlenmaterials aus dem Jahre 2009 der STATISTIK AUSTRIA[192] hinsichtlich der eingesetzten Suburethralbänder sollen die Einsparungspotenziale für das Gesundheitssystem durch eine Verschiebung der Suburethralband Operationen aus dem stationären in den tagesklinischen Bereich nachgewiesen werden. Die statistisch erfassten 2410 „Schlingensuspensionen der Urethra"[193] bei der Frau werden in der Tabelle 46[194] graphisch dargestellt. Die von der Statistik Austria angeführten Faszienzügelplastiken, werden zu den Schlingensuspensionen hinzuge-zählt und sind in der Anzahl von 2410 „Schlingensuspensionen der Urethra" bei der Frau schon mit eingerechnet. Um einen Vergleich vornehmen zu können, wurden zum einen die Kosten je stationärer Patientin inklusive und exklusive kalkulatorische Anlagekapitalkosten sowie die stationären Endkosten je Patientin[195] berechnet und zum anderen die Kosten einer tageschirurgischen Operation mit Einsatz eines Suburethralbandes[196] betrachtet. Die genauen Ergebnisse sind den Tabellen zu entnehmen. Außerdem wurden die Kosten, pro Belagstag inklusive und exklusive kalkulatorische Anlagekapitalkosten sowie die stationären Endkosten pro Belagstag pro Patientin berechnet,[197]

In den Tabellen 59 bis 68[198] werden die Kostenersparnis einer tageschirurgischen Operation mit Suburethralband mit den stationär anfallenden Kosten je stationärer Patientin inklusive und exklusive kalkulatorische Anlagekapitalkosten sowie die stationären Endkosten je Patientin verglichen. Betrachtet man ausschließlich die Ergebnisse der Tabelle 68 (es wurde ein Durchschnittswert für Österreich[199]zugrun-de gelegt), so fällt sofort auf, dass die erzielten Einsparungen zum einen von den Kosten der durchgeführten Operationsmethode und zum anderen von der Material-wahl und dem jeweiligen Preis des eingesetzten Suburethralbandes abhängen.

---

[192] Siehe: Anzahl_der_unterschiedlichen_medizinische_einzelleistungen_bei_spitalsentl_054003 (2009)
[193] Siehe Anzahl_der_unterschiedlichen_medizinische_einzelleistungen_bei_spitalsentl_054003 (2009)
[194] Siehe Tabelle 46
[195] Siehe dazu die Tabellen 52 bis 54
[196] Siehe dazu die Tabelle 58
[197] Siehe dazu die Tabellen 55 bis 57
[198] Siehe dazu die Tabellen 59 bis 68
[199] Siehe dazu die Tabelle 68

Die Tabelle 68 zeigt weiterhin auf, dass eine tageschirurgisch durchgeführte Suspensionsschlingen-Operation im Vergleich mit einer Suspensionsschlingen-Operation mit anschließendem stationären Aufenthalt bei den Kosten je stationärer Patientin inklusive der kalkulatorischen Anlagekapitalkosten ab dem ersten Tag zu einer Kosteneinsparung von 3.100 € bis 3.700 €[200] führen würde, welche sich dann bis zum vierten Tag auf 15.850 € bis 16.400 €[201] belaufen würde. Ähnlich sieht dieser Vergleich der tageschirurgischen Operationen in Bezug auf die Berechnungen zu den Kosteneinsparungen je stationärer Patientin exklusive der kalkulatorischen Anlagekapitalkosten aus. Hier kommt es zu Kosteneinsparungen mit dem ersten Tag in der Höhe von zirka 2.600 € bis 3.250 €[202] und diese steigern sich bis zum vierten Tag auf zirka 14.000 € bis 14.600 €.[203] Bei den stationären Endkosten je stationärer Patientin pro Tag belaufen sich dann die Einsparungen am ersten Tag immer noch in der Größenordnung von zirka 2.150 € bis 2.700 €[204] um sich dann steigend bis zum vierten Tag auf 12.100 € bis 12.700 € zu summieren.[205]

Betrachtet man nur die Kosten je Belagstag, so wird noch deutlicher, dass die Einsparungspotenziale auch hier wieder zum einen von der durchgeführten Operationsmethode und zum anderen von den Materialkosten, also den jeweilig eingesetzten Suburethralschlingen, abhängen. Die Einzelergebnisse aus den Bundesländern sind den Tabellen 69 bis 77[206] zu entnehmen. In der Tabelle 78 sind die Berechnungen, die auf einem Durchschnittswert für Österreich beruhen, darge-stellt. Diese Ergebnisse sollen hier kurz diskutiert werden.

Es fällt sofort auf, dass bei den Kosten je Belagstag inklusive und exklusive der kalkulatorischen Anlagekapitalkosten sowie bei den stationären Endkosten je Belags-tag, vergleicht man eine tageschirurgische Suburethralband Operation mit einer

---

[200] Die Beträge wurden aus Gründen der Übersichtlichkeit abgerundet. Die exakten Beträge sind der Tabelle 68 zu entnehmen.
[201] Die Beträge wurden aus Gründen der Übersichtlichkeit abgerundet. Die exakten Beträge sind der Tabelle 68 zu entnehmen.
[202] Die Beträge wurden aus Gründen der Übersichtlichkeit abgerundet. Die exakten Beträge sind der Tabelle 68 zu entnehmen.
[203] Die Beträge wurden aus Gründen der Übersichtlichkeit abgerundet. Die exakten Beträge sind der Tabelle 68 zu entnehmen.
[204] Die Beträge wurden aus Gründen der Übersichtlichkeit abgerundet. Die exakten Beträge sind der Tabelle 68 zu entnehmen.
[205] Die Beträge wurden aus Gründen der Übersichtlichkeit abgerundet. Die exakten Beträge sind der Tabelle 68 zu entnehmen.
[206] Siehe dazu die Tabellen 69 bis 77

Suburethralband Operation mit anschließendem stationären Aufenthalt, die tageschirurgische Operation in jedem Fall zu einer Kosteneinsparung führt, wenn bei einer Operation mit anschließendem stationären Aufenthalt mindestens zwei Belagstage abgerechnet werden.[207]

Was weiterhin bei den Kosten je Belagstag inklusive und exklusive der kalkulatorischen Anlagekapitalkosten auffällt ist, dass die tageschirurgische Kolposuspension und eine tageschirurgische Suburethralband Operation mit der Einlage eines Serasis Bandes selbst im Vergleich mit einer Suburethralband Operation mit anschließendem eintägigen stationären Aufenthalt immer noch preiswerter ist und somit zu Kosteneinsparungen führt.[208] Bei den stationären Endkosten je Belagstag führt dann nur noch die tageschirurgische Kolposuspension im Vergleich mit einer Suburethralband Operation mit anschließendem eintägigem stationärem Aufenthalt am ersten Tag zu einer Kosteneinsparung.

Die Kosteneinsparungen bei einer tageschirurgisch durchgeführten Suburethralband Operation im Vergleich mit einer Suburethralband Operation mit anschließendem stationären Aufenthalt belaufen sich dann, beginnend mit dem zweiten Belagstag, pro Patientin zwischen 80 € bis 690 €[209] und steigern sich bis zum vierten Tage auf Summen zwischen zirka 1.240 € bis 1.800 €.[210]

Wie hier schon zu erkennen ist, kommt es bei einer tageschirurgischen Operation mit Suburethralband im Vergleich mit einer Operation mit einem Suburethralband mit anschließendem stationären Aufenthalt pro operierter Patientin in jedem Fall schon mit dem zweiten stationären Belagstag zu Kosteneinsparungen.

Ausgehend von diesen dargestellten Kosteneinsparungen pro Patientin, sollen im Folgenden für die statistisch erfassten 2410 „Schlingensuspensionen der Urethra", die Gesamtkostenersparnis für die einzelnen Bundesländer und für das Gesundheitssystem Österreichs dargestellt werden. Da von der Statistik Austria nur eine

---

[207] Es werden durchschnittlich 4 Belagstage in Österreich abgerechnet. Diese Liegezeiten werden auch durch die Arbeit von Molsner, Jochen (2005): Seite 43 bestätigt, die die durchschnittlichen Belagstage in Deutschland mit 3,5 bis 5,5 berechnet hatte.

[208] Das tageschirurgisch eingesetzte Monarc Band ist nur bei den Kosten je Belagstag inklusive der kalkulatorischen Anlagekapitalkosten im Vergleich mit einer Suburethralband Operation mit anschließendem eintägigen stationären Aufenthalt preiswerter.

[209] Die Beträge wurden aus Gründen der Übersichtlichkeit abgerundet. Die exakten Beträge sind der Tabelle 78 zu entnehmen (stationäre Endkosten je Belagstag)

[210] Die Beträge wurden aus Gründen der Übersichtlichkeit abgerundet. Die exakten Beträge sind der Tabelle 78 zu entnehmen (stationäre Endkosten je Belagstag)

Gesamtzahl von 2410 für die „Schlingensuspensionen der Urethra" angegeben wurde, muss diese Gesamtzahl prozentual auf die einzelnen Bundesländer umgerechnet werden, damit die Berechnungen der gesamten Kosteneinsparungen durchschaubarer werden.

Dazu wurde in der Tabelle 51[211] die Annahme zu Grunde gelegt, dass in der Gynäkologie die prozentuale Verteilung der tatsächlich aufgestellten Betten pro Bundesland im Verhältnis zu der Gesamtzahl der tatsächlich aufgestellten Betten Österreichs auch Auswirkungen auf das prozentuale Verhältnis der durchgeführten Schlingensuspensionsplastiken bei Frauen pro Bundesland habe. Dementsprechend wurden die errechneten Prozentzahlen der prozentualen Verteilung der tatsächlich aufgestellten Betten auf die statistisch erfassten 2410 „Schlingensuspensionen der Urethra" angewandt. Daraus ergab sich eine Verteilung der „Schlingensuspensionen der Urethra", die in der Tabelle 51 unter der Bezeichnung „Anzahl¹" zu ersehen sind.

Betrachtet man die Tabelle 51[212] im Weiteren, so fällt auf, dass die Annahme in Bezug auf die prozentuale Verteilung der durchgeführten Schlingensuspensionsplastiken bei Frauen pro Bundesland im Verhältnis zu den Zahlen der durchgeführten Operationen, die der Autor selber erhoben hat,[213] zum größten Teil übereinstimmt.[214]

Die Gesamtkostenersparnis für die statistisch erfassten 2410 „Schlingensuspensionen der Urethra", wurde dann anhand der prozentual berechneten Patientenzahlen[215] pro Bundesland jeweils für jede Operation gesondert, also unter der Annahme, dass nur jeweils die durchgeführte Operationstechnik alleine in diesem Bundesland angewandt werden würde, berechnet. So wurde zum Beispiel für das Burgenland folgendes berechnet: Kosten je stationärer Patientin oder je Belagstag abzüglich der Kosten für eine tageschirurgische Operation, multipliziert mit der für das Burgenland berechneten Patientenanzahl[216] und diese Zahl dann wiederum multipliziert mit der Anzahl der Liegetage.[217]

---

[211] Siehe Tabelle 51
[212] Siehe Tabelle 51
[213] Siehe Tabelle 51
[214] Die vom Autor errechnete prozentuale Verteilung der durchgeführten Schlingensuspensionsplastiken bei Frauen pro Bundesland unterscheidet sich in einer Größenordnung von 0,3 %-3,3 % (nur bei Wien gibt es eine Abweichung von mehr als 5%).
[215] Hier wurden die Zahlen des Autors zugrunde gelegt (siehe Tabelle 51)
[216] Siehe Tabelle 51
[217] Siehe Tabellen 79 und 89

Die Euro-Beträge, die schwarz in den Tabellen 79 bis 98 dargestellt sind, sind die Beträge, die durch tageschirurgische Operationen der Patientinnen mit einem Suburethralband gegenüber einer Operation der Patientinnen mit einem Suburethralband mit anschließendem stationärem Krankenhausaufenthalt eingespart werden könnten.

Die in den Tabellen 79 bis 98 rot dargestellten Euro-Beträge stellen die Beträge dar, wo die Operation eines Suburethralbandes mit anschließendem stationärem Aufenthalt im Vergleich mit einer tageschirurgischen Operation eines Suburethralbandes günstiger wäre. Da die durchschnittliche Belagsdauer von Krankenhausaufenthalten ohne 0-Tagesaufenthalte und Langzeitaufenthalte (über 28 Tage) in Österreich aber bei 5,52 Tagen liegt,[218] wurden für diese Operationen in allen Tabellen jeweils die Kosten für sechs Tage dargestellt. Des Weiteren verbleiben derzeitig die Patientinnen, bei denen eine Schlingensuspensionsplastik durchgeführt wird, in allen Krankenhäusern Österreichs zwischen einem bis zu fünf Tage.[219] Dem entsprechen auch die Ergebnisse aus Deutschland aus der Arbeit von Molsner.[220]

Die Tabellen 79 bis 87[221] zeigen die errechneten Gesamtkosteneinsparungen bei 2410 „Schlingensuspensionen der Urethra" bei einem Vergleich der tageschirurgischen Suburethralband-Operationen der Patientinnen mit den Suburethralband-Operationen der Patientinnen mit anschließendem stationärem Krankenhausaufenthalt pro Bundesland auf.

Betrachtet man die Tabelle 88[222], deren Zahlen auf einem Durchschnittwert der Kosten je stationärer Patientin pro Tag für ganz Österreich beruhen, so erkennt man, dass es zu einer Kosteneinsparung kommt, würden alle 2410 suburethralen Bänder tageschirurgisch operiert werden. Diese gesamte Kosteneinsparung würde sich bei den Kosten je stat. Patient inklusive und exklusive der kalkulatorischen Anlage-

---

[218] Siehe dazu: Abbildung 19

[219] Ein Tag ist letztlich die Ausnahme. Die Patientinnen werden dabei z. B. an einem Donnerstag aufgenommen und operiert und gehen dann am Freitag nach der Visite nach Hause. Der Autor geht davon aus, dass nicht nur ein Tag abgerechnet wird, sondern grundsätzlich zwei Tage abgerechnet werden, da das Nachhause gehen der Frau sicherlich erst später als 24 Stunden nach erfolgter Aufnahme erfolgen wird. In diesem Fall werden dann aber zwei Belagstage abgerechnet.

[220] Molsner, Jochen (2005): Seite 43

[221] Siehe Tabellen 79 bis 87

[222] Siehe Tabelle 88

kapitalkosten pro Tag zwischen 7.560.000 €[223] und bis zu 9.020.000 €[224] und 6.400.000 €[225] bis zu 8.900.000 €[226] bewegen. Je länger der Krankenhausaufenthalt der Patientinnen dauert, desto höher sind dann die Beträge, die eingespart werden könnten. Nimmt man also an, dass ein Krankenhausaufenthalt durchschnittlich vier Tage dauert, so würden die Kosteneinsparungen bei den tageschirurgischen Suburethralband-Operationen im Vergleich mit den Operationen mit anschließendem stationärem Aufenthalt bei den Kosten je stat. Patient inklusive und exklusive der kalkulatorischen Anlagekapitalkosten pro Tag zwischen 38.400.000 €[227] bis zu 39.800.000 €[228] und 33.900.000 €[229] bis zu 35.330.000 €[230] betragen. Die Kosteneinsparungen betreffs stationäre Endkosten je stationärer Patientin pro Tag würden sich dann, würde man alle 2410 Schlingensuspensionen tageschirurgisch durchführen, auf Summen von zirka 5.300.000 €[231] bis zu 6.800.000 €[232] und mit dem vierten Tag dann auf Summen von zirka 29.000.000 €[233] bis zu 30.000.000 €[234] belaufen.

Die Kosteneinsparungen pro Belagstag, würden alle 2410 Suburethralband-Operationen tageschirurgisch durchgeführt werden, gestalten sich letztlich wie schon bei den Kosteneinsparungen pro Belagstag pro Patientin. Das heißt, dass die Kosteneinsparungen wiederum zum einen von den verschiedenen Operations-

---

[223] Die Beträge wurden aus Gründen der Übersichtlichkeit abgerundet. Die exakten Beträge sind der Tabelle 88 zu entnehmen (Kosten je stat. Patient inkl. KOAGR 08 pro Tag)
[224] Die Beträge wurden aus Gründen der Übersichtlichkeit abgerundet. Die exakten Beträge sind der Tabelle 88 zu entnehmen (Kosten je stat. Patient inkl. KOAGR 08 pro Tag)
[225] Die Beträge wurden aus Gründen der Übersichtlichkeit abgerundet. Die exakten Beträge sind der Tabelle 88 zu entnehmen (Kosten je stat. Patient exkl. KOAGR 08 pro Tag)
[226] Die Beträge wurden aus Gründen der Übersichtlichkeit abgerundet. Die exakten Beträge sind der Tabelle 88 zu entnehmen (Kosten je stat. Patient exkl. KOAGR 08 pro Tag)
[227] Die Beträge wurden aus Gründen der Übersichtlichkeit abgerundet. Die exakten Beträge sind der Tabelle 88 zu entnehmen (Kosten je stat. Patient inkl. KOAGR 08 pro Tag)
[228] Die Beträge wurden aus Gründen der Übersichtlichkeit abgerundet. Die exakten Beträge sind der Tabelle 88 zu entnehmen (Kosten je stat. Patient inkl. KOAGR 08 pro Tag)
[229] Die Beträge wurden aus Gründen der Übersichtlichkeit abgerundet. Die exakten Beträge sind der Tabelle 88 zu entnehmen (Kosten je stat. Patient exkl. KOAGR 08 pro Tag)
[230] Die Beträge wurden aus Gründen der Übersichtlichkeit abgerundet. Die exakten Beträge sind der Tabelle 88 zu entnehmen (Kosten je stat. Patient exkl. KOAGR 08 pro Tag)
[231] Die Beträge wurden aus Gründen der Übersichtlichkeit abgerundet. Die exakten Beträge sind der Tabelle 88 zu entnehmen (stationäre Endkosten je stat. Patient pro Tag)
[232] Die Beträge wurden aus Gründen der Übersichtlichkeit abgerundet. Die exakten Beträge sind der Tabelle 88 zu entnehmen (stationäre Endkosten je stat. Patient pro Tag)
[233] Die Beträge wurden aus Gründen der Übersichtlichkeit abgerundet. Die exakten Beträge sind der Tabelle 88 zu entnehmen (stationäre Endkosten je stat. Patient pro Tag)
[234] Die Beträge wurden aus Gründen der Übersichtlichkeit abgerundet. Die exakten Beträge sind der Tabelle 88 zu entnehmen (stationäre Endkosten je stat. Patient pro Tag)

methoden und zum anderen von den Kosten der verschiedenen Suburethralbänder abhängen. Die Gesamtergebnisse für die Bundesländer sind im Tabellenanhang dokumentiert.[235]

Betrachtet man die Tabelle 98, deren Zahlen auf einem Durchschnittwert der Kosten je Belagstag für ganz Österreich beruhen, so kann man erkennen, dass die Kosteneinsparungen bei der tageschirurgischen Operation aller 2410 eingesetzten Suburethralbänder sich dann je Belagstag zwischen dem ersten und dem vierten Tag[236] in der Höhe von zirka 201.000 €[237] bis 1.700.000 €[238] und 3.070.000 €[239] bis 4.500.000 €[240] bewegen. Es ist also festzuhalten, dass mit tageschirurgischen Operationen der Suburethralbänder gegenüber den Operationen der Suburethralbänder mit anschließendem stationärem Aufenthalt hohe Beträge eingespart werden würden. Deshalb sollten entsprechende Strukturen geschaffen werden, die es ermöglichen, diese Operationen tageschirurgisch durchzuführen.

---

[235] Siehe Tabellen 89 bis 97

[236] Hier sollen nur die stationären Endkosten je Belagstag betrachtet werden

[237] Die Beträge wurden aus Gründen der Übersichtlichkeit abgerundet. Die exakten Beträge sind der Tabelle 98 zu entnehmen (stationäre Endkosten je Belagstag)

[238] Die Beträge wurden aus Gründen der Übersichtlichkeit abgerundet. Die exakten Beträge sind der Tabelle 98 zu entnehmen (stationäre Endkosten je Belagstag)

[239] Die Beträge wurden aus Gründen der Übersichtlichkeit abgerundet. Die exakten Beträge sind der Tabelle 98 zu entnehmen (stationäre Endkosten je Belagstag)

[240] Die Beträge wurden aus Gründen der Übersichtlichkeit abgerundet. Die exakten Beträge sind der Tabelle 98 zu entnehmen (stationäre Endkosten je Belagstag)

14 Gesamtes Einsparungspotenzial für das Gesundheitssystem und die Volkswirtschaft durch tageschirurgische Suburethralband Operationen und Deszensus-Operationen unter Einsatz eines Meshes mit einem eintägigen Krankenhausaufenthalt und anschließender ambulanter Nachbetreuung

Wie schon in den vorangegangenen Punkten 9, 10 und 13 ausführlich beschrieben, lassen sich erhebliche Kosteneinsparungen in betriebswirtschaftlicher Hinsicht durch tageschirurgische Suburethralband Operationen und Deszensus-Operationen unter Einsatz eines Meshes mit einem eintägigen Krankenhausaufenthalt und anschließender ambulanter Nachbetreuung im Vergleich mit Suburethralband Operationen und Deszensus-Operationen unter Einsatz eines Meshes mit anschließendem stationärem Aufenthalt lukrieren. Die Kostenersparnis für die gesamte Volkswirtschaft kann letztlich aufgrund fehlender Daten zu den indirekten und intangiblen Kosten der Harninkontinenz und der operativen Behandlung und Therapie derselben hier nicht in Zahlen dargestellt werden.

Wenn man das gesamte Einsparungspotenzial durch tageschirurgische Suburethralband Operationen und Deszensus-Operationen unter Einsatz eines Meshes mit einem eintägigen Krankenhausaufenthalt und anschließender ambulanter Nachbetreuung berechnen möchte, so betrachtet man die Tabellen 42[241], 88[242] und 98[243] und fokussiert sich dabei nur auf die stationären Endkosten je Belagstag und die Kosten je Belagstag inklusive und exklusive der kalkulatorischen Anlagekapitalkosten. Unter der Voraussetzung, dass Patientinnen mit einer Deszensus-Operation mit Einsatz eines Meshes durchschnittlich sieben Tage stationär im Krankenhaus verbleiben und Patientinnen mit einer Operation zur Behebung einer Belastungsinkontinenz unter Einsatz eines Suburethralbandes mit anschließendem stationärem Krankenhausaufenthalt durchschnittlich vier Tage im Krankenhaus verbleiben, kommt man bei einem Vergleich dieser Operationen mit den tageschirurgischen Suburethralband Operationen und Deszensus-Operationen unter Einsatz eines Meshes mit einem eintägigen Krankenhausaufenthalt und anschließender ambulanter Nachbetreuung auf eine gesamte Kostenersparnis[244] von durchschnittlich

---

[241] Siehe Tabelle 42
[242] Siehe Tabelle 88
[243] Siehe Tabelle 98
[244] Siehe Tabelle 42, Tabelle 88 und Tabelle 98

3.300.786 €, bis zu 5.400.626 €. Die Einzelergebnisse für die Bundesländer lassen sich aus den Tabellen 41 und 42, 79 bis 87 und 89 bis 97 errechnen.

15 Strukturelle Veränderungen, die geschaffen werden müssten, damit es zu diesem Einsparpotenzial im Gesundheitssystem kommen würde

Damit diese Einsparpotenziale umgesetzt werden könnten, müssten im Gesundheitssystem folgende Voraussetzungen, die hier kurz skizziert aufgelistet werden sollen, geschaffen werden:

1) Es müssten der extramurale und intramurale Bereich aus einer Hand finanziert werden, damit es zu einer besseren Überschaubarkeit der Finanzierung kommt und somit eine Konkurrenzsituation zwischen den Bereichen vermieden wird.

2) Der extramurale Bereich müsste gestärkt und ausgebaut werden (zum Beispiel mehr niedergelassene Fachärzte, mehr Behandlungszentren (Gruppenpraxen), mehr Mobile Dienste und Hauskrankenpflege, die auch personell gut besetzt sein müssten. Es sollte eine extramurale 24 stündige Versorgung gegeben sein.

3) Es sollten gesetzliche Krankenversicherungen zusammengelegt und dem Wettbewerb ausgesetzt werden.

4) Es sollte zu einer Schwerpunktbildung in den einzelnen Krankenhäusern kommen. Dies führt zur Ausbildung von Kompetenzzentren und somit zu mehr Effektivität und qualitativ hochwertiger Leistung.

5) Bei Investitionen in Neubauten oder Anschaffungen der Krankenhäuser sollten diese rational auf ihre betriebswirtschaftliche Notwendigkeit geprüft werden und dabei emotional politische Gründe nicht zum Tragen kommen.

6) Die Nahtstelle zwischen intra- und extramuralen Bereich sollte so gestaltet werden, dass es nicht zu Doppelgleisigkeiten und einer Konkurrenzsituation zwischen den Bereichen kommt, um somit zum Beispiel nicht notwendige Krankenhauseinweisungen zu verhindern.

7) Es sollte zu einem Abgleich der Leistungsabgeltung für den niedergelassenen und für den ambulanten Bereich kommen.

8) Das LKF System sollte überarbeitet werden und alle Operationen und Behandlungen, die tageschirurgisch und tagesklinisch durchgeführt werden könnten, sollten im Tageschirurgie-Katalog eine Abrechnungsmöglichkeit erhalten, die einen Anreiz schafft, eine tagesklinische Behandlung der Patienten einer stationären Behandlung vorzuziehen.

9) Es sollten weitere Anreize zur Verschiebung von stationären Leistungen in den tagesklinischen Bereich geschaffen werden.

16 Ergebnisse und Fazit

Das es zu Kostenreduktionen und Einsparungen durch die tagesklinisch durchgeführten Operationen zur Behebung einer Belastungsinkontinenz unter Einsatz eines Suburethralbandes bei gleichzeitigen Deszensus-Operationen unter Einsatz eines Meshes mit einem eintägigen Krankenhausaufenthalt und anschließender ambulanter Nachbetreuung kommen würde, wurde mittels der durchgeführten Berechnungen in den verschiedenen Tabellen aufgezeigt und in den unterschiedlichen Gliederungspunkten detailliert herausgearbeitet. Um die durchgeführten Berechnungen in den Tabellen auf solide Daten stützen zu können, wurden vom Autor eigene Recherchen in den Krankenhäusern mit gynäkologischer Abteilung durchgeführt und außerdem Daten aus Dissertationen und Statistiken herangezogen. Diese wurden nur verwandt, wenn sie einer kritischen Prüfung auf Korrektheit und Nachprüfbarkeit standhielten, sich also belegen ließen. Mittels dieser Daten und den eigenen Berechnungen wurde die Frage, die sich der Autor am Anfang dieses Buches gestellt hatte, beantwortet. Die Ergebnisse sind in den Punkten 9, 10, 13, 14 und 15 detailliert dargestellt worden und werden außerdem durch 98 Tabellen mit Berechnungen belegt. Die letztendlich zu verwirklichenden Kosteneinsparungen müssten allerdings noch durch exakte Untersuchungen der direkten und indirekten Kosten belegt werden. Diese Untersuchungen müssten die effektiven Kosten wiederspiegeln und sollten deshalb über zentrale Erfassungssyteme in den Krankenhäusern erfolgen. Allerdings werden sich diese Kosteneinsparungen nur unter der Voraussetzung verwirklichen lassen, dass Strukturen geschaffen werden, die eine Abrechnung von tageschirurgischen Operationen im Urogynäkologischen Bereich zulassen. Des Weiteren müssten die Strukturveränderungen, die unter dem Punkt 15 dieser Arbeit angeführt werden, verwirklicht werden. Bis diese Maßnahmen alle verwirklicht worden sind, werden sich die operativen Techniken hoffentlich so verändert haben, dass die Operationen zur Behebung einer Belastungsinkontinenz unter Einsatz eines Suburethralbandes tageschirurgisch und die Deszensus-Operationen unter Einsatz eines Meshes mit einem eintägigen Krankenhausaufenthalt und anschließender ambulanter Nachbetreuung in dieser Form durchgeführt werden können.

Diese Kostenberechnungen wurden für den Bereich der Urogynäkologie angefertigt, da die Patientenzahlen der operativ versorgten Patientinnen in Österreich in diesem Bereich nicht sehr hoch sind, Da in dem Bereich der Urogynäkologie Einsparpotenziale aufgezeigt werden konnten, müssten jetzt durch die Politik gesetzliche und strukturelle Voraussetzungen geschaffen werden, damit diese Einsparpotenziale auch genutzt werden könnten.

Es stellt sich weiterhin die Frage, wie hoch die Einsparpotenziale erst bei Operationen sein könnten, die weitaus häufiger durchgeführt werden, als die Operationen bei Deszensus und Inkontinenz. Wenn man diese Erkenntnisse aus der Urogynäkologie und einer dortigen möglichen Kosteneinsparung auf andere operative Bereiche übertragen würde, so könnte man sicherlich im stationären Bereich des Gesundheitssystems hohe Kosten einsparen. Außerdem wollte hier der Autor aufzeigen, dass durch mehr „Kostenwahrheit" in der Medizin es auch zu Kosteneinsparungen kommen könnte, ohne dass man gleich ganze Abteilungen oder Krankenhäuser schließt.

Literaturverzeichnis

Aiginger, Karl; Böheim, Michael; Budimir, Kristina; Gruber, Norbert; Pitlik, Hans; Schratzenstaller, Margit; Walterskirchen, Ewald (2010)
Optionen zur Konsolidierung der öffentlichen Haushalte in Österreich
WIFO – Österreichisches Institut für Wirtschaftsforschung; 2010 Februar; Seite 106

Abrams, P.(2003)
Describing bladder storage function:
overactive bladder syndromand detrusor overactivity.
Urology. (2003) Nov; 62 (5 Suppl 2): S 28-37, discussion 40-2

Amid, PK. (1997)
Classification of biomaterials and their related complications
in abdominal wall hernia surgery.
Hernia (1997); 1:15-21

AWMF online (2010)
Leitlinien der Deutschen Gesellschaft für Gynäkologie und Geburtshilfe (DGGG);
Deutsche Gesellschaft für Urologie e.V. (DGU); AUB: Arbeitsgemeinschaft für
Urogynäkologie und rekonstruktive Beckenbodenchirurgie, Österreich; Arbeitskreis
Blasenfunktionsstörungen der Österreichischen Gesellschaft für Urologie, AUG;
Arbeitsgemeinschaft Urogynäkologie, Schweiz;
AWMF-Leitlinien-Register 015/006 Entwicklungsstufe 1+ IDA vom 12.10.2010

AWMF online (2010)
Leitlinien der Deutschen Gesellschaft für Gynäkologie und Geburtshilfe (DGGG);
Deutsche Gesellschaft für Urologie e.V. (DGU); AUB: Arbeitsgemeinschaft für
Urogynäkologie und rekonstruktive Beckenbodenchirurgie, Österreich; Arbeitskreis
Blasenfunktionsstörungen der Österreichischen Gesellschaft für Urologie, AUG;
Arbeitsgemeinschaft Urogynäkologie, Schweiz
AWMF-Leitlinien-Register 015/006 (SI + IDA) (2010)

Bundesministerium für Gesundheit (2011)

Leistungsorientierte Krankenanstaltenfinanzierung – LKF - Modell 2011

vom 01.01.2011

Bundesministerium für Gesundheit (2009)

Bereich I/B Radetzkystr. 2, 1030 Wien

Krankenanstalten in Zahlen, Überregionale Auswertung der Dokumentation der

landesgesundheitsfondfinanzierten Krankenanstalten Österreich (2009); 011, Seite 1

Cardozo L; Bachmann G; McClish D; Fonda D; Birgerson L. (1998)

Meta-analysis of estrogen therapy in the management of urogenital atrophy in

postmenopausal women

Obstet Gynecol (1998); 92: 722-7

Cosson, M.; Querleu, D.; Dargent, D. (2007)

Vaginale Chirurgie

Erste Auflage; Urban & Fischer Verlag – München – Jena (2007)

Deutsche Gesellschaft für Gynäkologie und Geburtshilfe (2009)

Descensus genitalis der Frau – Diagnostik und Therapie, Leitlinien, Empfehlungen

und Stellungnahmen

Stand 2009 AWMF 015/006 (S1 + IDA) Seite 6

Eisenmenger, Michael (2011)

Genderaspekte der Harninkontinenz;

http://www.hausarzt-online.at/hausarzt16/index.php/archiv/268-genderaspekte-der-

harninkontinenz

heruntergeladen am 29.12.2011

Enzelsberger, Hermann (2011)
State of the Art: Inkontinenz der Frau
http://www.lkh-steyr.at/2262.php
heruntergeladen am 17.12.2011

European Centre for Disease Prevention and Control (2007)
Annual European Communicable Disease Epidemiological Report 2005
Stockholm (2007)

Fischer, Armin; Fink, Thomas; Bender, Heribert (2009)
Beckenbodeninsuffizienz – Interdisziplinäre Diagnostik und Therapie der Becken-
bodeninsuffizienz – Perineologie
Hrsg. Serag-Wiessner KG (2009); Seite 11

Fischer, Armin (2006)
Praktische Urogynäkologie spannungsfrei. Diagnostische und therapeutische Kon-
zepte nach der Integraltheorie von Petros und Ulmsten.
Ein Lehrbuch für die Praxis
2. Neu bearbeitete und erweitere Auflage; Verlag HAAG + HERCHEN
Frankfurt am Main (2006)

Goeschen, Klaus (2011)
Der weibliche Beckenboden. Funktionelle Anatomie, Diagnostik und Therapie nach
der Integraltheorie; Pressemitteilung von der HOLIMED Verlagsgesellschaft mbH;
http://www.openpr.de/drucken/261572/Der-weibliche-Beckenboden-Funktionelle-
Anatomie-Diagnostik-und-Therapie-nach-der-Integraltheorie.html
heruntergeladen am 17.12.2011

Goeschen, Klaus; Petros, Peter Papa (2009)
Der weibliche Beckenboden - Urogynäkologie aus Sicht der Integraltheorie
1. Auflage; Springer Medizin Verlag Heidelberg (2009); Seite 174

Heidenreich, W.; Greve, J. (2009)

Die Vaginopexie nach Williams-Richardson: Resümee

Geburtsh. Frauenheilk. (2009); 69(3): 233-236

Engelbert; Heidler, Helmut; Enzelsberger, Hermann; Fischer, Mans; Henning, Klaus; Kölle, Dieter; Lüftenegger, Werner; Machan, Jörg; Madersbacher, Helmut; Neunteufel, Walter; Pflüger, Heinz; Primus, Günter; Rauchenwald, Michael; Riss, Paul; Salzer, Heinrich; Sevelda, Paul; Tamussino, Karl (2003)

Konsensus zur Anwendung der „Tension-free Vaginal Tape" (TVT) Operation bei der weiblichen Belastungsinkontinenz

Journal für Urologie und Urogynäkologie (2003); 10 (2)

(Ausgabe für Österreich), 22-29, Seite 27

Inkontinenz Selbsthilfe e.V. (2011)

http://www.inkontinenz-selbsthilfe.com/inkontinenz/therapie/konservative-behandlung/13-therapie.html

heruntergeladen am 29.12.2011

Kleine Zeitung (2011)

Krankenhaussreform – Neuer Widerstand vom 29.10.2011

http://www.kleinezeitung.at/steiermark/graz/graz/2865052/spitalsreform-neuer-widerstand.story

heruntergeladen am 16.12.2011

Krankenhaus Braunau (2011)

Aktuelles – Widerstand gegen die Spitalsreform wird immer stärker - 40.000 Braunauer können nicht irren

http://www.khbr.at/aktuell/11/spitalsreform110420.php

heruntergeladen am 16.12.2011

Laimböck, Max (2009)
Die Zukunft des österreichischen Gesundheitssystems – Wettbewerbsorientierte
Patientenversorgung im internationalen Vergleich
Springer New York (2009)

**Lermann, Johannes H.; Renner, Stefan P.; Winkler, Mathias; Müller, Andreas;
Hildebrandt, Thomas; Booz, Alexander; Beckmann, Matthias W.; Wischnik,
Arthur; Pauli, Friedrich (2010)**
Genitalvorfall: Symptomatik, Diagnostik und Therapie
Frauenheilkunde up2date 2 | 2010 | DOI http://dx.doi.org/10.1055/s-0030-1247345 |
VNR 2760512010047431033 Seite 2

Molsner, Jochen (2005)
Effektivitäts- und Kostenanalyse verschiedener Harninkontinenzoperationsverfahren
in einem Krankenhaus mittlerer Größe im Zeitraum von 1996 bis 2004
Vergleich von Kolposuspension, Tension Free Vaginal Tape (TVT™), Suprapubic
Arc Sling (Sparc™), Transobturator Subfascial Hammock (Monarc™)
Inaugural-Dissertation zur Erlangung des Medizinischen Doktorgrades (2005)

Neel H.B. (1983)
Implants of Gore-tex
Arch. Otolaryngol. (1983); 109:427-433

Niedermoser, Peter (2011)
Spitalsrefom – Diskussion in vollem Gange
OÖ Ärzte Magazin der Ärztekammer in OÖ; 2011 März; Nr. 249: Seite 5

netdoktor.at (2011)
http://www.netdoktor.at/krankheiten/fakta/harninkontinenz.shtml
heruntergeladen am 30.12.2011

ÖGZ (2011)

http://www.staedtebund.gv.at/oegz/oegz-beitraege/jahresarchiv/details/artikel/kann-die-gesundheitsreform-ihre-ziele-erreichen.html
heruntergeladen am 11.01.2011

OÖ Nachrichten (2011)
Sparplan mit politischem Konfliktstoff
OÖ Nachrichten Politik vom 26.03.2011 Seite 2 und 3

Perinchery, Clara (2007)
Bewertung von Senkungs- und Inkontinenzoperationen in der Universitäts- Frauen-klinik Freiburg
Inaugural Dissertation zur Erlangung des Medizinischen Doktorgrades vorgelegt
2007; Seite 20

Perucchini, Daniele (2011)
Beckenbodenanatomie – Der Beckenboden – Endopelvine Faszie,
http://www.meinfrauenarzt.ch/cms/index.php?id=181
heruntergeladen am 17.12.2011

Petition Online: Krankenhaus der Barmherzigen Schwestern Ried (2011)
Gegen die Spitalsreform
http://www.petitiononline.at/petition/gegen-die-spitalsreform/114
heruntergeladen am 16.12.2011

Petri, Eckhard (2001)
Gynäkologische Urologie – Aspekte der interdisziplinären Diagnostik und Therapie
Dritte überarbeitete Auflage; Georg Thieme Verlag; Stuttgart – New York (2001)

Primus, Günter; Heidler, Helmut; Klingler, Christoph; Lüftenegger, Werner (2007)
Belastungsinkontinenz bei Mann und Frau
Erste Auflage; UNI-MED SCIENCE; Bremen (2007)

Pschyrembel Wörterbuch (2001)
Therapie in Gynäkologie und Geburtshilfe
Hrsg. von Römer, Thomas; Mallmann, Peter; Straube, Wolfgang;
Verlag Walter de Gruyter; Berlin – New York (2001); Seite 50

Reiffenstuhl, Günther; Platzer, Werner; Knapstein, Paul-Georg (1994)
Die vaginalen Operationen – Chirurgische Anatomie und Operationslehre
2. Auflage; Urban & Schwarzenberg Verlag; München – Wien – Baltimore (1994)

Reinke, Claudia (2009)
Harninkontinenz: Frauen sind öfter betroffen, Männer verschweigen sie häufiger
Ars Medici Dossier III (2009) Seite 24

Sand, PK.; Koduri, S.; Lobel, RW.; Winkler, HA.; Tomezsko, J.; Culligan, PJ.; et al. (2001)
Prospective randomized trial of polyglactin 910 mesh to prevent recurrence of cystoceles and rectoceles.
Am J Obstet Gynecol (2001); 184: 1357–1362; discussion 62–64

Schöffski, Oliver; von der Schulenburg, J.-Matthias Graf (2008)
Gesundheitsökonomische Evaluationen
3. Auflage; Springer Verlag (2008); Seite 53-54

Siegel, A.L; Kim, M.; Goldstein, M.; Levey, S.; Ilbeigi, P. (2005)
High incidence of vaginal mesh extrusion using the intravaginal slingplasty sling.
J. Urol. (2005); 174:1308-1311

Smith, A. (1996)

Laparoskopische Kolposuspension

Der Gynäkologe (1996) 29: S 632-638

Sobotta (2004)

Atlas der Anatomie des Menschen

Hrsg. Putz, R.; Pabst, R.; 21. Neu bearbeitete Auflage in einem Band

Urban & Fischer, München – Jena; (2004) Seite 623 und 624

Stamey, TA.; Schaeffer, AJ; Condy, M. (1975)

Clinical an roentgenographic evaluation of endoscopic suspension of the vesical neck for urinary incontinence

Surg. Gynecol. Obstet. (1975); Mar; 140(3): S355-360

Der Standard (2011)

Großbaustelle Wiener Spitalsreform vom 26.07.2011

http://derstandard.at/1310512218963/Reformagenda-Grossbaustelle-Wiener-Spitalsreform

heruntergeladen am 16.12.2011

Der Standard (2011)

Steirische Spitalsreform: 566 Betten weniger bis 2020 vom 21.06.2011

http://derstandard.at/1308186630074/Steiermark-Steirische-Spitalsreform-566-Betten-weniger-bis-2020

heruntergeladen am 16.12.2011

Statistik Austria (2011)

Bevölkerungsprognose 2011

http://statistik.gv.at/web_de/statistiken/bevoelkerung/demographische_prognosen/be voelkerungsprognosen/index.html heruntergeladen am 16.12.2011

Statistik Austria (2011)

Chronische_krankheiten_und_gesundheitsprobleme_200607_032170

Excel-Datei der Statistik Austria erstellt am 18.07.2008

Statistik Austria (2009)

An-
zahl_der_unterschiedlichen_medizinische_einzelleistungen_bei_spitalsentl_054003,

Excel Datei (2009) heruntergeladen 2011

Statistik Austria (2009)

An-
zahl_der_unterschiedlichen_medizinische_einzelleistungen_bei_spitalsentl_054003

(2009) Excel Datei

Szych, A.; Dimpfl, T (2010)

Therapie von Blasenfunktionsstörungen - Bedeutung der internistischen   psychiatri-
schen Medikation

Der Gynäkologe (2010); 43 (8): 670-3;

Tunn, Ralf; Hanzal, Engelbert; Perucchini, Daniele (2010)

Urogynäkologie in Praxis und Klinik

2. Auflage; Walter de Gruyter, Berlin – New York (2010); Seite 254

Uhl, Bernhard (2004)

OP-Manual Gynäkologie und Geburtshilfe – Alles für den OP und die Station

Georg Thieme Verlag, Stuttgart – New York; (2004); Seite 190 und 195

Umek, Wolfgang (2009)

OP bei Belastungsinkontinenz: Was ist Standard? aus Clinicum Urologie 1/2009

heruntergeladen von Österreichische Gesellschaft für Urologie und Andrologie

http://www.medizin-medien.at/dynasite.cfm?dsmid=78203&dspaid=769541 heruntergeladen am 18.12.2011

von Schulenburg JM; Mittendorf, T; Clouth, J; Stoeber, Y; Greiner, W. (2007)
Kosten der Harninkontinenz in Deutschland
Gesundh. ökon. Qual. manag.: (2007) 12:301-309

Weber, AM.; Walters, MD.; Piedmonte, MR.; Ballard, LA. (2001)
Anterior colporrhaphy: a randomized trial of three surgical techniques
Am J Obstet Gynecol (2001); 185: 1299–1304; discussion 304–306

Wien konkret (2011)
http://www.wien-konkret.at/politik/bundesregierung/kabinett-faymann/budget2011/
heruntergeladen am 30.12.2011

Wolfrum-Ristau, Pia (2009)
Der Stellenwert der vaginalen Hysterektomie mit vorderer und hinterer Plastik in der
Behandlung von Senkung, Prolaps und Harninkontinenz
Dissertation zum Erwerb des Doktorgrades der Medizin an der Medizinischen
Fakultät der Ludwig-Maximilians-Universität zu München; (2009); Seite 4

Abbildungsverzeichnis

Abbildung 19   Durchschnittliche Belagsdauer von KH-Aufenthalten 2009 ohne 0-Tagesaufenthalte und Langzeit-aufenthalte (über 28 Tage)

Abbildung 20   Durchschnittliche Liegedauer der untersuchten Operations-verfahren des gesamten Zeitraums

Abbildung 1[245]

Bevölkerungspyramide 2010, 2030 und 2050
(mittlere Variante)

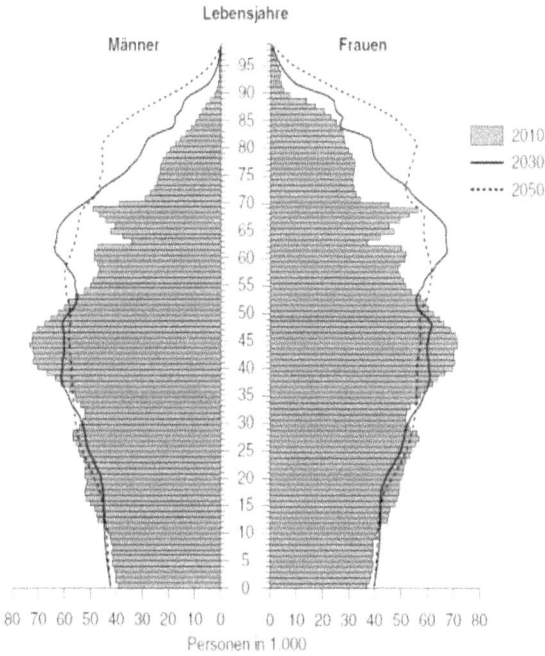

Q: STATISTIK AUSTRIA, Bevölkerungsprognose 2011. Erstellt am 25.08.2011.

---

[245] Entnommen aus: Statistik Austria (2011): Bevölkerungsprognose 2011 heruntergeladen von:
http://statistik.gv.at/web_de/statistiken/bevoelkerung/demographische_prognosen/bevoelkerungsprognosen
/index.html am 16.12.2011

Abbildung 2[246]

Bevölkerung nach breiten Altersgruppen 1950 bis 2050
(mittlere Variante)

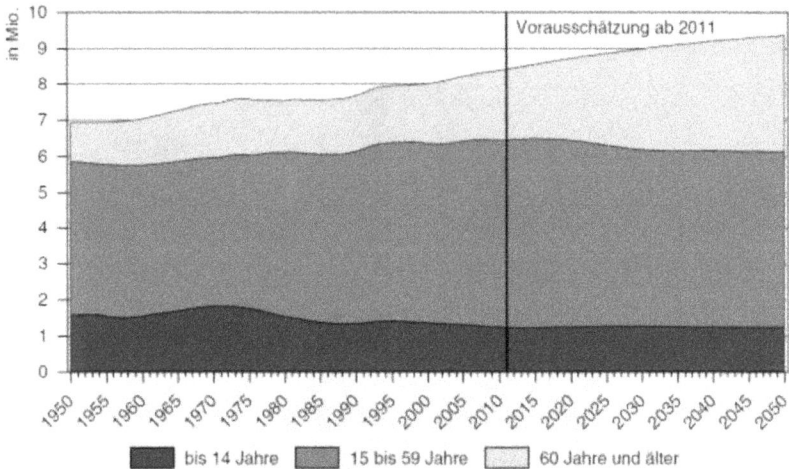

Q: STATISTIK AUSTRIA, Bevölkerungsprognose 2011. Erstellt am: 25.08.2011.

---

[246] Entnommen aus: Statistik Austria (2011): Bevölkerungsprognose 2011 heruntergeladen von:
http://statistik.gv.at/web_de/statistiken/bevoelkerung/demographische_prognosen/bevoelkerungsprognosen
/index.html am 16.12.2011

Abbildung 3[247]

Finanzierungsströme im Gesundheitswesen

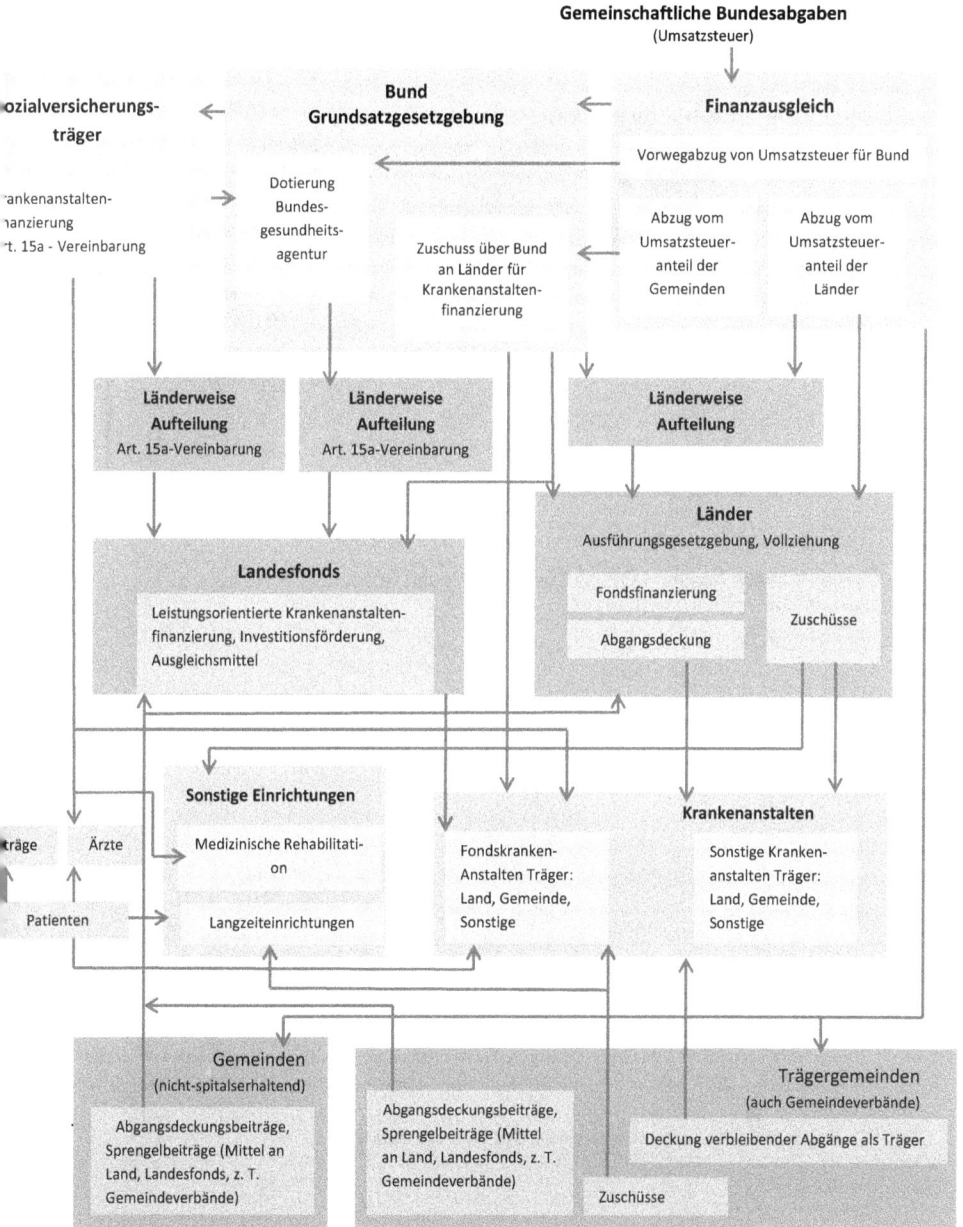

Gemeinschaftliche Bundesabgaben
(Umsatzsteuer)

Sozialversicherungsträger ← **Bund Grundsatzgesetzgebung** ← **Finanzausgleich**

Vorwegabzug von Umsatzsteuer für Bund

Krankenanstaltenfinanzierung
Art. 15a - Vereinbarung →

Dotierung Bundesgesundheitsagentur

Zuschuss über Bund an Länder für Krankenanstaltenfinanzierung

Abzug vom Umsatzsteueranteil der Gemeinden

Abzug vom Umsatzsteueranteil der Länder

Länderweise Aufteilung Art. 15a-Vereinbarung

Länderweise Aufteilung Art. 15a-Vereinbarung

Länderweise Aufteilung

Länder
Ausführungsgesetzgebung, Vollziehung

Landesfonds

Leistungsorientierte Krankenanstaltenfinanzierung, Investitionsförderung, Ausgleichsmittel

Fondsfinanzierung

Abgangsdeckung

Zuschüsse

Sonstige Einrichtungen

Medizinische Rehabilitation

Langzeiteinrichtungen

Krankenanstalten

Fondskranken-Anstalten Träger: Land, Gemeinde, Sonstige

Sonstige Krankenanstalten Träger: Land, Gemeinde, Sonstige

Beiträge Ärzte

Patienten

Gemeinden
(nicht-spitalserhaltend)

Abgangsdeckungsbeiträge, Sprengelbeiträge (Mittel an Land, Landesfonds, z. T. Gemeindeverbände)

Abgangsdeckungsbeiträge, Sprengelbeiträge (Mittel an Land, Landesfonds, z. T. Gemeindeverbände)

Zuschüsse

Trägergemeinden
(auch Gemeindeverbände)

Deckung verbleibender Abgänge als Träger

Abbildung 4

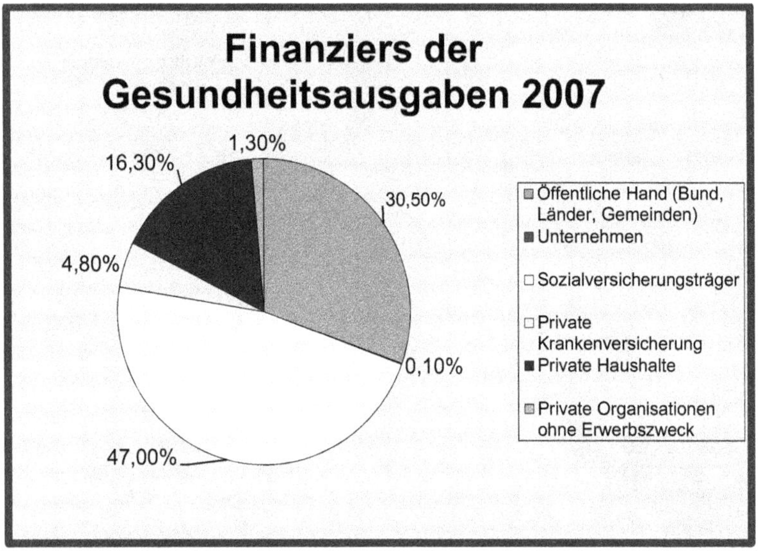
Finanziers der Gesundheitsausgaben 2007
1,30%
16,30%
30,50%
4,80%
0,10%
47,00%
Öffentliche Hand (Bund, Länder, Gemeinden)
Unternehmen
Sozialversicherungsträger
Private Krankenversicherung
Private Haushalte
Private Organisationen ohne Erwerbszweck

Quelle: Statistik Austria – OECD System of Health Accounts [248]

[249] Quelle: Bröthaler, Bauer, Schönbeck: Österreichs Gemeinden im Netz der finanziellen Transfers, Wien 2006 aktualisiert August 2009 entnommen aus Der Standard; Finanzierungsströme im Gesundheitswesen vom 09.06.2010

[248] Entnommen aus: Statistik Austria, Gesundheitsstatistik 2009, Seite 82

Abbildung 5

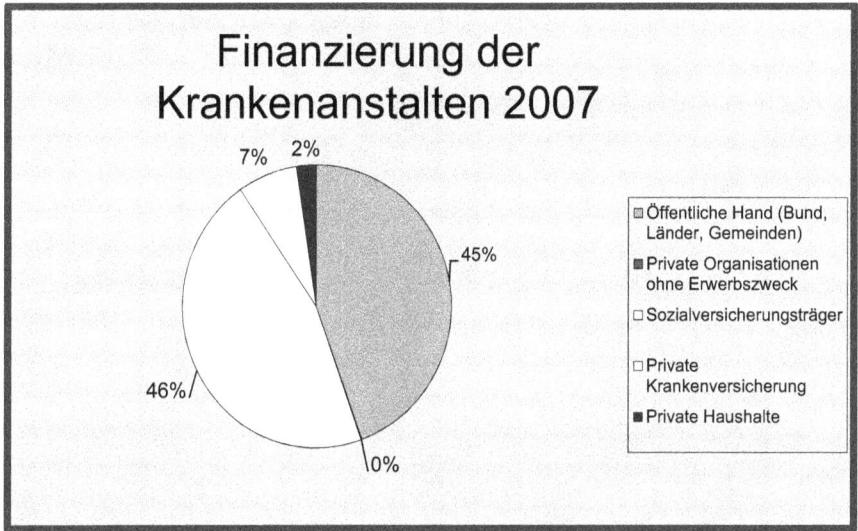

Finanzierung der Krankenanstalten 2007

- Öffentliche Hand (Bund, Länder, Gemeinden)
- Private Organisationen ohne Erwerbszweck
- Sozialversicherungsträger
- Private Krankenversicherung
- Private Haushalte

7% 2% 45% 46% 0%

Quelle: Statistik Austria – OECD System of Health Accounts [249]

---

[249] Entnommen aus: Statistik Austria, Gesundheitsstatistik 2009, Seite 82

Abbildung 6

Durchschnittliche LKF-Punkte je KH-Aufenthalt 2009 [250]

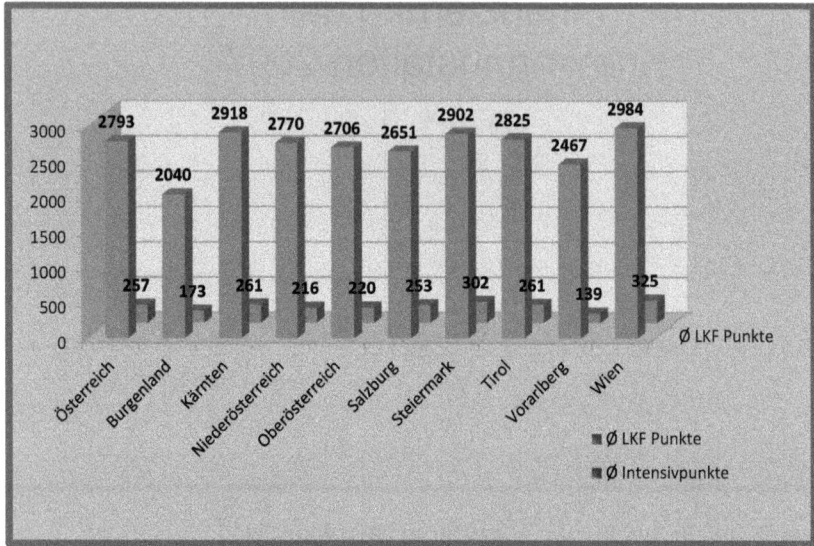

Durchschnittliche LKF-Punkte je KH-Aufenthalt 2009

---

[250] Entnommen aus: Hrsg. Bundesministerium für Gesundheit, Bereich I/B Radetzkystr. 2, 1030 Wien Kranken-anstalten in Zahlen, Überregionale Auswertung der Dokumentation der landesgesundheitsfondfinanzierten Krankenanstalten, Österreich 2009, Grafik 16

Abbildung 7

Krankenhaushäufigkeit im europäischen Vergleich, 2007[251]
Krankenhausaufnahmen je 100 Personen

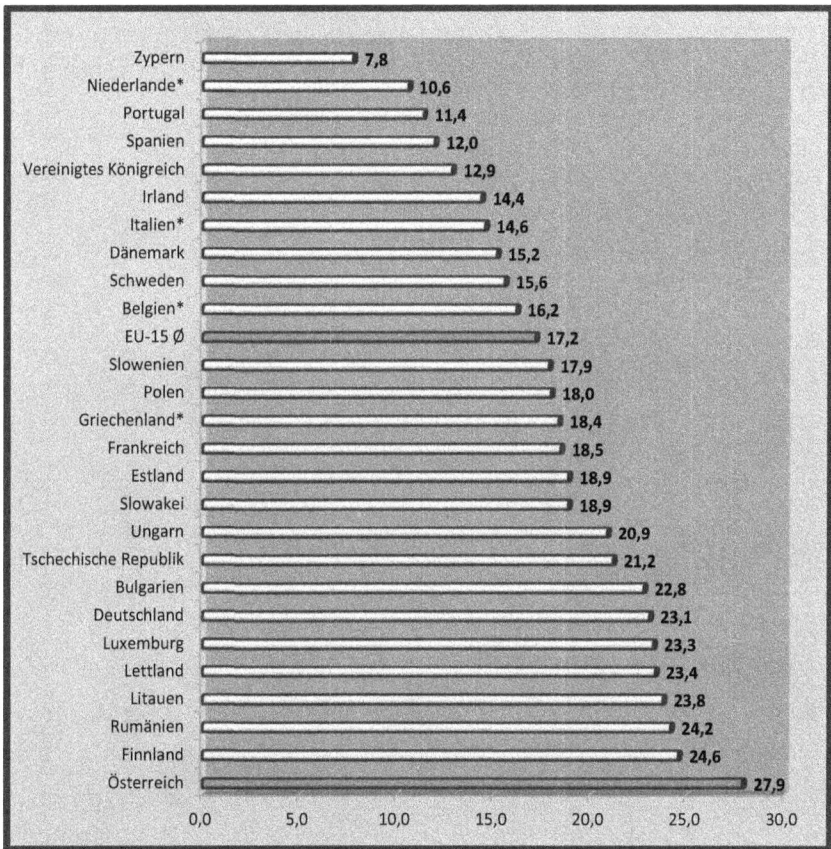

Zypern	7,8
Niederlande*	10,6
Portugal	11,4
Spanien	12,0
Vereinigtes Königreich	12,9
Irland	14,4
Italien*	14,6
Dänemark	15,2
Schweden	15,6
Belgien*	16,2
EU-15 Ø	17,2
Slowenien	17,9
Polen	18,0
Griechenland*	18,4
Frankreich	18,5
Estland	18,9
Slowakei	18,9
Ungarn	20,9
Tschechische Republik	21,2
Bulgarien	22,8
Deutschland	23,1
Luxemburg	23,3
Lettland	23,4
Litauen	23,8
Rumänien	24,2
Finnland	24,6
Österreich	27,9

Quelle: WHO 2009   *Werte aus 2006 oder letztes verfügbares Jahr

---

[251] Bundesministerium für Gesundheit, Das österreichische Gesundheitssystem – Zahlen – Daten- Fakten, erschienen 2010, Seite 13

Abbildung 8

Gesundheitsausgaben im internationalen Vergleich

Land	in Prozent des BIP
USA	16,00%
Frankreich	11,20%
Schweiz	10,70%
Österreich	10,50%
Deutschland	10,50%
Kanada	10,40%
Belgien	10,20%
Portugal	9,90%
Niederlande	9,90%
Neuseeland	9,80%
Griechenland*	9,70%
Dänemark*	9,70%
Schweden	9,40%
Italien	9,10%
Island	9,10%
Spanien	9,00%
Vereinigtes Königreich GB	8,70%
Irland	8,70%
Norwegen	8,50%
Australien*	8,50%
Finnland	8,40%
Slowenien	8,30%
Japan*	8,10%
Slowakische Republik	7,80%
Israel	7,80%
Ungarn	7,30%
Luxemburg*	7,20%
Tschechische Republik	7,10%
Polen	7,00%
Chile	6,90%
Korea	6,50%
Estland	6,10%
Türkei *	6,00%
Mexiko	5,90%

0,00% 2,00% 4,00% 6,00% 8,00% 10,00% 12,00% 14,00% 16,00% 18,00%

in Prozent des BIP

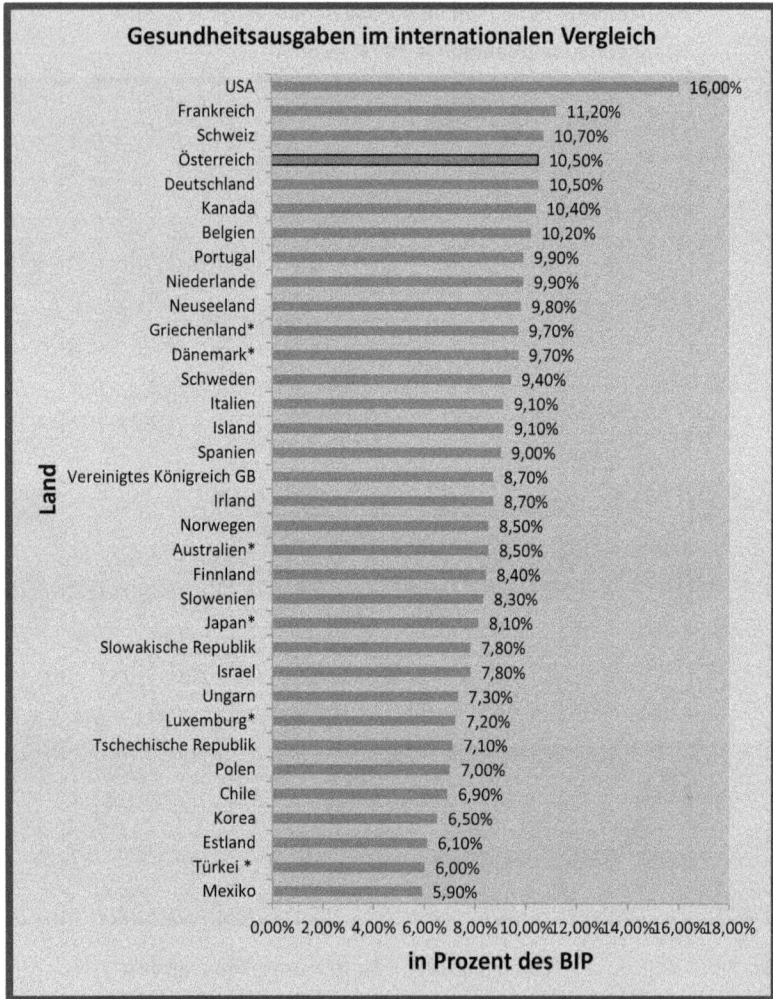

Quelle: OECD – Organisation for Economic Cooperation and Development. System of Health Accounts (SHA) * Werte aus 2006 und 2007[252]

---

[252] Entnommen aus: Statistik Austria, Gesundheitsstatistik 2009, Seite 83

Abbildung 9

Kosten je eines Patienten / einer Patientin 2009[253]

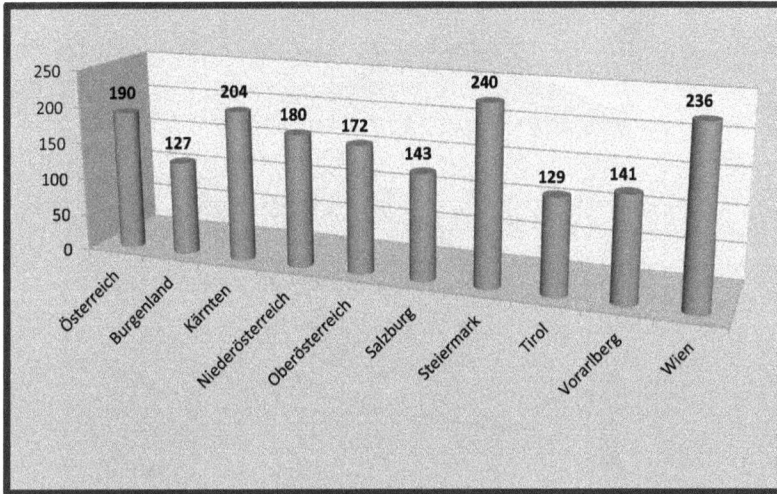

Kosten je eines Patienten / einer Patientin 2009 in Euro

---

[253] Entnommen aus: Hrsg. Bundesministerium für Gesundheit, Bereich I/B Radetzkystr. 2, 1030 Wien Krankenanstalten in Zahlen, Überregionale Auswertung der Dokumentation der landesgesundheitsfondfinanzierten Krankenanstalten, Österreich 2009, Grafik 8

Abbildung 10

Anatomischer Aufbau des Beckenbodens[254]

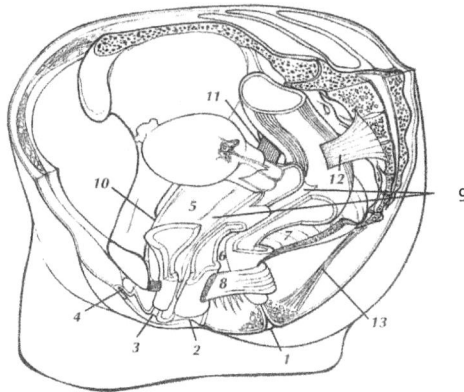

1	=	Anus
2	=	Vagina
3	=	Meatus urethrae externus
4	=	Klitoris
5	=	Lamina pubocervicalis fasciae endopelvinae
6	=	Lamina rectovaginalis fasciae endopelvinae
7	=	Musculus levator ani
8	=	Musculus puborectalis (Pars puborectalis musculus levator ani)
9	=	endopelvine Faszie
10	=	Arcus tendineus fasciae endopelvinae
11	=	Spina ischiadica
12	=	Ligamentum sacrouterium
13	=	Ligamentum anococcygeum

---

[254] Entnommen aus: Fischer, Armin; Fink, Thomas; Bender, Heribert (2009): Beckenbodeninsuffizienz – Interdisziplinäre Diagnostik und Therapie der Beckenbodeninsuffizienz – Perineologie; Serag-Wiessner KG, 2009, Seite 12

Abbildung 11

Anatomischer Aufbau des Beckens und des Beckenbodens[255]

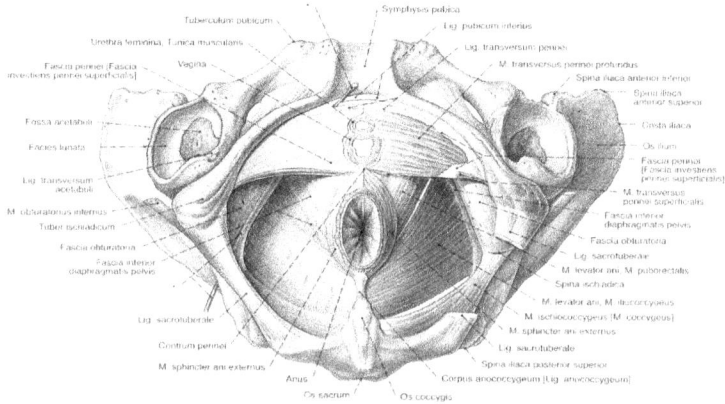

Abb. 1107 Muskeln des Damms, Mm. perinei, Becken boden, Diaphragma pelvis, bei der Frau; Lig. sacrotuberale links zur Darstellung des M. ischiococcygeus teilweise entfernt; von kaudal.

Der M. transversus perinei superficialis besteht bei der alten Frau oft nur aus wenigen Muskelzügen.

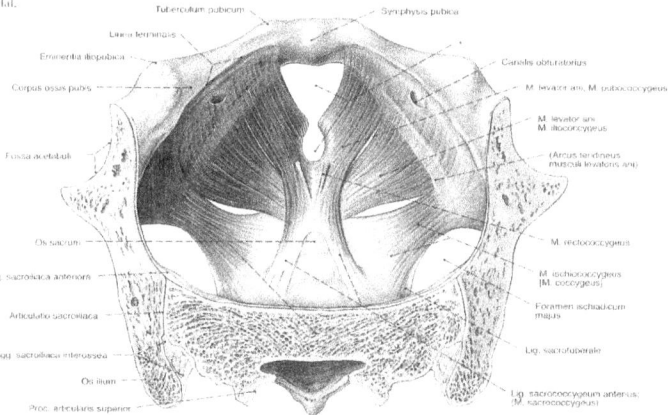

Abb. 1108 Beckenboden, Diaphragma pelvis, bei der Frau; oberer Teil der Beckenknochen in der Transversalebene abgesägt; von kranial.

M. ischiococcygeus und M. sacrococcygeus bestehen oft nur aus wenigen Muskelfasern, die den entsprechenden Bändern aufgelagert sind.

[255] Entnommen aus: Sobotta (2004): – Atlas der Anatomie des Menschen, Hrsg. Putz, R. ; Pabst, R.; 21. Neu bearbeitete Auflage in einem Band, Urban & Fischer, München – Jena, 2004, Seite 623

Abbildung 12

Anatomie des Beckenbodens (Schnitt seitlich) [256]

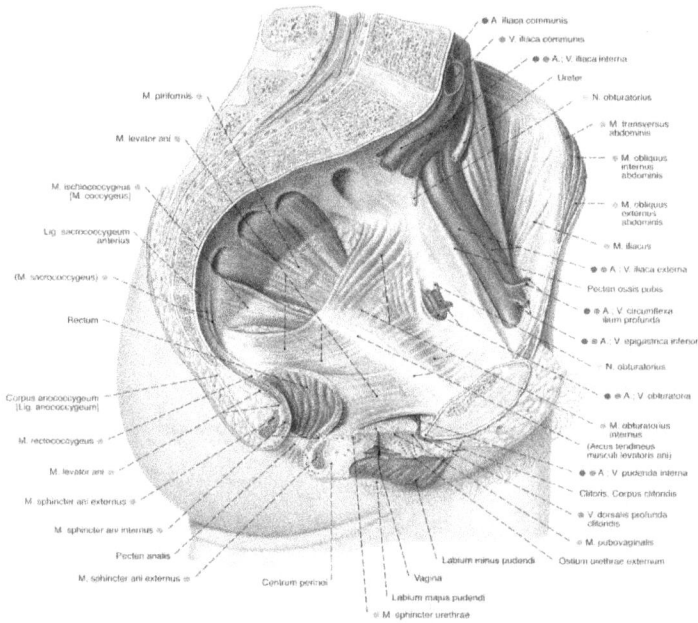

Abb. 1109 Muskeln des Beckenbodens,
Diaphragma pelvis, bei der Frau;
Medianschnitt des Beckens; Organe vollständig,
Leitungsbahnen weitgehend zur Darstellung der
Muskulatur entfernt;
von lateral (li).

___

[256] Entnommen aus: Sobotta (2004): – Atlas der Anatomie des Menschen, Hrsg. Putz, R.; Pabst, R.; 21. Neu bearbeitete Auflage in einem Band, Urban & Fischer, München – Jena, 2004, Seite 624

Abbildung 13

Schlaffes Hammock

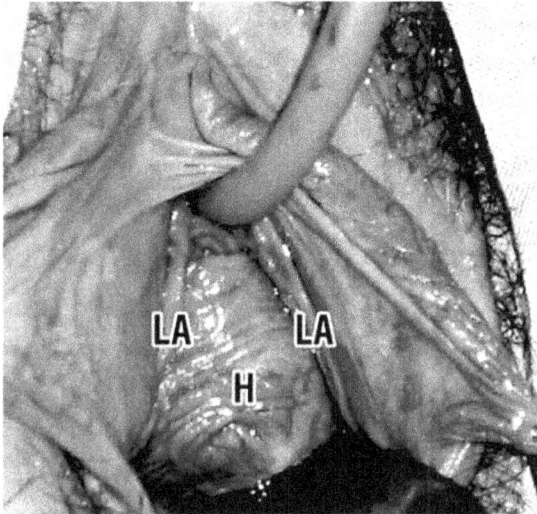

„Eine Urethrozele (schlaffes Hammock, Abb. 6)[257] muss korrigiert werden."[258] Für einen in Ruhe ausreichenden Urethraverschluss muss ein straffes Hammock vorliegen, da sonst eine alleinige Schlingenoperation keinen ausreichenden Erfolg bringen wird.[259]

[257] Abbildung 13 Seite 98 entnommen aus: Goeschen, Klaus; Petros, Peter Papa (2009): Der weibliche Beckenboden - Urogynäkologie aus Sicht der Integraltheorie, Springer Medizin Verlag Heidelberg, 1. Auflage 2009, Seite 144

[258] Zitat nach: Goeschen, Klaus; Petros, Peter Papa (2009): Der weibliche Beckenboden - Urogynäkologie aus Sicht der Integraltheorie, Springer Medizin Verlag Heidelberg, 1. Auflage 2009, Seite 144

[259] Goeschen, Klaus; Petros, Peter Papa (2009): Der weibliche Beckenboden - Urogynäkologie aus Sicht der Integraltheorie, Springer Medizin Verlag Heidelberg, 1. Auflage 2009, Seite 144

Abbildung 14

Pulsionszystozele

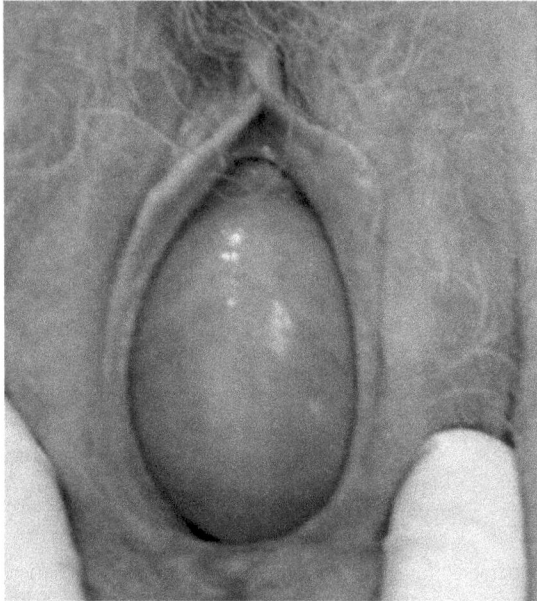

Zentraler Defekt mit glänzender Schleimhaut und sogenannter „Glatzenbildung"
(Pulsionszystozele)[260]

---

[260] entnommen aus: Goeschen, Klaus; Petros, Peter Papa (2009): Der weibliche Beckenboden - Urogynäkologie
aus Sicht der Integraltheorie, Springer Medizin Verlag Heidelberg, 1. Auflage 2009, Seite 72

Abbildung 15

Lateraldefekt mit vorhandenen Rugae

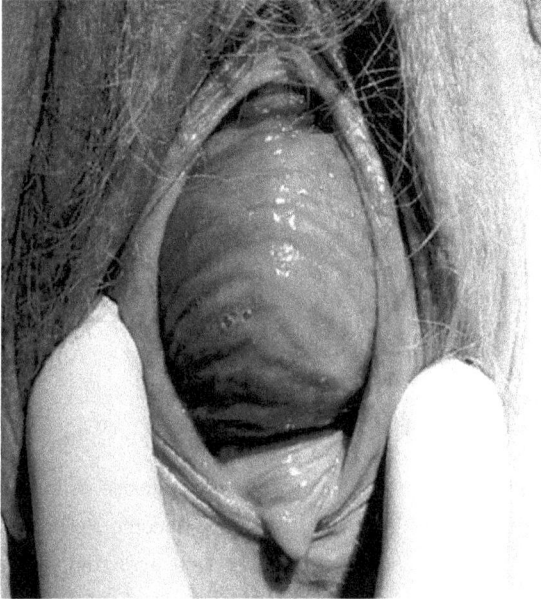

Lateraldefekt mit vorhandenen Rugae und flachen oder nach außen konvexen Sulci.[261]

---

[261] entnommen aus: Goeschen, Klaus; Petros, Peter Papa (2009): Der weibliche Beckenboden - Urogynäkologie aus Sicht der Integraltheorie, Springer Medizin Verlag Heidelberg, 1. Auflage 2009, Seite 72

Abbildung 16

Prolaps der blind endenden Scheide mit
Traktionszystozele, -enterozele und Rektozele

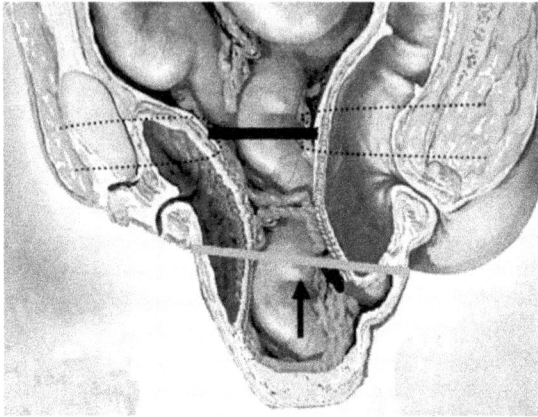

„Prolaps der blind endenden Scheide mit Traktionszystozele, -enterozele und Rektozele. Eine Operation muss das äußere Niveau wiederherstellen (gelbe Linie und
schwarzer Pfeil) und die Bruchpforte mit einem Netz abdecken (schwarze Linie, die
Arme des Netzes sind gestrichelt dargestellt), um ein Rezidiv zu verhindern."[262]

---

[262] Zitat und entnommen aus: Goeschen, Klaus; Petros, Peter Papa (2009): Der weibliche Beckenboden -
Urogynäkologie aus Sicht der Integraltheorie, Springer Medizin Verlag Heidelberg, 1. Auflage 2009, Seite 189

Abbildung 17

Kosten je stationärem Patient / stationärer Patientin 2009
inklusive kalkulatorischer Anlagekapitalkosten (KALKULATORISCHER
ANLAGEKAPITALKOSTEN)[263]

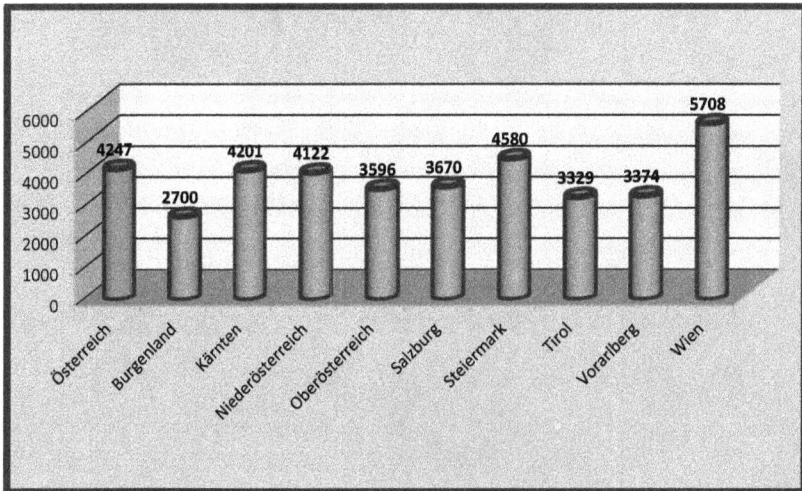

Kosten je stationärem Patient / stationärer Patientin 2009 inklusive kalkulatorischer
Anlagekapitalkosten (KALKULATORISCHER ANLAGEKAPITALKOSTEN) in Euro

---

[263] Entnommen aus: Hrsg. Bundesministerium für Gesundheit, Bereich I/B Radetzkystr. 2, 1030 Wien Krankenanstalten in Zahlen, Überregionale Auswertung der Dokumentation der landesgesundheitsfondfinanzierten
Krankenanstalten, Österreich 2009, Grafik 6

Abbildung 18

**Kosten je stationärem Patient / stationärer Patientin 2009
exklusive kalkulatorischer Anlagekapitalkosten (KALKULATORISCHER
ANLAGEKAPITALKOSTEN)[264]**

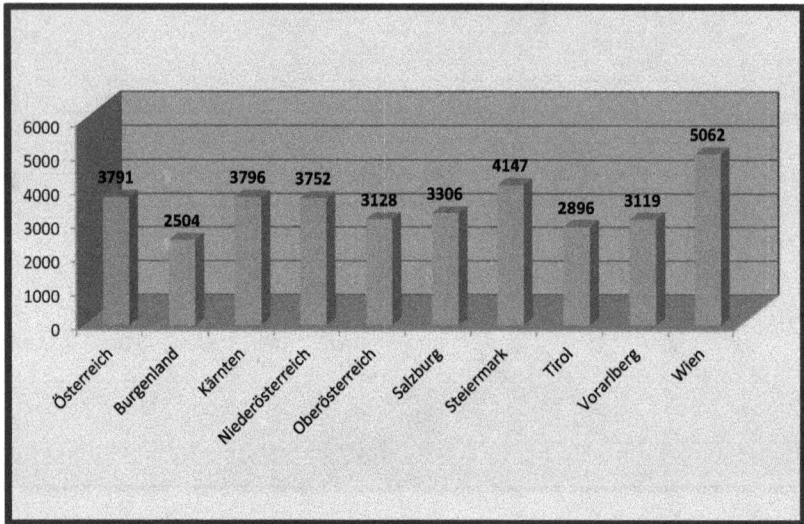

Kosten je stationärem Patient / stationärer Patientin 2009 exklusive kalkulatorischer
Anlagekapitalkosten (KALKULATORISCHER ANLAGEKAPITALKOSTEN)

---

[264] Entnommen aus: Hrsg. Bundesministerium für Gesundheit, Bereich I/B Radetzkystr. 2, 1030 Wien Krankenanstalten in Zahlen, Überregionale Auswertung der Dokumentation der landesgesundheitsfondfinanzierten
Krankenanstalten, Österreich 2009, Grafik 7

Abbildung 19

Durchschnittliche Belagsdauer von KH-Aufenthalten 2009 ohne 0-Tagesaufenthalte und Langzeitaufenthalte (über 28 Tage)[265]

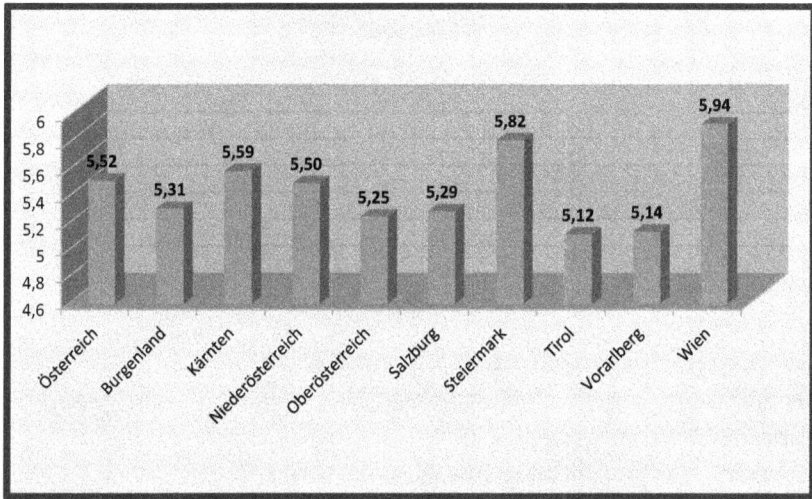

Durchschnittliche Belagsdauer von KH-Aufenthalten 2009 ohne 0-Tagesaufenthalte und Langzeitaufenthalte (über 28 Tage)

---

[265] Entnommen aus: Hrsg. Bundesministerium für Gesundheit, Bereich I/B Radetzkystr. 2, 1030 Wien Krankenanstalten in Zahlen, Überregionale Auswertung der Dokumentation der landesgesundheitsfondfinanzierten Krankenanstalten, Österreich 2009, Grafik 9

Abbildung 20

Durchschnittliche Liegedauer
der untersuchten Operationsverfahren des gesamten Zeitraums[266]

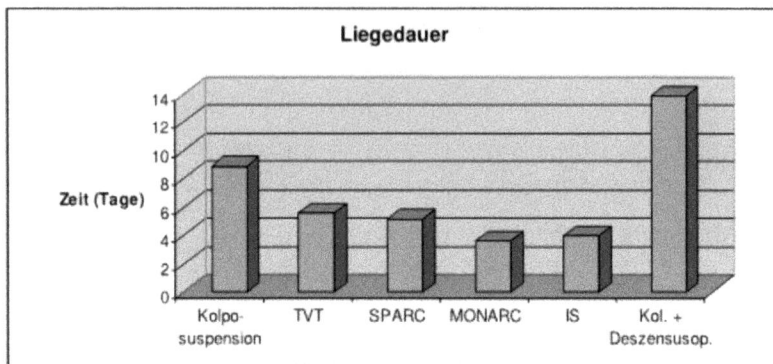

Durchschnittliche Liegedauer der untersuchten Operationsverfahren des gesamten Zeitraums

Durchschnittliche Liegedauer
der untersuchten Operationsverfahren des gesamten Zeitraums[267]

Liegedauer (Tage)	Median	Mittelwert	Stabw.	Anzahl (n)	Mininum	Maximum
Kolposuspension	8	8,86	2,86	37	5	16
TVT™	5	5,57	3,88	279	1	32
SPARC™	5	5,15	2,29	103	1	12
MONARC™	3	3,65	1,55	113	1	12
Ingelman-Sundberg	4	4,02	2,44	50	1	14
Kol. + Deszensusop.	13	13,79	5,34	211	6	37

Durchschnittliche Liegedauer der untersuchten Operationsverfahren des gesamten Zeitraums

---

[266] Entnommen aus: Molsner, Jochen: Effektivitäts- und Kostenanalyse verschiedener Harninkontinenz-operationsverfahren in einem Krankenhaus mittlerer Größe im Zeitraum von 1996 bis 2004, Vergleich von Kolposuspension, Tension Free Vaginal Tape (TVT™), Suprapubic Arc Sling (Sparc™), Transobturator Subfascial Hammock (Monarc™), Inaugural-Dissertation zur Erlangung des Medizinischen Doktorgrades, vorgelegt 2005 Seite 43

[267] Entnommen aus: Molsner, Jochen: Effektivitäts- und Kostenanalyse verschiedener Harninkontinenz-operationsverfahren in einem Krankenhaus mittlerer Größe im Zeitraum von 1996 bis 2004, Vergleich von Kolposuspension, Tension Free Vaginal Tape (TVT™), Suprapubic Arc Sling (Sparc™), Transobturator Subfascial Hammock (Monarc™), Inaugural-Dissertation zur Erlangung des Medizinischen Doktorgrades, vorgelegt 2005 Seite 43

Tabellenverzeichnis

Tabelle 27   Berechnungen der Kostenersparnis je durchgeführter Deszensus-
              operation unter Einsatz eines Beckenbodennetzes (Meshes) mit an-
              schließendem eintägigem Krankenhausaufenthalt (basierend auf den
              Kosten je stat. Patient inkl. und exkl. kalkulatorischen Anlagekapital-
              kosten und den stationären Endkosten pro Tag) für das Land Tirol.

Tabelle 28   Berechnungen der Kostenersparnis je durchgeführter Deszensus-
              operation unter Einsatz eines Beckenbodennetzes (Meshes) mit an-
              schließendem eintägigem Krankenhausaufenthalt (basierend auf den
              Kosten je stat. Patient inkl. und exkl. kalkulatorischen Anlagekapital-
              kosten und den stationären Endkosten pro Tag) für das Land Vorarlberg

Tabelle 29   Berechnungen der Kostenersparnis je durchgeführter Deszensus-
              operation unter Einsatz eines Beckenbodennetzes (Meshes) mit an-
              schließendem eintägigem Krankenhausaufenthalt (basierend auf den
              Kosten je stat. Patient inkl. und exkl. kalkulatorischen Anlagekapital-
              kosten und den stationären Endkosten pro Tag) für das Land Wien.

Tabelle 30   Berechnungen der Kostenersparnis je durchgeführter Deszensus-
              operation unter Einsatz eines Beckenbodennetzes (Meshes) mit an-
              schließendem eintägigem Krankenhausaufenthalt (basierend auf den
              Kosten je stat. Patient inkl. und exkl. kalkulatorischen Anlagekapital-
              kosten und den stationären Endkosten pro Tag) für ganz Österreich (auf
              einem Durchschnittswert beruhend).

Anmerkungen zu den Tabellen 31 – 40

Tabelle 31   Berechnungen der Kostenersparnis je durchgeführter Deszensus-
              operation unter Einsatz eines Beckenbodennetzes (Meshes) mit an-
              schließendem eintägigem Krankenhausaufenthalt (basierend auf den
              Kosten je Belagstag inkl. und exkl. kalkulatorischen Anlagekapitalkosten
              und den stationären Endkosten je Belagstag) für das Land Burgenland.

Tabelle 37   Berechnungen der Kostenersparnis je durchgeführter Deszensus-operation unter Einsatz eines Beckenbodennetzes (Meshes) mit an-schließendem eintägigem Krankenhausaufenthalt (basierend auf den Kosten je Belagstag inkl. und exkl. kalkulatorischer Anlagekapitalkosten und den stationären Endkosten je Belagstag) für das Land Tirol.

Tabelle 38   Berechnungen der Kostenersparnis je durchgeführter Deszensus-operation unter Einsatz eines Beckenbodennetzes (Meshes) mit an-schließendem eintägigem Krankenhausaufenthalt (basierend auf den Kosten je Belagstag inkl. und exkl. kalkulatorischer Anlagekapitalkosten und den stationären Endkosten je Belagstag) für das Land Vorarlberg.

Tabelle 39   Berechnungen der Kostenersparnis je durchgeführter Deszensus-operation unter Einsatz eines Beckenbodennetzes (Meshes) mit an-schließendem eintägigem Krankenhausaufenthalt (basierend auf den Kosten je Belagstag inkl. und exkl. kalkulatorischer Anlagekapitalkosten und den stationären Endkosten je Belagstag) für das Land Wien.

Tabelle 40   Berechnungen der Kostenersparnis je durchgeführter Deszensus-operation unter Einsatz eines Beckenbodennetzes (Meshes) mit an-schließendem eintägigem Krankenhausaufenthalt (basierend auf den Kosten je Belagstag inkl. und exkl. kalkulatorischer Anlagekapitalkosten und den stationären Endkosten je Belagstag) für ganz Österreich (auf einem Durchschnittswert beruhend).

Anmerkungen zu den Tabellen 41 und 42

Tabelle 41   Berechnungen der Kostenersparnis wenn in Österreich alle Deszensus-operationen unter Einsatz eines Beckenbodennetzes (Meshes) mit an-schließendem eintägigem Krankenhausaufenthalt (basierend auf den Kosten je stationärer Patientin inkl. und exkl. kalkulatorischer Anlage-kapitalkosten und den stationären Endkosten) durchgeführt werden würden (auf einem Durchschnittswert für Österreich beruhend).

Tabelle 68   Berechnungen der Kostenersparnis je operierte Patientin im Vergleich mit einer Patientin, die nach der Operation einen stationären Aufenthalt hat, ausgehend von den Kosten je stat. Patient inkl. und exkl. kalkulatorischer Anlagekapitalkosten und den stationären Endkosten pro Tag (auf einem Durchschnittswert für Österreich beruhend).

Anmerkungen zu den Tabellen 69 bis 78

Tabelle 69   Berechnungen der Kostenersparnis je operierte Patientin im Vergleich mit einer Patientin, die nach der Operation einen stationären Aufenthalt hat, ausgehend von den Kosten je Belagstag inkl. und exkl. kalkulatorischer Anlagekapitalkosten und den stationären Endkosten pro Belagstag für das Land Burgenland.

Tabelle 70   Berechnungen der Kostenersparnis je operierte Patientin im Vergleich mit einer Patientin, die nach der Operation einen stationären Aufenthalt hat, ausgehend von den Kosten je Belagstag inkl. und exkl. kalkulatorischer Anlagekapitalkosten und den stationären Endkosten pro Belagstag für das Land Kärnten.

Tabelle 71   Berechnungen der Kostenersparnis je operierte Patientin im Vergleich mit einer Patientin, die nach der Operation einen stationären Aufenthalt hat, ausgehend von den Kosten je Belagstag inkl. und exkl. kalkulatorischer Anlagekapitalkosten und den stationären Endkosten pro Belagstag für das Land Niederösterreich.

Tabelle 72   Berechnungen der Kostenersparnis je operierte Patientin im Vergleich mit einer Patientin, die nach der Operation einen stationären Aufenthalt hat, ausgehend von den Kosten je Belagstag inkl. und exkl. kalkulatorischer Anlagekapitalkosten und den stationären Endkosten pro Belagstag für das Land Oberösterreich.

Tabelle 73   Berechnungen der Kostenersparnis je operierte Patientin im Vergleich mit einer Patientin, die nach der Operation einen stationären Aufenthalt hat, ausgehend von den Kosten je Belagstag inkl. und exkl. kalkulatorischer Anlagekapitalkosten und den stationären Endkosten pro Belagstag für das Land Salzburg.

Tabelle 74   Berechnungen der Kostenersparnis je operierte Patientin im Vergleich mit einer Patientin, die nach der Operation einen stationären Aufenthalt hat, ausgehend von den Kosten je Belagstag inkl. und exkl. kalkulatorischer Anlagekapitalkosten und den stationären Endkosten pro Belagstag für das Land Steiermark.

Tabelle 75   Berechnungen der Kostenersparnis je operierte Patientin im Vergleich mit einer Patientin, die nach der Operation einen stationären Aufenthalt hat, ausgehend von den Kosten je Belagstag inkl. und exkl. kalkulatorischer Anlagekapitalkosten und den stationären Endkosten pro Belagstag für das Land Tirol.

Tabelle 76   Berechnungen der Kostenersparnis je operierte Patientin im Vergleich mit einer Patientin, die nach der Operation einen stationären Aufenthalt hat, ausgehend von den Kosten je Belagstag inkl. und exkl. kalkulatorischer Anlagekapitalkosten und den stationären Endkosten pro Belagstag für das Land Vorarlberg.

Tabelle 77   Berechnungen der Kostenersparnis je operierte Patientin im Vergleich mit einer Patientin, die nach der Operation einen stationären Aufenthalt hat, ausgehend von den Kosten je Belagstag inkl. und exkl. kalkulatorischer Anlagekapitalkosten und den stationären Endkosten pro Belagstag für das Land Wien.

Tabelle 78   Berechnungen der Kostenersparnis je operierte Patientin im Vergleich mit einer Patientin, die nach der Operation einen stationären Aufenthalt hat, ausgehend von den Kosten je Belagstag inkl. und exkl. kalkulatorischer Anlagekapitalkosten und den stationären Endkosten pro Belagstag (auf einem Durchschnittwert für Österreich beruhend).

Anmerkungen zu den Tabellen 79 bis 88

Anmerkungen zu den Tabellen 79 bis 88

Tabelle 79   Berechnungen der Kostenersparnis wenn alle Patientinnen des Landes mit einem Suburethralband versorgt werden würden im Vergleich mit den Kosten, wenn alle Patientinnen nach der Operation einen stationären Aufenthalt haben, ausgehend von den Kosten je stat. Patient inkl. und exkl. kalkulatorischer Anlagekapitalkosten und den stationären Endkosten pro Tag für das Land Burgenland.

Tabelle 80   Berechnungen der Kostenersparnis wenn alle Patientinnen des Landes mit einem Suburethralband versorgt werden würden im Vergleich mit den Kosten, wenn alle Patientinnen nach der Operation einen stationären Aufenthalt haben, ausgehend von den Kosten je stat. Patient inkl. und exkl. kalkulatorischer Anlagekapitalkosten und den stationären Endkosten pro Tag für das Land Kärnten.

Tabelle 81   Berechnungen der Kostenersparnis wenn alle Patientinnen des Landes mit einem Suburethralband versorgt werden würden im Vergleich mit den Kosten, wenn alle Patientinnen nach der Operation einen stationären Aufenthalt haben, ausgehend von den Kosten je stat. Patient inkl. und exkl. kalkulatorischer Anlagekapitalkosten und den stationären Endkosten pro Tag für das Land Niederösterreich.

Tabelle 82   Berechnungen der Kostenersparnis wenn alle Patientinnen des Landes mit einem Suburethralband versorgt werden würden im Vergleich mit den Kosten, wenn alle Patientinnen nach der Operation einen stationären Aufenthalt haben, ausgehend von den Kosten je stat. Patient inkl. und exkl. kalkulatorischer Anlagekapitalkosten und den stationären Endkosten pro Tag für das Land Oberösterreich.

Tabelle 88   Berechnungen der Kostenersparnis wenn alle Patientinnen des Landes mit einem Suburethralband versorgt werden würden im Vergleich mit den Kosten, wenn alle Patientinnen nach der Operation einen stationären Aufenthalt haben, ausgehend von den Kosten je stat. Patient inkl. und exkl. kalkulatorischer Anlagekapitalkosten und den stationären Endkosten pro Tag (auf einem Durchschnittswert für Österreich beruhend).

Anmerkungen zu den Tabellen 89 bis 98 Teil1

Anmerkungen zu den Tabellen 89 bis 98 Teil 2

Tabelle 89   Berechnungen der Kostenersparnis wenn alle Patientinnen des Landes mit einem Suburethralband versorgt werden würden im Vergleich mit den Kosten, wenn alle Patientinnen nach der Operation einen stationären Aufenthalt haben, ausgehend von den Kosten je Belagstag inkl. und exkl. kalkulatorischer Anlagekapitalkosten und den stationären Endkosten pro Belagstag für das Land Burgenland.

Tabelle 90   Berechnungen der Kostenersparnis wenn alle Patientinnen des Landes mit einem Suburethralband versorgt werden würden im Vergleich mit den Kosten, wenn alle Patientinnen nach der Operation einen stationären Aufenthalt haben, ausgehend von den Kosten je Belagstag inkl. und exkl. kalkulatorischer Anlagekapitalkosten und den stationären Endkosten pro Belagstag für das Land Kärnten.

Tabelle 91   Berechnungen der Kostenersparnis wenn alle Patientinnen des Landes mit einem Suburethralband versorgt werden würden im Vergleich mit den Kosten, wenn alle Patientinnen nach der Operation einen stationären Aufenthalt haben, ausgehend von den Kosten je Belagstag inkl. und exkl. kalkulatorischer Anlagekapitalkosten und den stationären Endkosten pro Belagstag für das Land Niederösterreich.

Tabelle 92   Berechnungen der Kostenersparnis wenn alle Patientinnen des Landes mit einem Suburethralband versorgt werden würden im Vergleich mit den Kosten, wenn alle Patientinnen nach der Operation einen stationären Aufenthalt haben, ausgehend von den Kosten je Belagstag inkl. und exkl. kalkulatorischer Anlagekapitalkosten und den stationären Endkosten pro Belagstag für das Land Oberösterreich.

Tabelle 93   Berechnungen der Kostenersparnis wenn alle Patientinnen des Landes mit einem Suburethralband versorgt werden würden im Vergleich mit den Kosten, wenn alle Patientinnen nach der Operation einen stationären Aufenthalt haben, ausgehend von den Kosten je Belagstag inkl. und exkl. kalkulatorischer Anlagekapitalkosten und den stationären Endkosten pro Belagstag für das Land Salzburg.

Tabelle 94   Berechnungen der Kostenersparnis wenn alle Patientinnen des Landes mit einem Suburethralband versorgt werden würden im Vergleich mit den Kosten, wenn alle Patientinnen nach der Operation einen stationären Aufenthalt haben, ausgehend von den Kosten je Belagstag inkl. und exkl. kalkulatorischer Anlagekapitalkosten und den stationären Endkosten pro Belagstag für das Land Steiermark.

Tabelle 95   Berechnungen der Kostenersparnis wenn alle Patientinnen des Landes mit einem Suburethralband versorgt werden würden im Vergleich mit den Kosten, wenn alle Patientinnen nach der Operation einen stationären Aufenthalt haben, ausgehend von den Kosten je Belagstag inkl. und exkl. kalkulatorischer Anlagekapitalkosten und den stationären Endkosten pro Belagstag für das Land Tirol.

Tabelle 96   Berechnungen der Kostenersparnis wenn alle Patientinnen des Landes mit einem Suburethralband versorgt werden würden im Vergleich mit den Kosten, wenn alle Patientinnen nach der Operation einen stationären Aufenthalt haben, ausgehend von den Kosten je Belagstag inkl. und exkl. kalkulatorischer Anlagekapitalkosten und den stationären Endkosten pro Belagstag für das Land Vorarlberg.

Tabelle 97   Berechnungen der Kostenersparnis wenn alle Patientinnen des Landes mit einem Suburethralband versorgt werden würden im Vergleich mit den Kosten, wenn alle Patientinnen nach der Operation einen stationären Aufenthalt haben, ausgehend von den Kosten je Belagstag inkl. und exkl. kalkulatorischer Anlagekapitalkosten und den stationären Endkosten pro Belagstag für das Land Wien.

Tabelle 98   Berechnungen der Kostenersparnis wenn alle Patientinnen des Landes mit einem Suburethralband versorgt werden würden im Vergleich mit den Kosten, wenn alle Patientinnen nach der Operation einen stationären Aufenthalt haben, ausgehend von den Kosten je Belagstag inkl. und exkl. kalkulatorischer Anlagekapitalkosten und den stationären Endkosten pro Belagstag (auf einem Durchschnittswert für Österreich beruhend)

Tabelle 1 – Anbieter von Meshes (Beckenbodennetzen), die in Österreich vertreten sind

	A.M.I.	American Medical Systemes	Johnson & Johnson (Gynecare)	Johnson & Johnson (Gynecare)	Serag-Wiessner KG	Serag-Wiessner KG	BARD
Produkt	Pelvic Floor Repair System	Apogee, Perigee, Elevate	PROLIFT	PROLIFT +M	SERATOM	SERATOM PA	Avaulta Plus und Avaulta Solo
Material	Polypropylen	Polypropylen	Polypropylen	Polypropylen in Kombination mit Poliglecaprone 25	Polypropylen	6 Polypropylenfäden eingebettet in Polyglykolsäure-Caprolacton	Standard Polypropylen Plus Polypropylen mit dünner Collagenauflage im mittleren Netzbereich
Fadenstruktur	monofil	monofil	monofil	monofil	monofil	monofiler teilresorbierbarer Bikomponentenfaden	monofil ohne und mit Collagenauflage
Netzstruktur	zugeschnitten und verbunden	zugeschnitten und verbunden	verknüpfte Fasern zugeschnitten (ein Stück)	verknüpfte Fasern zugeschnitten (ein Stück)	maschinell geklöppeltes textiles Gewebe (ein Stück) (Spezialfertigung)	maschinell geklöppeltes textiles Gewebe (ein Stück) (Spezialfertigung)	zugeschnitten (ein Stück)
	ohne Hüllen	Hüllen nötig	ohne Hüllen	ohne Hüllen	ohne Hüllen	ohne Hüllen	ohne Hüllen
Instrumente	Mehrweg TVA Tunneler Länge 273mm TOA Tunneler Länge 245 TOA Tunneler univ. 2 links und rechts	Einweg 2 x TO-Helix, 2 dünne gebogene Nadeln mit Krümmung.	Einweg Instrument, Kanülen, Rückholinstrumente	Einweg Instrument, Kanülen, Rückholinstrumente	Mehrweg 2 x TO-Helix, 2 x XXL Helix, 2 x SL Helix, 4 verschiedene Tunneler (Davon einer mit Rückholschlinge)	Einweg 2 x TO-Helix, 2 x XXL Helix, 2 x SL Helix, 4 verschiedene Tunneler (Davon einer mit Rückholschlinge)	Einweg 4 verschieden stark gebogene Nadeln mit unterschiedlicher Krümmung
Preise	650 €	Apogee 600 €, Perigee 600 € und Elevate 900 €	600 €-900€	900 €	650 € - 850 €	850 €	Preis nicht eruierbar

Eine genaue Beschreibung der Produkte mit Abbildungen ist auf den auf der nächsten Seite angegebenen Webseiten zu finden.

A.M.I. Pelvic Floor Repair System siehe dazu: http://www.ami.at/produkte/urogynakologie/ und

A.M.I. Pelvic Floor Repair System siehe dazu: http://www.tscbenelux.com./nl/producten/uro-gynaecologie/downloads/

AMS Apogee siehe dazu: http://www.americanmedicalsystems.de/produkte/frauen/apogee/allgemeines.html

AMS Elevate siehe dazu. http://www.americanmedicalsystems.de/produkte/frauen/elevate/allgemeines.html

BARD Avaulta Plus und Avaulta Solo siehe dazu: http://www.bard.de/cms/servlet/Query?node=92281&language=1

Johnson & Johnson (Gynecare) Prolift und Prolift M siehe dazu:

http://www.ethicon360emea.com/products/ethicon-womens-health-urology

Serag-Wiessner SERATOM und SERATOM PA siehe dazu: http://www.serag-wiessner.de/textile-implantate/seratom/

NAZCA POP Repairsystem siehe dazu: http://www.promedon.com/eu/urology-urogynecology/pelvic-organ-prolapse

Tabelle 2

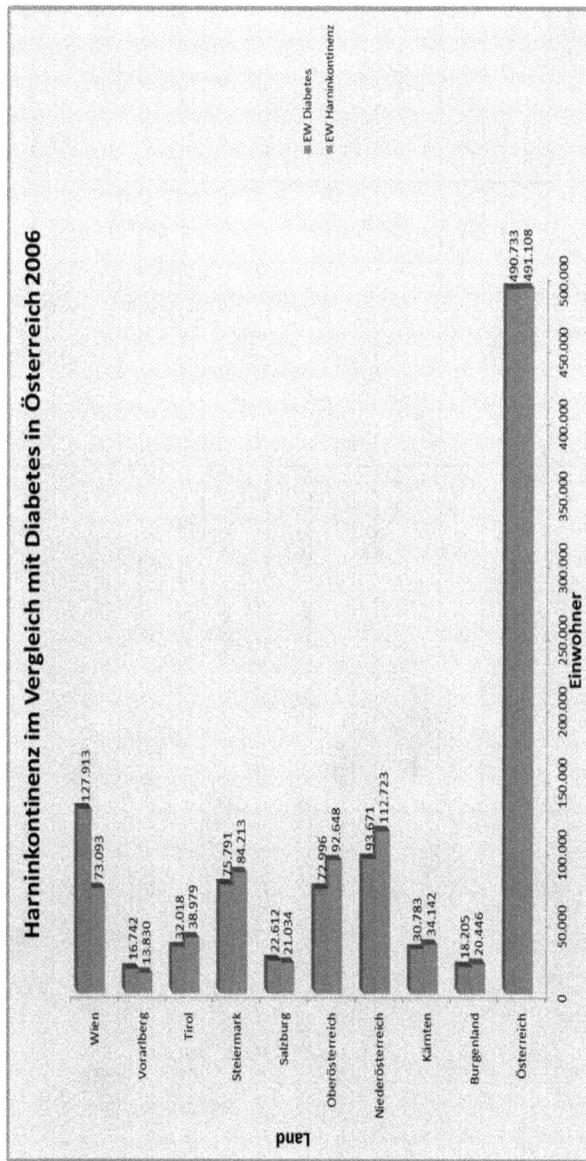

Harninkontinenz im Vergleich mit Diabetes in Österreich 2006

Land / Einwohner

Land	EW Diabetes	EW Harninkontinenz
Wien	127.913	73.093
Vorarlberg	16.742	13.830
Tirol	32.018	38.979
Steiermark	75.791	84.213
Salzburg	22.612	21.034
Oberösterreich	72.296	92.648
Niederösterreich	93.671	112.723
Kärnten	30.783	34.142
Burgenland	18.205	20.446
Österreich	490.733	491.108

STATISTIK AUSTRIA, Gesundheitsbefragung 2006/07. Erstellt am: 18.07.2008

Grundgesamtheit: Personen im Alter von 15 und mehr Jahren[268]

---

[268] Entnommen aus: Chronische_krankheiten_und_gesundheitsprobleme_200607_032170 Excel-Datei der Statistik Austria erstellt am 18.07.2008

Tabelle 3 – Operationen am Uterus und Beckenboden in Österreich 2006

Diagnose	Jahr 2009 Leistungscode	Leistungen weiblich
Rektopexie ohne Resektion - offen	HJ010	27
Rektopexie ohne Resektion - laparoskopisch	HJ020	21
Anale Rekonstruktion bei Inkontinenz	HK060	42
Faszienzügelplastik der Urethra bei der Frau	JE040	105
Schlingensuspension der Urethra bei der Frau	JE050	2305
Hysteropexie - offen	JK060	14
Hysteropexie - laparoskopisch	JK070	48
Laparoskopische suprazervikale Hysterektomie	JK090	596
Laparoskopisch assistierte vaginale Hysterektomie (LAVH) [1]	JK100	1291
Abdominale Hysterektomie	JK110	3064
Vaginale Hysterektomie	JK120	4794
Laparoskopisch assistierte radikale vaginale Hysterektomie	JK130	76
Erweiterte abdominale Hysterektomie mit Entfernung der Parametrien	JK140	520
Erweiterte vaginale Hysterektomie mit Entfernung der Parametrien	JK150	22
Sonstige Operation - Uterus (exkl. Cervix)	JK179	4217
Kolpektomie	JL010	35
Kolposuspension, Kolpopexie - vaginal	JL020	894
Kolposuspension, Kolpopexie - abdominal	JL030	124
Kolposuspension, Kolpopexie - laparoskopisch	JL040	69
Kolporrhaphie	JL050	2760
Plastische und rekonstruktive Eingriffe an Vulva und Vagina [1]	JL070	457
Sonstige Operation - Vagina	JL089	5132
Suspensionsplastik des Beckenbodens	JM010	845

Zahlen wurden entnommen aus: STATISTIK AUSTRIA, Excel-Datei An-
zahl_der_unterschiedlichen_medizinische_einzelleistungen_bei_spitalsentl_054003, 2009

Tabelle 4

Operationen am Uterus und Beckenboden in Österreich 2006

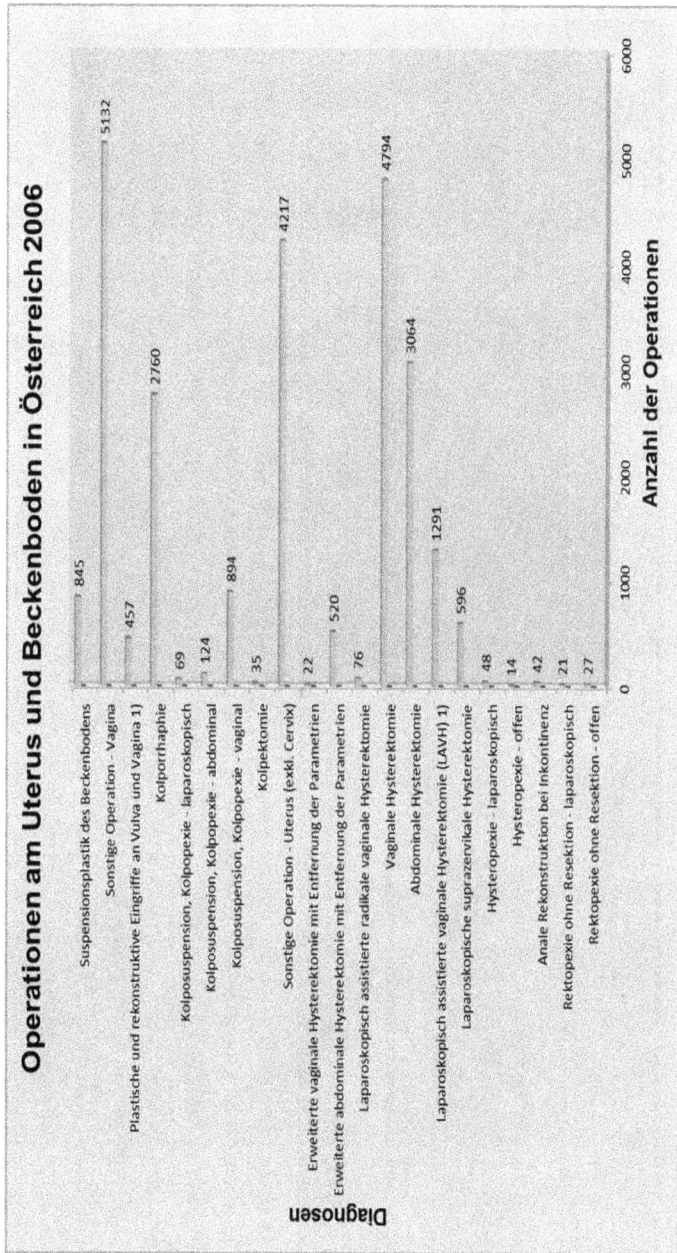

Diagnosen	Anzahl der Operationen
Suspensionsplastik des Beckenbodens	845
Sonstige Operation - Vagina	5132
Plastische und rekonstruktive Eingriffe an Vulva und Vagina 1)	457
Kolporrhaphie	2760
Kolposuspension, Kolpopexie - laparoskopisch	69
Kolposuspension, Kolpopexie - abdominal	124
Kolposuspension, Kolpopexie - vaginal	894
Kolpektomie	35
Sonstige Operation - Uterus (exkl. Cervix)	4217
Erweiterte vaginale Hysterektomie mit Entfernung der Parametrien	22
Erweiterte abdominale Hysterektomie mit Entfernung der Parametrien	520
Laparoskopisch assistierte radikale vaginale Hysterektomie	76
Vaginale Hysterektomie	4794
Abdominale Hysterektomie	3064
Laparoskopisch assistierte vaginale Hysterektomie (LAVH) 1)	1291
Laparoskopische suprazervikale Hysterektomie	596
Hysteropexie - laparoskopisch	48
Hysteropexie - offen	14
Anale Rekonstruktion bei Inkontinenz	42
Rektopexie ohne Resektion - laparoskopisch	21
Rektopexie ohne Resektion - offen	27

Zahlen wurden entnommen aus: STATISTIK AUSTRIA, Excel-Datei An-
zahl_der_unterschiedlichen_medizinischen_einzelleistungen_bei_spitalsentl_054003, 2009, graphische Darstellung der Tabelle 3

Tabelle 5

Deszensusoperationen unter Einsatz eines Beckenbodennetzes in Österreich 2009

	Anzahl[1]	Anzahl Deszensus-OP mit BBN[2][3]	
Vaginale Hysterektomie	4794	384	8,00%
Suspensionsplastik des Beckenbodens	845	68	8,00%
Gesamtsummen	5639	452	8,00%

[1] Berechnung der, vom Autor geschätzten, Gesamtzahl der durchgeführten Operationen mit gleichzeitiger operativer Versorgung eines Deszensus anhand der Tabelle 4, die sich auf Daten aus der Excel-Datei der STATISTIK-AUSTRIA[269] stützt.

[2] Unter der Annahme, dass 8% der Gesamtzahl der durchgeführten Operationen mit gleichzeitiger operativer Versorgung eines Deszensus, Operationen bei denen gleichzeitig ein Mesh implantiert wird, sind, kommt man auf die Gesamtzahl von 452 eingesetzten Meshes im Jahre 2009. Diese Zahl stimmt auch mit den Schätzungen verschiedener Primarii aus dem Bereich der Urogynäkologie überein und wurde dem Autor gegenüber zusätzlich in dieser Höhe von der AUB (Arbeitsgemeinschaft für Urogynäkologie und rekonstruktive Beckenbodenchirurgie) so bestätigt.

[3] Die jeweilige Anzahl der Operationen mit gleichzeitiger operativer Versorgung eines Deszensus mit einem BBN (Beckenbodennetzes) wurde abgerundet.

[269] STATISTIK-AUSTRIA: Anzahl_der_unterschiedlichen_medizinische_einzelleistungen_bei_spitalsentl_054003, 2009

Tabelle 6

Berechnungen Kosten je stationärem/stationärer Patient/Patientin inklusive KOAGR 08[270]

Land	Kosten je stat. Patient inkl. KOAGR 08	3. Tage	4. Tage	5. Tage	6. Tage	7. Tage	8. Tage	9. Tage	10. Tage	11. Tage	12. Tage	13. Tage	14. Tage
Burgenland	2.700,00 €	8.100,00 €	10.800,00 €	13.500,00 €	16.200,00 €	18.900,00 €	21.600,00 €	24.300,00 €	27.000,00 €	29.700,00 €	32.400,00 €	35.100,00 €	37.800,00 €
Kärnten	4.201,00 €	12.603,00 €	16.804,00 €	21.005,00 €	25.206,00 €	29.407,00 €	33.608,00 €	37.809,00 €	42.010,00 €	46.211,00 €	50.412,00 €	54.613,00 €	58.814,00 €
Niederösterreich	4.122,00 €	12.366,00 €	16.488,00 €	20.610,00 €	24.732,00 €	28.854,00 €	32.976,00 €	37.098,00 €	41.220,00 €	45.342,00 €	49.464,00 €	53.586,00 €	57.708,00 €
Oberösterreich	3.596,00 €	10.788,00 €	14.384,00 €	17.980,00 €	21.576,00 €	25.172,00 €	28.768,00 €	32.364,00 €	35.960,00 €	39.556,00 €	43.152,00 €	46.748,00 €	50.344,00 €
Salzburg	3.670,00 €	11.010,00 €	14.680,00 €	18.350,00 €	22.020,00 €	25.690,00 €	29.360,00 €	33.030,00 €	36.700,00 €	40.370,00 €	44.040,00 €	47.710,00 €	51.380,00 €
Steiermark	4.580,00 €	13.740,00 €	18.320,00 €	22.900,00 €	27.480,00 €	32.060,00 €	36.640,00 €	41.220,00 €	45.800,00 €	50.380,00 €	54.960,00 €	59.540,00 €	64.120,00 €
Tirol	3.329,00 €	9.987,00 €	13.316,00 €	16.645,00 €	19.974,00 €	23.303,00 €	26.632,00 €	29.961,00 €	33.290,00 €	36.619,00 €	39.948,00 €	43.277,00 €	46.606,00 €
Vorarlberg	3.374,00 €	10.122,00 €	13.496,00 €	16.870,00 €	20.244,00 €	23.618,00 €	26.992,00 €	30.366,00 €	33.740,00 €	37.114,00 €	40.488,00 €	43.862,00 €	47.236,00 €
Wien	5.708,00 €	17.124,00 €	22.832,00 €	28.540,00 €	34.248,00 €	39.956,00 €	45.664,00 €	51.372,00 €	57.080,00 €	62.788,00 €	68.496,00 €	74.204,00 €	79.912,00 €
Ö-Gesamt	4.247,00 €	12.741,00 €	16.988,00 €	21.235,00 €	25.482,00 €	29.729,00 €	33.976,00 €	38.223,00 €	42.470,00 €	46.717,00 €	50.964,00 €	55.211,00 €	59.458,00 €

Die hier angegebenen Kosten entstehen für alle Patienten (egal ob Mann, Frau oder Kind).

So entstehen diese Kosten auch für die Patientinnen, denen während einer Deszensusoperation ein Beckenbodennetz (Mesh) eingesetzt wird.

Ebenso fallen diese Kosten in der gleichen Höhe für Patienten/Patientinnen an, bei denen eine Schlingensuspension mittels eines Belastungsinkontinenzbandes durchgeführt wird.

Es wurden die Berechnungen der Kosten erst ab drei Tagen stationärem Aufenthalt durchgeführt, da die durchschnittliche Belagsdauer von KH-Aufenthalten 2009 ohne 0-Tagesaufenthalte und Langzeitaufenthalte (über 28 Tage) in Österreich bei 5,52 Tagen liegt.[271]

[270] Siehe dazu Abbildung 17: Entnommen aus: Hrsg. Bundesministerium für Gesundheit, Bereich I/B Radetzkystr. 2, 1030 Wien Krankenanstalten in Zahlen, Überregionale Auswertung der Dokumentation der landesgesundheitsfondsfinanzierten Krankenanstalten, Österreich 2009, Grafik 6
[271] Siehe dazu: Abbildung 19

Tabelle 7

Berechnungen Kosten je stationärem/stationärer Patient/Patientin exklusive KOAGR 08[272]

Land	Kosten je stat. Patient exkl. KOAGR 08	3. Tage	4. Tage	5. Tage	6. Tage	7. Tage	8. Tage	9. Tage	10. Tage	11. Tage	12. Tage	13. Tage	14. Tage
				Berechnungen Kosten je stationärem/stationärer Patient/Patientin									
Burgenland	2.504,00 €	7.512,00 €	10.016,00 €	12.520,00 €	15.024,00 €	17.528,00 €	20.032,00 €	22.536,00 €	25.040,00 €	27.544,00 €	30.048,00 €	32.552,00 €	35.056,00 €
Kärnten	3.796,00 €	11.388,00 €	15.184,00 €	18.980,00 €	22.776,00 €	26.572,00 €	30.368,00 €	34.164,00 €	37.960,00 €	41.756,00 €	45.552,00 €	49.348,00 €	53.144,00 €
Niederösterreich	3.752,00 €	11.256,00 €	15.008,00 €	18.760,00 €	22.512,00 €	26.264,00 €	30.016,00 €	33.768,00 €	37.520,00 €	41.272,00 €	45.024,00 €	48.776,00 €	52.528,00 €
Oberösterreich	3.128,00 €	9.384,00 €	12.512,00 €	15.640,00 €	18.768,00 €	21.896,00 €	25.024,00 €	28.152,00 €	31.280,00 €	34.408,00 €	37.536,00 €	40.664,00 €	43.792,00 €
Salzburg	3.306,00 €	9.918,00 €	13.224,00 €	16.530,00 €	19.836,00 €	23.142,00 €	26.448,00 €	29.754,00 €	33.060,00 €	36.366,00 €	39.672,00 €	42.978,00 €	46.284,00 €
Steiermark	4.147,00 €	12.441,00 €	16.588,00 €	20.735,00 €	24.882,00 €	29.029,00 €	33.176,00 €	37.323,00 €	41.470,00 €	45.617,00 €	49.764,00 €	53.911,00 €	58.058,00 €
Tirol	2.896,00 €	8.688,00 €	11.584,00 €	14.480,00 €	17.376,00 €	20.272,00 €	23.168,00 €	26.064,00 €	28.960,00 €	31.856,00 €	34.752,00 €	37.648,00 €	40.544,00 €
Vorarlberg	3.119,00 €	9.357,00 €	12.476,00 €	15.595,00 €	18.714,00 €	21.833,00 €	24.952,00 €	28.071,00 €	31.190,00 €	34.309,00 €	37.428,00 €	40.547,00 €	43.666,00 €
Wien	5.062,00 €	15.186,00 €	20.248,00 €	25.310,00 €	30.372,00 €	35.434,00 €	40.496,00 €	45.558,00 €	50.620,00 €	55.682,00 €	60.744,00 €	65.806,00 €	70.868,00 €
Ö-Gesamt	3.791,00 €	11.373,00 €	15.164,00 €	18.955,00 €	22.746,00 €	26.537,00 €	30.328,00 €	34.119,00 €	37.910,00 €	41.701,00 €	45.492,00 €	49.283,00 €	53.074,00 €

Die hier angegebenen Kosten entstehen für alle Patienten (egal ob Mann, Frau oder Kind).

So entstehen diese Kosten auch für die Patientinnen, denen während einer Deszensusoperation ein Beckenbodennetz (Mesh) eingesetzt wird.

Ebenso fallen diese Kosten in der gleichen Höhe für Patienten/Patientinnen an, bei denen eine Schlingensuspension mittels eines Belastungsinkontinenzbandes durchgeführt wird.

Es wurden die Berechnungen der Kosten erst ab drei Tagen stationärem Aufenthalt durchgeführt, da die durchschnittliche Belagsdauer von KH-Aufenthalten 2009 ohne 0-Tagesaufenthalte und Langzeitaufenthalte (über 28 Tage) in Österreich bei 5,52 Tagen liegt.[273]

[273] Siehe dazu: Abbildung 19

---

[272] Siehe dazu Abbildung 18: Entnommen aus: Hrsg. Bundesministerium für Gesundheit, Bereich I/B Radetzkystr. 2, 1030 Wien Krankenanstalten in Zahlen, Überregionale Auswertung der Dokumentation der landesgesundheitsfondfinanzierten Krankenanstalten, Österreich 2009, Grafik 7

Tabelle 8

Kosten-Kennzahlen 2009 - stationärer Bereich

Endkosten der Krankenanstalten inkl. und exkl. kalk. Anlagekapitalkosten (KOAGR 08),
Endkosten der bettenführenden Kostenstellen

	Endkosten gesamt				Endkosten exkl. KOAGR 08				stationäre Endkosten			
	je SBETT	je TBETT	je BTAG	je STPAT	je SBETT	je TBETT	je BTAG	je STPAT	je SBETT	je TBETT	je BTAG	je STPAT
Burgenland	139 302	167 617	683	2 700	129 195	155 455	634	2 504	115 124	138 524	565	2 232
Kärnten	200 952	196 021	668	4 201	181 572	177 116	604	3 796	165 486	161 425	550	3 460
Niederösterreich	197 060	197 785	713	4 122	179 377	180 037	649	3 752	161 495	162 090	584	3 378
Oberösterreich	206 585	203 863	692	3 596	179 668	177 300	602	3 128	169 187	166 957	567	2 945
Salzburg	189 357	191 681	705	3 670	170 577	172 670	636	3 306	156 352	158 271	583	3 030
Steiermark	207 312	211 036	735	4 580	187 717	191 089	665	4 147	154 817	157 598	549	3 420
Tirol	190 310	194 648	697	3 329	165 578	169 352	606	2 896	150 705	154 141	552	2 636
Vorarlberg	182 716	181 487	647	3 374	168 874	167 748	598	3 119	152 586	151 559	540	2 818
Wien	272 967	300 850	986	5 708	242 063	266 790	874	5 062	194 599	214 477	703	4 069
Österreich	214 526	220 698	766	4 247	191 524	197 035	684	3 791	166 757	171 555	596	3 301

Kosten-Kennzahlen 2009 – stationärer Bereich

Die Tabelle zeigt die folgenden Kennzahlen auf der Basis der Endkosten des Krankenhauses inkl. und exklusive der kalkulatorischen Anlagekapitalkosten (KOAGR 08) bzw. der stationären Endkosten des Krankenhauses:

- Kosten je systemisierten Bett
- Kosten je tatsächlich aufgestellten Bett
- Kosten je Belagstag
- Kosten je stationärem/r Patienten/in

Anmerkung: Auf Basis der Einzelkostennachweise[274]

[274] Entnommen aus: Hrsg. Bundesministerium für Gesundheit, Bereich I/B Radetzkystr. 2, 1030 Wien Krankenanstalten in Zahlen, Überregionale Auswertung der Dokumentation der landesgesundheitsfondfinanzierten Krankenanstalten, Österreich 2009, 011, Seite 1

Tabelle 9

Berechnungen Stationäre Endkosten je stationärem/stationärer Patient/Patientin 2009[275]

Land	Stationäre Endkosten je stat. Patient	3. Tage	4. Tage	5. Tage	6. Tage	7. Tage	8. Tage	9. Tage	10. Tage	11. Tage	12. Tage	13. Tage	14. Tage
Burgenland	2.232,00 €	6.696,00 €	8.928,00 €	11.160,00 €	13.392,00 €	15.624,00 €	17.856,00 €	20.088,00 €	22.320,00 €	24.552,00 €	26.784,00 €	29.016,00 €	31.248,00 €
Kärnten	3.460,00 €	10.380,00 €	13.840,00 €	17.300,00 €	20.760,00 €	24.220,00 €	27.680,00 €	31.140,00 €	34.600,00 €	38.060,00 €	41.520,00 €	44.980,00 €	48.440,00 €
Niederösterreich	3.378,00 €	10.134,00 €	13.512,00 €	16.890,00 €	20.268,00 €	23.646,00 €	27.024,00 €	30.402,00 €	33.780,00 €	37.158,00 €	40.536,00 €	43.914,00 €	47.292,00 €
Oberösterreich	2.945,00 €	8.835,00 €	11.780,00 €	14.725,00 €	17.670,00 €	20.615,00 €	23.560,00 €	26.505,00 €	29.450,00 €	32.395,00 €	35.340,00 €	38.285,00 €	41.230,00 €
Salzburg	3.030,00 €	9.090,00 €	12.120,00 €	15.150,00 €	18.180,00 €	21.210,00 €	24.240,00 €	27.270,00 €	30.300,00 €	33.330,00 €	36.360,00 €	39.390,00 €	42.420,00 €
Steiermark	3.420,00 €	10.260,00 €	13.680,00 €	17.100,00 €	20.520,00 €	23.940,00 €	27.360,00 €	30.780,00 €	34.200,00 €	37.620,00 €	41.040,00 €	44.460,00 €	47.880,00 €
Tirol	2.636,00 €	7.908,00 €	10.544,00 €	13.180,00 €	15.816,00 €	18.452,00 €	21.088,00 €	23.724,00 €	26.360,00 €	28.996,00 €	31.632,00 €	34.268,00 €	36.904,00 €
Vorarlberg	2.818,00 €	8.454,00 €	11.272,00 €	14.090,00 €	16.908,00 €	19.726,00 €	22.544,00 €	25.362,00 €	28.180,00 €	30.998,00 €	33.816,00 €	36.634,00 €	39.452,00 €
Wien	4.069,00 €	12.207,00 €	16.276,00 €	20.345,00 €	24.414,00 €	28.483,00 €	32.552,00 €	36.621,00 €	40.690,00 €	44.759,00 €	48.828,00 €	52.897,00 €	56.966,00 €
Ö-Gesamt	3.301,00 €	9.903,00 €	13.204,00 €	16.505,00 €	19.806,00 €	23.107,00 €	26.408,00 €	29.709,00 €	33.010,00 €	36.311,00 €	39.612,00 €	42.913,00 €	46.214,00 €

Basierend auf den Daten: Stationäre Endkosten je stationärem/stationärer Patient/Patientin im Jahre 2009

Die hier angegebenen Kosten entstehen für alle Patienten (egal ob Mann, Frau oder Kind).

So entstehen diese Kosten auch für die Patientinnen, denen während einer Deszensusoperation ein Beckenbodennetz (Mesh) eingesetzt wird. Ebenso fallen diese Kosten in der gleichen Höhe für Patienten/Patientinnen an, bei denen eine Schlingensuspension mittels eines Belastungsinkontinenzbandes durchgeführt wird.

Es wurden die Berechnungen der Kosten erst ab drei Tagen stationärem Aufenthalt durchgeführt, da die durchschnittliche Belagsdauer von KH-Aufenthalten 2009 ohne 0-Tagesaufenthalte und Langzeitaufenthalte (über 28 Tage) in Österreich bei 5,52 Tagen liegt.[276]

[275] Basierend auf den Daten der Tabelle 8: Hrsg. Bundesministerium für Gesundheit, Bereich I/B Radetzkystr. 2, 1030 Wien Krankenanstalten in Zahlen, Überregionale Auswertung der Dokumentation der landesgesundheitsfondsfinanzierten Krankenanstalten, Österreich 2009, 011, Seite 1
[276] Siehe dazu: Abbildung 19

Tabelle 10

Land	Berechnungen der Kosten je stationärem/stationärer Patient/Patientin je Belagstag												
	Kosten je Belagstag inkl. KOAGR 08	3. Tage	4. Tage	5. Tage	6. Tage	7. Tage	8. Tage	9. Tage	10. Tage	11. Tage	12. Tage	13. Tage	14. Tage
Burgenland	683,00 €	2.049,00 €	2.732,00 €	3.415,00 €	4.098,00 €	4.781,00 €	5.464,00 €	6.147,00 €	6.830,00 €	7.513,00 €	8.196,00 €	8.879,00 €	9.562,00 €
Kärnten	668,00 €	2.004,00 €	2.672,00 €	3.340,00 €	4.008,00 €	4.676,00 €	5.344,00 €	6.012,00 €	6.680,00 €	7.348,00 €	8.016,00 €	8.684,00 €	9.352,00 €
Niederösterreich	713,00 €	2.139,00 €	2.852,00 €	3.565,00 €	4.278,00 €	4.991,00 €	5.704,00 €	6.417,00 €	7.130,00 €	7.843,00 €	8.556,00 €	9.269,00 €	9.982,00 €
Oberösterreich	692,00 €	2.076,00 €	2.768,00 €	3.460,00 €	4.152,00 €	4.844,00 €	5.536,00 €	6.228,00 €	6.920,00 €	7.612,00 €	8.304,00 €	8.996,00 €	9.688,00 €
Salzburg	705,00 €	2.115,00 €	2.820,00 €	3.525,00 €	4.230,00 €	4.935,00 €	5.640,00 €	6.345,00 €	7.050,00 €	7.755,00 €	8.460,00 €	9.165,00 €	9.870,00 €
Steiermark	735,00 €	2.205,00 €	2.940,00 €	3.675,00 €	4.410,00 €	5.145,00 €	5.880,00 €	6.615,00 €	7.350,00 €	8.085,00 €	8.820,00 €	9.555,00 €	10.290,00 €
Tirol	697,00 €	2.091,00 €	2.788,00 €	3.485,00 €	4.182,00 €	4.879,00 €	5.576,00 €	6.273,00 €	6.970,00 €	7.667,00 €	8.364,00 €	9.061,00 €	9.758,00 €
Vorarlberg	647,00 €	1.941,00 €	2.588,00 €	3.235,00 €	3.882,00 €	4.529,00 €	5.176,00 €	5.823,00 €	6.470,00 €	7.117,00 €	7.764,00 €	8.411,00 €	9.058,00 €
Wien	996,00 €	2.988,00 €	3.984,00 €	4.980,00 €	5.976,00 €	6.902,00 €	7.888,00 €	8.874,00 €	9.860,00 €	10.846,00 €	11.832,00 €	12.818,00 €	13.804,00 €
Ö-Gesamt	766,00 €	2.298,00 €	3.064,00 €	3.830,00 €	4.596,00 €	5.362,00 €	6.128,00 €	6.894,00 €	7.660,00 €	8.426,00 €	9.192,00 €	9.958,00 €	10.724,00 €

Basierend auf den Daten Tabelle 8: Kosten-Kennzahlen 2009 – stationärer Bereich. Kosten pro Belagstag je stationärem/stationärer Patient/Patientin 2009 inklusive kalkulatorischer Anlagekapitalkosten (KOAGR 08).[277]

Die hier angegebenen Kosten entstehen für alle Patienten (egal ob Mann, Frau oder Kind).

So entstehen diese Kosten auch für die Patientinnen, denen während einer Deszensusoperation ein Beckenbodennetz (Mesh) eingesetzt wird.

Ebenso fallen diese Kosten in der gleichen Höhe für Patienten/Patientinnen an, bei denen eine Schlingensuspension mittels eines Belastungsinkontinenzbandes durchgeführt wird.

Es wurden die Berechnungen der Kosten erst ab drei Tagen stationärem Aufenthalt durchgeführt, da die durchschnittliche Belagsdauer von KH-Aufenthalten 2009 ohne 0-Tagesaufenthalte und Langzeitaufenthalte (über 28 Tage) in Österreich bei 5,52 Tagen liegt.[278]

---

[277] Hrsg. Bundesministerium für Gesundheit, Bereich I/B Radetzkystr. 2, 1030 Wien Krankenanstalten in Zahlen, Überregionale Auswertung der Dokumentation der landesgesundheitsfondfinanzierten Krankenanstalten, Österreich 2009, 011, Seite 1
[278] Siehe dazu: Abbildung 19

Tabelle 11

Berechnungen der Kosten je stationärem/stationärer Patient/Patientin je Belagstag

Land	Kosten je Belagstag exkl. KOAGR 08	3. Tage	4. Tage	5. Tage	6. Tage	7. Tage	8. Tage	9. Tage	10. Tage	11. Tage	12. Tage	13. Tage	14. Tage
Burgenland	634,00 €	1.902,00 €	2.536,00 €	3.170,00 €	3.804,00 €	4.438,00 €	5.072,00 €	5.706,00 €	6.340,00 €	6.974,00 €	7.608,00 €	8.242,00 €	8.876,00 €
Kärnten	604,00 €	1.812,00 €	2.416,00 €	3.020,00 €	3.624,00 €	4.228,00 €	4.832,00 €	5.436,00 €	6.040,00 €	6.644,00 €	7.248,00 €	7.852,00 €	8.456,00 €
Niederösterreich	649,00 €	1.947,00 €	2.596,00 €	3.245,00 €	3.894,00 €	4.543,00 €	5.192,00 €	5.841,00 €	6.490,00 €	7.139,00 €	7.788,00 €	8.437,00 €	9.086,00 €
Oberösterreich	602,00 €	1.806,00 €	2.408,00 €	3.010,00 €	3.612,00 €	4.214,00 €	4.816,00 €	5.418,00 €	6.020,00 €	6.622,00 €	7.224,00 €	7.826,00 €	8.428,00 €
Salzburg	636,00 €	1.908,00 €	2.544,00 €	3.180,00 €	3.816,00 €	4.452,00 €	5.088,00 €	5.724,00 €	6.360,00 €	6.996,00 €	7.632,00 €	8.268,00 €	8.904,00 €
Steiermark	665,00 €	1.995,00 €	2.660,00 €	3.325,00 €	3.990,00 €	4.655,00 €	5.320,00 €	5.985,00 €	6.650,00 €	7.315,00 €	7.980,00 €	8.645,00 €	9.310,00 €
Tirol	606,00 €	1.818,00 €	2.424,00 €	3.030,00 €	3.636,00 €	4.242,00 €	4.848,00 €	5.454,00 €	6.060,00 €	6.666,00 €	7.272,00 €	7.878,00 €	8.484,00 €
Vorarlberg	598,00 €	1.794,00 €	2.392,00 €	2.990,00 €	3.588,00 €	4.186,00 €	4.784,00 €	5.382,00 €	5.980,00 €	6.578,00 €	7.176,00 €	7.774,00 €	8.372,00 €
Wien	874,00 €	2.622,00 €	3.496,00 €	4.370,00 €	5.244,00 €	6.118,00 €	6.992,00 €	7.866,00 €	8.740,00 €	9.614,00 €	10.488,00 €	11.362,00 €	12.236,00 €
Ö-Gesamt	684,00 €	2.052,00 €	2.736,00 €	3.420,00 €	4.104,00 €	4.788,00 €	5.472,00 €	6.156,00 €	6.840,00 €	7.524,00 €	8.208,00 €	8.892,00 €	9.576,00 €

Basierend auf den Daten Tabelle 8: Kosten-Kennzahlen 2009 – stationärer Bereich. Kosten pro Belagstag je stationärem/stationärer Patient/Patientin 2009 exklusive kalkulatorischer Anlagekapitalkosten (KOAGR 08).[279]

Die hier angegebenen Kosten entstehen für alle Patienten (egal ob Mann, Frau oder Kind).

So entstehen diese Kosten auch für die Patientinnen, denen während einer Deszensusoperation ein Beckenbodennetz (Mesh) eingesetzt wird.

Ebenso fallen diese Kosten in der gleichen Höhe für Patienten/Patientinnen an, bei denen eine Schlingensuspension mittels eines Belastungsinkontinenzbandes durchgeführt wird.

Es wurden die Berechnungen der Kosten erst ab drei Tagen stationärem Aufenthalt durchgeführt, da die durchschnittliche Belagsdauer von KH-Aufenthalten 2009 ohne 0-Tagesaufenthalte und Langzeitaufenthalte (über 28 Tage) in Österreich bei 5,52 Tagen liegt.[280]

[279] Hrsg. Bundesministerium für Gesundheit, Bereich I/B Radetzkystr. 2, 1030 Wien Krankenanstalten in Zahlen, Überregionale Auswertung der Dokumentation der landesgesundheitsfondfinanzierten Krankenanstalten, Österreich 2009, 011, Seite 1
[280] Siehe dazu: Abbildung 19

Tabelle 12

Land	Stationäre Endkosten je Belagstag	3. Tage	4. Tage	5. Tage	6. Tage	7. Tage	8. Tage	9. Tage	10. Tage	11. Tage	12. Tage	13. Tage	14. Tage
Burgenland	565,00 €	1.695,00 €	2.260,00 €	2.825,00 €	3.390,00 €	3.955,00 €	4.520,00 €	5.085,00 €	5.650,00 €	6.215,00 €	6.780,00 €	7.345,00 €	7.910,00 €
Kärnten	550,00 €	1.650,00 €	2.200,00 €	2.750,00 €	3.300,00 €	3.850,00 €	4.400,00 €	4.950,00 €	5.500,00 €	6.050,00 €	6.600,00 €	7.150,00 €	7.700,00 €
Niederösterreich	584,00 €	1.752,00 €	2.336,00 €	2.920,00 €	3.504,00 €	4.088,00 €	4.672,00 €	5.256,00 €	5.840,00 €	6.424,00 €	7.008,00 €	7.592,00 €	8.176,00 €
Oberösterreich	587,00 €	1.761,00 €	2.348,00 €	2.935,00 €	3.522,00 €	4.109,00 €	4.696,00 €	5.283,00 €	5.870,00 €	6.457,00 €	7.044,00 €	7.631,00 €	8.218,00 €
Salzburg	583,00 €	1.749,00 €	2.332,00 €	2.915,00 €	3.498,00 €	4.081,00 €	4.664,00 €	5.247,00 €	5.830,00 €	6.413,00 €	6.996,00 €	7.579,00 €	8.162,00 €
Steiermark	549,00 €	1.647,00 €	2.196,00 €	2.745,00 €	3.294,00 €	3.843,00 €	4.392,00 €	4.941,00 €	5.490,00 €	6.039,00 €	6.588,00 €	7.137,00 €	7.686,00 €
Tirol	552,00 €	1.656,00 €	2.208,00 €	2.760,00 €	3.312,00 €	3.864,00 €	4.416,00 €	4.968,00 €	5.520,00 €	6.072,00 €	6.624,00 €	7.176,00 €	7.728,00 €
Vorarlberg	540,00 €	1.620,00 €	2.160,00 €	2.700,00 €	3.240,00 €	3.780,00 €	4.320,00 €	4.860,00 €	5.400,00 €	5.940,00 €	6.480,00 €	7.020,00 €	7.560,00 €
Wien	708,00 €	2.124,00 €	2.832,00 €	3.540,00 €	4.248,00 €	4.956,00 €	5.664,00 €	6.372,00 €	7.080,00 €	7.788,00 €	8.496,00 €	9.204,00 €	9.912,00 €
Ö-Gesamt	596,00 €	1.788,00 €	2.384,00 €	2.980,00 €	3.576,00 €	4.172,00 €	4.768,00 €	5.364,00 €	5.960,00 €	6.556,00 €	7.152,00 €	7.748,00 €	8.344,00 €

Berechnungen der Kosten je stationärem/stationärer Patient/Patientin je Belagstag

Basierend auf den Daten Tabelle 8: Kosten-Kennzahlen 2009 – stationärer Bereich. Stationäre Endkosten pro Belagstag je stationärem/stationärer Patient/Patientin 2009.[281]

Die hier angegebenen Kosten entstehen für alle Patienten (egal ob Mann, Frau oder Kind).

So entstehen diese Kosten auch für die Patientinnen, denen während einer Deszensusoperation ein Beckenbodennetz (Mesh) eingesetzt wird. Ebenso fallen diese Kosten in der gleichen Höhe für Patienten/Patientinnen an, bei denen eine Schlingensuspension mittels eines Belastungsinkontinenzbandes durchgeführt wird.

Es wurden die Berechnungen der Kosten erst ab drei Tagen stationärem Aufenthalt durchgeführt, da die durchschnittliche Belagsdauer von KH-Aufenthalten 2009 ohne 0-Tagesaufenthalte und Langzeitaufenthalte (über 28 Tage) in Österreich bei 5,52 Tagen liegt.[282]

---

[281] Hrsg. Bundesministerium für Gesundheit, Bereich I/B Radetzkystr. 2, 1030 Wien Krankenanstalten in Zahlen, Überregionale Auswertung der Dokumentation der landesgesundheitsfondfinanzierten Krankenanstalten, Österreich 2009, 011, Seite 1
[282] Siehe dazu: Abbildung 19

143

Tabelle 13[283]

Land	Kosten inkl. KOAGR 08	3. Tage	4. Tage	5. Tage	6. Tage	7. Tage	8. Tage	9. Tage	10. Tage	11. Tage	12. Tage	13. Tage	14. Tage
Ö-Gesamt	23.948.833 €	71.946.499 €	95.795.332 €	119.744.165 €	143.692.998 €	167.641.831 €	191.590.664 €	215.539.497 €	239.488.330 €	263.437.163 €	287.385.996 €	311.334.829 €	335.283.662 €

Berechnungen Gesamtkosten für 5639 Patientinnen, bei denen eine Operation eines Deszensus vorgenommen wird.

Daten basierend auf: Kosten je stationärem/stationärer Patient/Patientin inklusive KOAGR 08 (kalkulatorische Anlagekapital-kosten 2008)[284]

Die hier angegebenen Kosten sind die Gesamtkosten für das österreichische Gesundheitswesen, die entstehen, wenn man davon ausgeht, dass bei 5639 Patientinnen in Österreich stationär eine Operation mit gleichzeitiger Versorgung eines Deszensus erfolgt.[285]

Es wurden die Berechnungen der Kosten erst ab drei Tagen stationärem Aufenthalt durchgeführt, da die durchschnittliche Belagsdauer von KH-Aufenthalten 2009 ohne 0-Tagesaufenthalte und Langzeitaufenthalte (über 28 Tage) in Österreich bei 5,52 Tagen liegt.[286]

---

[283] Die Summe aus der Tabelle 13 basiert auf der folgenden Berechnung: Es wurde aus der Summe Ö-Gesamt der Abbildung 17 die Gesamtsumme für 5639 Patientinnen gebildet.

[284] Siehe dazu Abbildung 17: Entnommen aus: Hrsg. Bundesministerium für Gesundheit, Bereich I/B Radetzkystr. 2, 1030 Wien Krankenanstalten in Zahlen, Überregionale Auswertung der Dokumentation der landesgesundheitsfondfinanzierten Krankenanstalten, Österreich 2009, Grafik 6

[285] Siehe dazu Tabelle 4, die sich auf Daten aus der Excel-Datei von STATISTIK-AUSTRIA stützt.

[286] Siehe dazu: Abbildung 19

Tabelle 14[287]

Berechnungen Gesamtkosten für 5639 Patientinnen, bei denen eine Operation eines Deszensus vorgenommen wird.													
Land	Kosten exkl. KOAGR 08	3. Tage	4. Tage	5. Tage	6. Tage	7. Tage	8. Tage	9. Tage	10. Tage	11. Tage	12. Tage	13. Tage	14. Tage
Ö-Gesamt	21.377.449 €	64.132.347 €	85.509.796 €	106.887.245 €	128.264.694 €	149.642.143 €	171.019.592 €	192.397.041 €	213.774.490 €	235.151.939 €	256.529.388 €	277.906.837 €	299.284.286 €

Daten basierend auf: Kosten je stationärem/stationärer Patient/Patientin exklusive KOAGR 08 (kalkulatorische Anlagekapitalkosten 2008)[288]

Die hier angegebenen Kosten sind die Gesamtkosten für das österreichische Gesundheitswesen, die entstehen, wenn man davon ausgeht, dass bei 5639 Patientinnen in Österreich stationär eine Operation mit gleichzeitiger Versorgung eines Deszensus erfolgt.[289]

Es wurden die Berechnungen der Kosten erst ab drei Tagen stationärem Aufenthalt durchgeführt, da die durchschnittliche Belagsdauer von KH-Aufenthalten 2009 ohne 0-Tagesaufenthalte und Langzeitaufenthalte (über 28 Tage) in Österreich bei 5,52 Tagen liegt.[290]

---

[287] Die Summe aus der Tabelle 14 basiert auf der folgenden Berechnung: Es wurden aus der Summe Ö-Gesamt der Abbildung 18 die Gesamtsumme für 5639 Patientinnen gebildet.

[288] Siehe dazu Abbildung 18 Seite 103 : Entnommen aus: Hrsg. Bundesministerium für Gesundheit, Bereich I/B Radetzkystr. 2, 1030 Wien Krankenanstalten in Zahlen, Überregionale Auswertung der Dokumentation der landesgesundheitsfondfinanzierten Krankenanstalten, Österreich 2009, Grafik 7

[289] Siehe dazu Tabelle 4, die sich auf Daten aus der Excel-Datei von STATISTIK-AUSTRIA stützt.

[290] Siehe dazu: Abbildung 19

145

Tabelle 15[291]

Land	Stationäre Endkosten	3. Tage	4. Tage	5. Tage	6. Tage	7. Tage	8. Tage	9. Tage	10. Tage	11. Tage	12. Tage	13. Tage	14. Tage
Ö-Gesamt	18.614.339 €	55.843.017 €	74.457.356 €	93.071.695 €	111.686.034 €	130.300.373 €	148.914.712 €	167.529.051 €	186.143.390 €	204.757.729 €	223.372.068 €	241.986.407 €	260.600.746 €

Berechnungen Gesamtkosten für 5639 Patientinnen, bei denen eine Operation eines Deszensus vorgenommen wird.

Basierend auf den Daten: Stationäre Endkosten - Kosten je stationärem/stationärer Patient/Patientin 2009[292]

Die hier angegebenen Kosten sind die Gesamtkosten für das österreichische Gesundheitswesen, die entstehen, wenn man davon ausgeht, dass bei 5639 Patientinnen in Österreich stationär eine Operation mit gleichzeitiger Versorgung eines Deszensus erfolgt.[293]

Es wurden die Berechnungen der Kosten erst ab drei Tagen stationärem Aufenthalt durchgeführt, da die durchschnittliche Belagsdauer von KH-Aufenthalten 2009 ohne 0-Tagesaufenthalte und Langzeitaufenthalte (über 28 Tage) in Österreich bei 5,52 Tagen liegt.[294]

---

[291] Die Summe aus der Tabelle 15 basiert auf der folgenden Berechnung: Es wurde aus der Summe Österreich Gesamt (stationäre Endkosten) der Tabelle 8 die Gesamtsumme für 5639 Patientinnen gebildet.

[292] Basierend auf den Daten der Tabelle 8: Hrsg. Bundesministerium für Gesundheit, Bereich I/B Radetzkystr. 2, 1030 Wien Krankenanstalten in Zahlen, Überregionale Auswertung der Dokumentation der landesgesundheitsfondfinanzierten Krankenanstalten, Österreich 2009, 011, Seite 1

[293] Siehe dazu Tabelle 4, die sich auf Daten aus der Excel-Datei von STATISTIK-AUSTRIA stützt.

[294] Siehe dazu: Abbildung 19

Tabelle 16[295]

Land	Kosten je Belagstag inkl. KOAGR 08	3. Tage	4. Tage	5. Tage	6. Tage	7. Tage	8. Tage	9. Tage	10. Tage	11. Tage	12. Tage	13. Tage	14. Tage
Ö-Gesamt	4.319.474,00 €	12.958.422,00 €	17.277.896,00 €	21.597.370,00 €	25.916.844,00 €	30.236.318,00 €	34.555.792,00 €	38.875.266,00 €	43.194.740,00 €	47.514.214,00 €	51.833.688,00 €	56.153.162,00 €	60.472.636,00 €

Berechnungen Gesamtkosten für 5639 Patientinnen, bei denen eine Operation eines Deszensus vorgenommen wird je Belagstag

Basierend auf den Daten Tabelle 8: Kosten-Kennzahlen 2009 – stationärer Bereich. Kosten pro Belagstag je stationärem/stationärer Patient/Patientin 2009 inklusive kalkulatorischer Anlagekapitalkosten (KOAGR 08).[296]

Die hier angegebenen Kosten sind die Gesamtkosten für das österreichische Gesundheitswesen, die entstehen, wenn man davon ausgeht, dass bei 5639 Patientinnen in Österreich stationär eine Operation mit gleichzeitiger Versorgung eines Deszensus erfolgt.[297]

Es wurden die Berechnungen der Kosten erst ab drei Tagen stationärem Aufenthalt durchgeführt, da die durchschnittliche Belagsdauer von KH-Aufenthalten 2009 ohne 0-Tagesaufenthalte und Langzeitaufenthalte (über 28 Tage) in Österreich bei 5,52 Tagen liegt.[298]

---

[295] Die Summe aus der Tabelle 16 basiert auf der folgenden Berechnung: Es wurde aus der Summe Österreich Gesamt (Endkosten gesamt inkl. KOAGR 08 = kalkulatorische Anlagekapitalkosten 2008) je Belagstag der Tabelle 8 die Gesamtsumme für 5639 Patientinnen gebildet

[296] Hrsg. Bundesministerium für Gesundheit, Bereich I/B Radetzkystr. 2, 1030 Wien Krankenanstalten in Zahlen, Überregionale Auswertung der Dokumentation der landesgesundheitsfondfinanzierten Krankenanstalten, Österreich 2009, 011, Seite 1

[297] Siehe dazu Tabelle 4, die sich auf Daten aus der Excel-Datei von STATISTIK-AUSTRIA stützt.

[298] Siehe dazu: Abbildung 19

Tabelle 17[299]

Land	Kosten je Belagstag exkl. KOAGR 08	3. Tage	4. Tage	5. Tage	6. Tage	7. Tage	8. Tage	9. Tage	10. Tage	11. Tage	12. Tage	13. Tage	14. Tage
Ö-Gesamt	3.857.076,00 €	11.571.228,00 €	15.428.304,00 €	19.285.380,00 €	23.142.456,00 €	26.999.532,00 €	30.856.608,00 €	34.713.684,00 €	38.570.760,00 €	42.427.836,00 €	46.284.912,00 €	50.141.988,00 €	53.999.064,00 €

Berechnungen Gesamtkosten für 5639 Patientinnen, bei denen eine Operation eines Deszensus vorgenommen wird je Belagstag

Basierend auf den Daten: Tabelle 8: Kosten-Kennzahlen 2009 – stationärer Bereich. Kosten pro Belagstag je stationärem/stationärer Patient/Patientin 2009 exklusive kalkulatorischer Anlagekapitalkosten (KOAGR 08).[300]

Die hier angegebenen Kosten sind die Gesamtkosten für das österreichische Gesundheitswesen, die entstehen, wenn man davon ausgeht, dass bei 5639 Patientinnen in Österreich stationär eine Operation mit gleichzeitiger Versorgung eines Deszensus erfolgt.[301]

Es wurden die Berechnungen der Kosten erst ab drei Tagen stationärem Aufenthalt durchgeführt, da die durchschnittliche Belagsdauer von KH-Aufenthalten 2009 ohne 0-Tagesaufenthalte und Langzeitaufenthalte (über 28 Tage) in Österreich bei 5,52 Tagen liegt.[302]

---

[299] Die Summe aus der Tabelle 17 basiert auf der folgenden Berechnung: Es wurde aus der Summe Österreich Gesamt (Endkosten gesamt exkl. KOAGR 08 = kalkulatorische Anlagekapitalkosten 2008) je Belagstag der Tabelle 8 die Gesamtsumme für 5639 Patientinnen gebildet

[300] Hrsg. Bundesministerium für Gesundheit, Bereich I/B Radetzkystr. 2, 1030 Wien Krankenanstalten in Zahlen, Überregionale Auswertung der Dokumentation der landesgesundheitsfondfinanzierten Krankenanstalten, Österreich 2009, 011, Seite 1

[301] Siehe dazu Tabelle 4, die sich auf Daten aus der Excel-Datei von STATISTIK-AUSTRIA stützt.

[302] Siehe dazu: Abbildung 19

Tabelle 18[303]

Land	Stationäre Endkosten je Belagstag	3. Tage	4. Tage	5. Tage	6. Tage	7. Tage	8. Tage	9. Tage	10. Tage	11. Tage	12. Tage	13. Tage	14. Tage
Ö-Gesamt	3.360.844,00 €	10.082.532,00 €	13.443.376,00 €	16.804.220,00 €	20.165.064,00 €	23.525.908,00 €	26.886.752,00 €	30.247.596,00 €	33.608.440,00 €	36.969.284,00 €	40.330.128,00 €	43.690.972,00 €	47.051.816,00 €

Berechnungen Gesamtkosten für 5639 Patientinnen, bei denen eine Operation eines Deszensus vorgenommen wird je Belagstag

Basierend auf den Daten: Stationäre Endkosten Kosten je stationärem/stationärer Patient/Patientin 2009[304]

Die hier angegebenen Kosten sind die Gesamtkosten für das österreichische Gesundheitswesen, die entstehen, wenn man davon ausgeht, dass bei 5639 Patientinnen in Österreich stationär eine Operation mit gleichzeitiger Versorgung eines Deszensus erfolgt.[305]

Es wurden die Berechnungen der Kosten erst ab drei Tagen stationärem Aufenthalt durchgeführt, da die durchschnittliche Belagsdauer von KH-Aufenthalten 2009 ohne 0-Tagesaufenthalte und Langzeitaufenthalte (über 28 Tage) in Österreich bei 5,52 Tagen liegt.[306]

[303] Die Summe aus der Tabelle 18 basiert auf der folgenden Berechnung: Es wurde aus der Summe Österreich Gesamt (stationäre Endkosten je Belagstag) der Tabelle 8 die Gesamtsumme für 5639 Patientinnen gebildet.
[304] Basierend auf den Daten der Tabelle 8: Hrsg. Bundesministerium für Gesundheit, Bereich I/B Radetzkystr. 2, 1030 Wien Krankenanstalten in Zahlen, Überregionale Auswertung der Dokumentation der landesgesundheitsfondfinanzierten Krankenanstalten, Österreich 2009, 011, Seite 1
[305] Siehe dazu Tabelle 4, die sich auf Daten aus der Excel-Datei von STATISTIK-AUSTRIA stützt.
[306] Siehe dazu: Abbildung 19

149

Tabelle 19

Kosten der verschiedenen Operationsverfahren 2009:

Operation	Materialkosten	Personalkosten (Ärzte und Pflegeteam)	Kosten für Anästhesie	Sonstige Kosten	E-Gesamtkosten	Ambulante Nachbehandlungskosten geschätzt	Gesamtkosten
Kolposuspension	78,27 €	82,75 €	167,53 €	7,57 €	336,12 €	168,06 €	504,18
TVT™	583,53 €	49,86 €	100,93 €	4,58 €	738,90 €	369,45 €	1108,35
Sparc™	586,66 €	36,84 €	74,59 €	3,39 €	701,48 €	350,74 €	1052,22
Monarc™	415,86 €	26,77 €	54,18 €	2,47 €	499,28 €	249,64 €	748,92
Serasis™	371,32 €	26,77 €	54,18 €	2,47 €	454,74 €	227,37 €	682,11
Ingelman-Sundberg	27,08 €	25,52 €	51,66 €	2,35 €	106,61 €	53,31 €	159,915
Kolposuspension mit Denzensusoperation	145,38 €	196,67 €	390,17 €	18,10 €	758,32 €	379,16 €	1137,48

*Ingelman-Sundberg wird nur bei einer motorischen Dranginkontinenz durchgeführt. Es wird eine Denervierung der überaktiven Detrusormuskulatur vorgenommen.

Die Kosten, die in „Effektivitäts- und Kostenanalyse verschiedener Harninkontinenzoperationsverfahren in einem Krankenhaus mittlerer Größe im Zeitraum von 1996 bis 2004[307] berechnet wurden, sind hier unter der Annahme einer jährlichen durchschnittlichen Kosten- steigerung von 2% auf das Jahr 2009 hochgerechnet worden. Die Kosten für das Serasis™ Band wurden vergleichbar den Kosten eines Monarc™ Bandes berechnet, da die Operationstechnik und die benötigten Materialien vollkommen vergleichbar sind und sich nur nur der Preis der Bänder unterscheidet.

Die Nachbehandlungskosten (ambulant) wurden vom Autor geschätzt. Dazu stellte er die Annahme auf, dass die Nachbehandlungs- kosten nochmals einen Euro-Betrag in der Höhe der halben entscheidungsrelevanten Gesamtkosten (E-Gesamtkosten) für die durch- geführte Operation betragen würden. Die dabei entstehende Summe wurde hier mit „ambulante Nachbehandlungskosten geschätzt" bezeichnet und dann zu den E-Gesamtkosten hinzugerechnet.

---

[307] Molsner, Jochen: Effektivitäts- und Kostenanalyse verschiedener Harninkontinenzoperationsverfahren in einem Krankenhaus mittlerer Größe im Zeitraum von 1996 bis 2004, Inaugural-Dissertation zur Erlangung des Medizinischen Doktorgrades, vorgelegt 2005 Seite 20

Tabelle 20

Operation	Materialkosten	Personalkosten (Ärzte und Pflegeteam)	Kosten für Anästhesie	Sonstige Kosten	Gesamtkosten	Ambulante Nachbehandlungskosten geschätzt:	Gesamtkosten
Deszensusoperation mit preiswertestem Beckenbodennetz (600.- Euro)	890,76 €	393,34 €	796,34 €	36,20 €	2.116,64 €	758,32 €	2.874,96 €
Deszensusoperation mit Beckenbodennetz (mittlerer Preis 800.- Euro)	1.090,76 €	393,34 €	796,34 €	36,20 €	2.316,64 €	758,32 €	3.074,96 €
Deszensusoperation mit teuerstem Beckenbodennetz (1000.- Euro)	1.290,76 €	393,34 €	796,34 €	36,20 €	2.516,64 €	758,32 €	3.274,96 €

Kosten der Operationsverfahren bei Deszensuschirurgie unter Einsatz eines Beckenbodennetzes 2009:

Die Kosten, die in „Effektivitäts- und Kostenanalyse verschiedener Harninkontinenzoperationsverfahren in einem Krankenhaus mittlerer Größe im Zeitraum von 1996 bis 2004"[308] berechnet wurden, sind hier unter der Annahme einer jährlichen durchschnittlichen Kosten- steigerung von 2% auf das Jahr 2009 hochgerechnet worden. Die Kosten für eine Deszensusoperation wurden geschätzt. Dabei wurden die Kosten für ein Operationsverfahren bei Deszensuschirurgie unter Einsatz eines Beckenbodennetzes (Meshes) aufgrund der zeitlichen Operationsdauer doppelt so hoch angesetzt, wie die Kosten für eine Kolposuspension mit Deszensusoperation.[309] Gleichzeitig wurden in die Materialkosten für den Einsatz eines Beckenbodennetzes 600 € mit dem niedrigsten Preis, 800 € für einen mittleren Preis und 1000 € für den höchsten Preis eines Beckenbodennetzes eingerechnet. Die ambulanten Nachbehandlungskosten für ein Operationsverfahren bei Deszensuschirurgie unter Einsatz eines Beckenbodennetzes (Meshes) basieren auf den ambulanten Nachbehandlungskosten für eine Kolposuspension mit Deszensusoperation[310] und sind aufgrund des Schwierigkeitsgrades der Operation und der Komplexität der Nach- behandlung vom Autor doppelt so hoch angesetzt worden.

---

[308] Molsner, Jochen: Effektivitäts- und Kostenanalyse verschiedener Harninkontinenzoperationsverfahren in einem Krankenhaus mittlerer Größe im Zeitraum von 1996 bis 2004, Inaugural-Dissertation zur Erlangung des Medizinischen Doktorgrades, vorgelegt 2005 Seite 20
[309] Siehe Tabelle 19
[310] Siehe Tabelle 19

Anmerkungen zu den Tabellen 21 bis 30

Die Kosten je stationären Patient / stationärer Patientin 2009 inklusive und exklusive kalkulatorischer Anlagekapitalkosten (KOAGR 08) und stationären Endkosten[311] basieren auf den Daten aus der Tabelle 8.

Die Kosten pro Deszensus-Operation mit anschließendem eintägigem Krankenhausaufenthalt basieren auf den Daten aus der Tabelle 20 (Gesamtkosten)[312] und es wurde jeweils ein Tagessatz (Kosten je stationären Patienten pro Tag) hinzugerechnet.

Es wurden die Berechnungen der Kosten erst ab drei Tagen stationärem Aufenthalt durchgeführt, da die durchschnittliche Belagsdauer von KH-Aufenthalten 2009 ohne 0-Tagesaufenthalte und Langzeitaufenthalte (über 28 Tage) in Österreich bei 5,52 Tagen liegt.[313] Außerdem verbleiben derzeitig die Patientinnen, bei denen eine Deszensus-Operation unter Einsatz eines Meshes durchgeführt wird, in allen Spitälern Österreich zwischen 6-14 Tage. Dies bestätigen auch die Ergebnisse von Molsner.[314]

Die Euro-Beträge, die schwarz dargestellt sind, sind die Beträge, die durch eine Deszensus-Operation unter Einsatz eines Meshes mit anschließendem eintägigem Krankenhausaufenthalt gegenüber einem 6-14 tägigen Krankenhausaufenthalt eingespart werden könnten.

---

[311] Basierend auf den Daten der Tabelle 8: Hrsg. Bundesministerium für Gesundheit, Bereich I/B Radetzkystr. 2, 1030 Wien Krankenanstalten in Zahlen, Überregionale Auswertung der Dokumentation der landesgesundheitsfondfinanzierten Krankenanstalten, Österreich 2009, 011, Seite 1

[312] Siehe dazu Tabelle 20

[313] Siehe dazu: Abbildung 19

[314] Molsner, Jochen: Effektivitäts- und Kostenanalyse verschiedener Harninkontinenz-operationsverfahren in einem Krankenhaus mittlerer Größe im Zeitraum von 1996 bis 2004, Vergleich von Kolposuspension, Tension Free Vaginal Tape (TVT™), Suprapubic Arc Sling (Sparc™), Transobturator Subfascial Hammock (Monarc™), Inaugural-Dissertation zur Erlangung des Medizinischen Doktorgrades, vorgelegt 2005 Seite 43

Tabelle 21[315, 316]

Berechnungen Kostenersparnis je durchgeführter Deszensusoperation unter Einsatz eines Beckenbodennetzes (Meshes) mit anschließendem eintägigem Krankenhausaufenthalt

Land	Kosten je stat. Patient inkl. KOAGR 08 pro Tag	Operation	Kosten pro Operation	Einsparungen ab stationärem Abrechnungstag											
				3. Tage	4. Tage	5. Tage	6. Tage	7. Tage	8. Tage	9. Tage	10. Tage	11. Tage	12. Tage	13. Tage	14. Tage
Burgenland	2.700,00 €	Deszensusoperation mit Beckenbodennetz (Preis 600.- Euro)	5.574,96 €	2.525,04 €	5.225,04 €	7.925,04 €	10.625,04 €	13.325,04 €	16.025,04 €	18.725,04 €	21.425,04 €	24.125,04 €	26.825,04 €	29.525,04 €	32.225,04 €
Burgenland	2.700,00 €	Deszensusoperation mit Beckenbodennetz (Preis 800.- Euro)	5.774,96 €	2.325,04 €	5.025,04 €	7.725,04 €	10.425,04 €	13.125,04 €	15.825,04 €	18.525,04 €	21.225,04 €	23.925,04 €	26.625,04 €	29.325,04 €	32.025,04 €
Burgenland	2.700,00 €	Deszensusoperation mit Beckenbodennetz (1000.- Euro)	5.974,96 €	2.125,04 €	4.825,04 €	7.525,04 €	10.225,04 €	12.925,04 €	15.625,04 €	18.325,04 €	21.025,04 €	23.725,04 €	26.425,04 €	29.125,04 €	31.825,04 €

Berechnungen Kostenersparnis je durchgeführter Deszensusoperation unter Einsatz eines Beckenbodennetzes (Meshes) mit anschließendem eintägigem Krankenhausaufenthalt

Land	Kosten je stat. Patient exkl. KOAGR 08 pro Tag	Operation	Kosten pro Operation	Einsparungen ab stationärem Abrechnungstag											
				3. Tage	4. Tage	5. Tage	6. Tage	7. Tage	8. Tage	9. Tage	10. Tage	11. Tage	12. Tage	13. Tage	14. Tage
Burgenland	2.504,00 €	Deszensusoperation mit Beckenbodennetz (Preis 600.- Euro)	5.378,96 €	2.133,04 €	4.637,04 €	7.141,04 €	9.645,04 €	12.149,04 €	14.653,04 €	17.157,04 €	19.661,04 €	22.165,04 €	24.669,04 €	27.173,04 €	29.677,04 €
Burgenland	2.504,00 €	Deszensusoperation mit Beckenbodennetz (Preis 800.- Euro)	5.578,96 €	1.933,04 €	4.437,04 €	6.941,04 €	9.445,04 €	11.949,04 €	14.453,04 €	16.957,04 €	19.461,04 €	21.965,04 €	24.469,04 €	26.973,04 €	29.477,04 €
Burgenland	2.504,00 €	Deszensusoperation mit Beckenbodennetz (1000.- Euro)	5.778,96 €	1.733,04 €	4.237,04 €	6.741,04 €	9.245,04 €	11.749,04 €	14.253,04 €	16.757,04 €	19.261,04 €	21.765,04 €	24.269,04 €	26.773,04 €	29.277,04 €

Berechnungen Kostenersparnis je durchgeführter Deszensusoperation unter Einsatz eines Beckenbodennetzes (Meshes) mit anschließendem eintägigem Krankenhausaufenthalt

Land	Stationäre Endkosten je stat. Patient pro Tag	Operation	Kosten pro Operation	Einsparungen ab stationärem Abrechnungstag											
				3. Tage	4. Tage	5. Tage	6. Tage	7. Tage	8. Tage	9. Tage	10. Tage	11. Tage	12. Tage	13. Tage	14. Tage
Burgenland	2.232,00 €	Deszensusoperation mit Beckenbodennetz (Preis 600.- Euro)	5.106,96 €	1.589,04 €	3.821,04 €	6.053,04 €	8.285,04 €	10.517,04 €	12.749,04 €	14.981,04 €	17.213,04 €	19.445,04 €	21.677,04 €	23.909,04 €	26.141,04 €
Burgenland	2.232,00 €	Deszensusoperation mit Beckenbodennetz (Preis 800.- Euro)	5.306,96 €	1.389,04 €	3.621,04 €	5.853,04 €	8.085,04 €	10.317,04 €	12.549,04 €	14.781,04 €	17.013,04 €	19.245,04 €	21.477,04 €	23.709,04 €	25.941,04 €
Burgenland	2.232,00 €	Deszensusoperation mit Beckenbodennetz (1000.- Euro)	5.506,96 €	1.189,04 €	3.421,04 €	5.653,04 €	7.885,04 €	10.117,04 €	12.349,04 €	14.581,04 €	16.813,04 €	19.045,04 €	21.277,04 €	23.509,04 €	25.741,04 €

---

315 Siehe Anmerkungen zu den Tabellen 21 bis 30
316 Die Berechnungen sind hier für das Land Burgenland durchgeführt worden.

Tabelle 22[317] [318]

Berechnungen Kostenersparnis je durchgeführter Deszensusoperation unter Einsatz eines Beckenbodennetzes (Meshes) mit anschließendem eintägigem Krankenhausaufenthalt

Land	Kosten je stat. Patient inkl. KOAGR 08 pro Tag	Operation	Kosten pro Operation	Einsparungen ab stationärem Abrechnungstag											
				3. Tage	4. Tage	5. Tage	6. Tage	7. Tage	8. Tage	9. Tage	10. Tage	11. Tage	12. Tage	13. Tage	14. Tage
Kärnten	4.201,00 €	Deszensusoperation mit Beckenbodennetz (Preis 600.- Euro)	7.075,96 €	12.603,00 €	16.804,00 €	21.005,00 €	25.206,00 €	29.407,00 €	33.608,00 €	37.809,00 €	42.010,00 €	46.211,00 €	50.412,00 €	54.613,00 €	58.814,00 €
Kärnten	4.201,00 €	Deszensusoperation mit Beckenbodennetz (Preis 800.- Euro)	7.275,96 €	5.327,04 €	9.528,04 €	13.729,04 €	17.930,04 €	22.131,04 €	26.332,04 €	30.533,04 €	34.734,04 €	38.935,04 €	43.136,04 €	47.337,04 €	51.538,04 €
Kärnten	4.201,00 €	Deszensusoperation mit Beckenbodennetz (1000.- Euro)	7.475,96 €	5.127,04 €	9.328,04 €	13.529,04 €	17.730,04 €	21.931,04 €	26.132,04 €	30.333,04 €	34.534,04 €	38.735,04 €	42.936,04 €	47.137,04 €	51.338,04 €

Berechnungen Kostenersparnis je durchgeführter Deszensusoperation unter Einsatz eines Beckenbodennetzes (Meshes) mit anschließendem eintägigem Krankenhausaufenthalt

Land	Kosten je stat. Patient exkl. KOAGR 08 pro Tag	Operation	Kosten pro Operation	Einsparungen ab stationärem Abrechnungstag											
				3. Tage	4. Tage	5. Tage	6. Tage	7. Tage	8. Tage	9. Tage	10. Tage	11. Tage	12. Tage	13. Tage	14. Tage
Kärnten	3.796,00 €	Deszensusoperation mit Beckenbodennetz (Preis 600.- Euro)	6.670,96 €	4.717,04 €	8.513,04 €	12.309,04 €	16.105,04 €	19.901,04 €	23.697,04 €	27.493,04 €	31.289,04 €	35.085,04 €	38.881,04 €	42.677,04 €	46.473,04 €
Kärnten	3.796,00 €	Deszensusoperation mit Beckenbodennetz (Preis 800.- Euro)	6.870,96 €	4.517,04 €	8.313,04 €	12.109,04 €	15.905,04 €	19.701,04 €	23.497,04 €	27.293,04 €	31.089,04 €	34.885,04 €	38.681,04 €	42.477,04 €	46.273,04 €
Kärnten	3.796,00 €	Deszensusoperation mit Beckenbodennetz (1000.- Euro)	7.070,96 €	4.317,04 €	8.113,04 €	11.909,04 €	15.705,04 €	19.501,04 €	23.297,04 €	27.093,04 €	30.889,04 €	34.685,04 €	38.481,04 €	42.277,04 €	46.073,04 €

Berechnungen Kostenersparnis je durchgeführter Deszensusoperation unter Einsatz eines Beckenbodennetzes (Meshes) mit anschließendem eintägigem Krankenhausaufenthalt

Land	Stationäre Endkosten je stat. Patient pro Tag	Operation	Kosten pro Operation	Einsparungen ab stationärem Abrechnungstag											
				3. Tage	4. Tage	5. Tage	6. Tage	7. Tage	8. Tage	9. Tage	10. Tage	11. Tage	12. Tage	13. Tage	14. Tage
Kärnten	3.460,00 €	Deszensusoperation mit Beckenbodennetz (Preis 600.- Euro)	6.334,96 €	4.045,04 €	7.505,04 €	10.965,04 €	14.425,04 €	17.885,04 €	21.345,04 €	24.805,04 €	28.265,04 €	31.725,04 €	35.185,04 €	38.645,04 €	42.105,04 €
Kärnten	3.460,00 €	Deszensusoperation mit Beckenbodennetz (Preis 800.- Euro)	6.534,96 €	3.845,04 €	7.305,04 €	10.765,04 €	14.225,04 €	17.685,04 €	21.145,04 €	24.605,04 €	28.065,04 €	31.525,04 €	34.985,04 €	38.445,04 €	41.905,04 €
Kärnten	3.460,00 €	Deszensusoperation mit Beckenbodennetz (1000.- Euro)	6.734,96 €	3.645,04 €	7.105,04 €	10.565,04 €	14.025,04 €	17.485,04 €	20.945,04 €	24.405,04 €	27.865,04 €	31.325,04 €	34.785,04 €	38.245,04 €	41.705,04 €

317 Siehe Anmerkungen zu den Tabellen 21 bis 30
318 Die Berechnungen sind hier für das Land Kärnten durchgeführt worden.

Tabelle 23[319] [320]

Berechnungen Kostenersparnis je durchgeführter Deszensusoperation unter Einsatz eines Beckenbodennetzes (Meshes) mit anschließendem eintägigem Krankenhausaufenthalt

Land	Kosten je stat. Patient inkl. KOAGR 08 pro Tag	Operation	Kosten pro Operation	Einsparungen ab stationärem Abrechnungstag											
				3. Tage	4. Tage	5. Tage	6. Tage	7. Tage	8. Tage	9. Tage	10. Tage	11. Tage	12. Tage	13. Tage	14. Tage
Niederösterreich	4.122,00 €	Deszensusoperation mit Beckenbodennetz (Preis 600.- Euro)	6.996,96 €	5.369,04 €	9.491,04 €	13.613,04 €	17.735,04 €	21.857,04 €	25.979,04 €	30.101,04 €	34.223,04 €	38.345,04 €	42.467,04 €	46.589,04 €	50.711,04 €
Niederösterreich	4.122,00 €	Deszensusoperation mit Beckenbodennetz (Preis 800.- Euro)	7.196,96 €	5.169,04 €	9.291,04 €	13.413,04 €	17.535,04 €	21.657,04 €	25.779,04 €	29.901,04 €	34.023,04 €	38.145,04 €	42.267,04 €	46.389,04 €	50.511,04 €
Niederösterreich	4.122,00 €	Deszensusoperation mit Beckenbodennetz (1000.- Euro)	7.396,96 €	4.969,04 €	9.091,04 €	13.213,04 €	17.335,04 €	21.457,04 €	25.579,04 €	29.701,04 €	33.823,04 €	37.945,04 €	42.067,04 €	46.189,04 €	50.311,04 €

Berechnungen Kostenersparnis je durchgeführter Deszensusoperation unter Einsatz eines Beckenbodennetzes (Meshes) mit anschließendem eintägigem Krankenhausaufenthalt

Land	Kosten je stat. Patient exkl. KOAGR 08 pro Tag	Operation	Kosten pro Operation	Einsparungen ab stationärem Abrechnungstag											
				3. Tage	4. Tage	5. Tage	6. Tage	7. Tage	8. Tage	9. Tage	10. Tage	11. Tage	12. Tage	13. Tage	14. Tage
Niederösterreich	3.752,00 €	Deszensusoperation mit Beckenbodennetz (Preis 600.- Euro)	6.626,96 €	4.629,04 €	8.381,04 €	12.133,04 €	15.885,04 €	19.637,04 €	23.389,04 €	27.141,04 €	30.893,04 €	34.645,04 €	38.397,04 €	42.149,04 €	45.901,04 €
Niederösterreich	3.752,00 €	Deszensusoperation mit Beckenbodennetz(Preis 800.- Euro)	6.826,96 €	4.429,04 €	8.181,04 €	11.933,04 €	15.685,04 €	19.437,04 €	23.189,04 €	26.941,04 €	30.693,04 €	34.445,04 €	38.197,04 €	41.949,04 €	45.701,04 €
Niederösterreich	3.752,00 €	Deszensusoperation mit Beckenbodennetz (1000.- Euro)	7.026,96 €	4.229,04 €	7.981,04 €	11.733,04 €	15.485,04 €	19.237,04 €	22.989,04 €	26.741,04 €	30.493,04 €	34.245,04 €	37.997,04 €	41.749,04 €	45.501,04 €

Berechnungen Kostenersparnis je durchgeführter Deszensusoperation unter Einsatz eines Beckenbodennetzes (Meshes) mit anschließendem eintägigem Krankenhausaufenthalt

Land	Stationäre Endkosten je stat. Patient pro Tag	Operation	Kosten pro Operation	Einsparungen ab stationärem Abrechnungstag											
				3. Tage	4. Tage	5. Tage	6. Tage	7. Tage	8. Tage	9. Tage	10. Tage	11. Tage	12. Tage	13. Tage	14. Tage
Niederösterreich	3.378,00 €	Deszensusoperation mit Beckenbodennetz (Preis 600.- Euro)	6.252,96 €	3.881,04 €	7.259,04 €	10.637,04 €	14.015,04 €	17.393,04 €	20.771,04 €	24.149,04 €	27.527,04 €	30.905,04 €	34.283,04 €	37.661,04 €	41.039,04 €
Niederösterreich	3.378,00 €	Deszensusoperation mit Beckenbodennetz(Preis 800.- Euro)	6.452,96 €	3.681,04 €	7.059,04 €	10.437,04 €	13.815,04 €	17.193,04 €	20.571,04 €	23.949,04 €	27.327,04 €	30.705,04 €	34.083,04 €	37.461,04 €	40.839,04 €
Niederösterreich	3.378,00 €	Deszensusoperation mit Beckenbodennetz (1000.- Euro)	6.652,96 €	3.481,04 €	6.859,04 €	10.237,04 €	13.615,04 €	16.993,04 €	20.371,04 €	23.749,04 €	27.127,04 €	30.505,04 €	33.883,04 €	37.261,04 €	40.639,04 €

[319] Siehe Anmerkungen zu den Tabellen 21 bis 30
[320] Die Berechnungen sind hier für das Land Niederösterreich durchgeführt worden.

Tabelle 24 [321] [322]

Berechnungen Kostenersparnis je durchgeführter Deszensusoperation unter Einsatz eines Beckenbodennetzes (Meshes) mit anschließendem eintägigem Krankenhausaufenthalt

Land	Kosten je stat. Patient inkl. KOAGR 08 pro Tag	Operation	Kosten pro Operation	Einsparungen ab stationärem Abrechnungstag											
				3. Tage	4. Tage	5. Tage	6. Tage	7. Tage	8. Tage	9. Tage	10. Tage	11. Tage	12. Tage	13. Tage	14. Tage
Oberösterreich	3.598,00 €	Deszensusoperation mit Beckenbodennetz (Preis 600,- Euro)	6.470,96 €	4.317,04 €	7.913,04 €	11.509,04 €	15.105,04 €	18.701,04 €	22.297,04 €	25.893,04 €	29.489,04 €	33.085,04 €	36.681,04 €	40.277,04 €	43.873,04 €
Oberösterreich	3.598,00 €	Deszensusoperation mit Beckenbodennetz (Preis 800,- Euro)	6.670,96 €	4.117,04 €	7.713,04 €	11.309,04 €	14.905,04 €	18.501,04 €	22.097,04 €	25.693,04 €	29.289,04 €	32.885,04 €	36.481,04 €	40.077,04 €	43.673,04 €
Oberösterreich	3.598,00 €	Deszensusoperation mit Beckenbodennetz (1000,- Euro)	6.870,96 €	3.917,04 €	7.513,04 €	11.109,04 €	14.705,04 €	18.301,04 €	21.897,04 €	25.493,04 €	29.089,04 €	32.685,04 €	36.281,04 €	39.877,04 €	43.473,04 €

Berechnungen Kostenersparnis je durchgeführter Deszensusoperation unter Einsatz eines Beckenbodennetzes (Meshes) mit anschließendem eintägigem Krankenhausaufenthalt

Land	Kosten je stat. Patient exkl. KOAGR 08 pro Tag	Operation	Kosten pro Operation	Einsparungen ab stationärem Abrechnungstag											
				3. Tage	4. Tage	5. Tage	6. Tage	7. Tage	8. Tage	9. Tage	10. Tage	11. Tage	12. Tage	13. Tage	14. Tage
Oberösterreich	3.128,00 €	Deszensusoperation mit Beckenbodennetz (Preis 600,- Euro)	6.002,96 €	3.381,04 €	6.509,04 €	9.637,04 €	12.765,04 €	15.893,04 €	19.021,04 €	22.149,04 €	25.277,04 €	28.405,04 €	31.533,04 €	34.661,04 €	37.789,04 €
Oberösterreich	3.128,00 €	Deszensusoperation mit Beckenbodennetz (Preis 800,- Euro)	6.202,96 €	3.181,04 €	6.309,04 €	9.437,04 €	12.565,04 €	15.693,04 €	18.821,04 €	21.949,04 €	25.077,04 €	28.205,04 €	31.333,04 €	34.461,04 €	37.589,04 €
Oberösterreich	3.128,00 €	Deszensusoperation mit Beckenbodennetz (1000,- Euro)	6.402,96 €	2.981,04 €	6.109,04 €	9.237,04 €	12.365,04 €	15.493,04 €	18.621,04 €	21.749,04 €	24.877,04 €	28.005,04 €	31.133,04 €	34.261,04 €	37.389,04 €

Berechnungen Kostenersparnis je durchgeführter Deszensusoperation unter Einsatz eines Beckenbodennetzes (Meshes) mit anschließendem eintägigem Krankenhausaufenthalt

Land	Stationäre Erstkosten je stat. Patient pro Tag	Operation	Kosten pro Operation	Einsparungen ab stationärem Abrechnungstag											
				3. Tage	4. Tage	5. Tage	6. Tage	7. Tage	8. Tage	9. Tage	10. Tage	11. Tage	12. Tage	13. Tage	14. Tage
Oberösterreich	2.945,00 €	Deszensusoperation mit Beckenbodennetz (Preis 600,- Euro)	5.819,96 €	3.015,04 €	5.960,04 €	8.905,04 €	11.850,04 €	14.795,04 €	17.740,04 €	20.685,04 €	23.630,04 €	26.575,04 €	29.520,04 €	32.465,04 €	35.410,04 €
Oberösterreich	2.945,00 €	Deszensusoperation mit Beckenbodennetz (Preis 800,- Euro)	6.019,96 €	2.815,04 €	5.760,04 €	8.705,04 €	11.650,04 €	14.595,04 €	17.540,04 €	20.485,04 €	23.430,04 €	26.375,04 €	29.320,04 €	32.265,04 €	35.210,04 €
Oberösterreich	2.945,00 €	Deszensusoperation mit Beckenbodennetz (1000,- Euro)	6.219,96 €	2.615,04 €	5.560,04 €	8.505,04 €	11.450,04 €	14.395,04 €	17.340,04 €	20.285,04 €	23.230,04 €	26.175,04 €	29.120,04 €	32.065,04 €	35.010,04 €

---

[321] Siehe Anmerkungen zu den Tabellen 21 bis 30
[322] Die Berechnungen sind hier für das Land Oberösterreich durchgeführt worden.

Tabelle 25 [323] [324]

Berechnungen Kostenersparnis je durchgeführter Deszensusoperation unter Einsatz eines Beckenbodennetzes (Meshes) mit anschließendem eintägigem Krankenhausaufenthalt

Land	Kosten je stat. Patient inkl. KOAGR 08 pro Tag	Operation	Kosten pro Operation	Einsparungen ab stationärem Abrechnungstag											
				3. Tage	4. Tage	5. Tage	6. Tage	7. Tage	8. Tage	9. Tage	10. Tage	11. Tage	12. Tage	13. Tage	14. Tage
Salzburg	3.670,00 €	Deszensusoperation mit Beckenbodennetz (Preis 600,- Euro)	6.544,96 €	4.465,04 €	8.135,04 €	11.805,04 €	15.475,04 €	19.145,04 €	22.815,04 €	26.485,04 €	30.155,04 €	33.825,04 €	37.495,04 €	41.165,04 €	44.835,04 €
Salzburg	3.670,00 €	Deszensusoperation mit Beckenbodennetz (Preis 800,- Euro)	6.744,96 €	4.265,04 €	7.935,04 €	11.605,04 €	15.275,04 €	18.945,04 €	22.615,04 €	26.285,04 €	29.955,04 €	33.625,04 €	37.295,04 €	40.965,04 €	44.635,04 €
Salzburg	3.670,00 €	Deszensusoperation mit Beckenbodennetz (1000,- Euro)	6.944,96 €	4.065,04 €	7.735,04 €	11.405,04 €	15.075,04 €	18.745,04 €	22.415,04 €	26.085,04 €	29.755,04 €	33.425,04 €	37.095,04 €	40.765,04 €	44.435,04 €

Berechnungen Kostenersparnis je durchgeführter Deszensusoperation unter Einsatz eines Beckenbodennetzes (Meshes) mit anschließendem eintägigem Krankenhausaufenthalt

Land	Kosten je stat. Patient exkl. KOAGR 08 pro Tag	Operation	Kosten pro Operation	Einsparungen ab stationärem Abrechnungstag											
				3. Tage	4. Tage	5. Tage	6. Tage	7. Tage	8. Tage	9. Tage	10. Tage	11. Tage	12. Tage	13. Tage	14. Tage
Salzburg	3.300,00 €	Deszensusoperation mit Beckenbodennetz (Preis 600,- Euro)	6.180,96 €	3.737,04 €	7.043,04 €	10.349,04 €	13.655,04 €	16.961,04 €	20.267,04 €	23.573,04 €	26.879,04 €	30.185,04 €	33.491,04 €	36.797,04 €	40.103,04 €
Salzburg	3.300,00 €	Deszensusoperation mit Beckenbodennetz (Preis 800,- Euro)	6.380,96 €	3.537,04 €	6.843,04 €	10.149,04 €	13.455,04 €	16.761,04 €	20.067,04 €	23.373,04 €	26.679,04 €	29.985,04 €	33.291,04 €	36.597,04 €	39.903,04 €
Salzburg	3.300,00 €	Deszensusoperation mit Beckenbodennetz (1000,- Euro)	6.580,96 €	3.337,04 €	6.643,04 €	9.949,04 €	13.255,04 €	16.561,04 €	19.867,04 €	23.173,04 €	26.479,04 €	29.785,04 €	33.091,04 €	36.397,04 €	39.703,04 €

Berechnungen Kostenersparnis je durchgeführter Deszensusoperation unter Einsatz eines Beckenbodennetzes (Meshes) mit anschließendem eintägigem Krankenhausaufenthalt

Land	Stationäre Endkosten je stat. Patient pro Tag	Operation	Kosten pro Operation	Einsparungen ab stationärem Abrechnungstag											
				3. Tage	4. Tage	5. Tage	6. Tage	7. Tage	8. Tage	9. Tage	10. Tage	11. Tage	12. Tage	13. Tage	14. Tage
Salzburg	3.030,00 €	Deszensusoperation mit Beckenbodennetz (Preis 600,- Euro)	5.904,96 €	3.185,04 €	6.215,04 €	9.245,04 €	12.275,04 €	15.305,04 €	18.335,04 €	21.365,04 €	24.395,04 €	27.425,04 €	30.455,04 €	33.485,04 €	36.515,04 €
Salzburg	3.030,00 €	Deszensusoperation mit Beckenbodennetz (Preis 800,- Euro)	6.104,96 €	2.985,04 €	6.015,04 €	9.045,04 €	12.075,04 €	15.105,04 €	18.135,04 €	21.165,04 €	24.195,04 €	27.225,04 €	30.255,04 €	33.285,04 €	36.315,04 €
Salzburg	3.030,00 €	Deszensusoperation mit Beckenbodennetz (1000,- Euro)	6.304,96 €	2.785,04 €	5.815,04 €	8.845,04 €	11.875,04 €	14.905,04 €	17.935,04 €	20.965,04 €	23.995,04 €	27.025,04 €	30.055,04 €	33.085,04 €	36.115,04 €

---

323 Siehe Anmerkungen zu den Tabellen 21 bis 30
324 Die Berechnungen sind hier für das Land Salzburg durchgeführt worden.

Tabelle 26 [325] [326]

Berechnungen Kostenersparnis je durchgeführter Deszensusoperation unter Einsatz eines Beckenbodennetzes (Meshes) mit anschließendem eintägigem Krankenhausaufenthalt															
				Einsparungen ab stationärem Abrechnungstag											
Land	Kosten je stat. Patient inkl. KOAGR 08 pro Tag	Operation	Kosten pro Operation	3. Tage	4. Tage	5. Tage	6. Tage	7. Tage	8. Tage	9. Tage	10. Tage	11. Tage	12. Tage	13. Tage	14. Tage
Steiermark	4.580,00 €	Deszensusoperation mit Beckenbodennetz (Preis 600.- Euro)	7.454,96 €	6.285,04 €	10.865,04 €	15.445,04 €	20.025,04 €	24.605,04 €	29.185,04 €	33.765,04 €	38.345,04 €	42.925,04 €	47.505,04 €	52.085,04 €	56.665,04 €
Steiermark	4.580,00 €	Deszensusoperation mit Beckenbodennetz (Preis 800.- Euro)	7.654,96 €	6.085,04 €	10.665,04 €	15.245,04 €	19.825,04 €	24.405,04 €	28.985,04 €	33.565,04 €	38.145,04 €	42.725,04 €	47.305,04 €	51.885,04 €	56.465,04 €
Steiermark	4.580,00 €	Deszensusoperation mit Beckenbodennetz (1000.- Euro)	7.854,96 €	5.885,04 €	10.465,04 €	15.045,04 €	19.625,04 €	24.205,04 €	28.785,04 €	33.365,04 €	37.945,04 €	42.525,04 €	47.105,04 €	51.685,04 €	56.265,04 €

Berechnungen Kostenersparnis je durchgeführter Deszensusoperation unter Einsatz eines Beckenbodennetzes (Meshes) mit anschließendem eintägigem Krankenhausaufenthalt															
				Einsparungen ab stationärem Abrechnungstag											
Land	Kosten je stat. Patient exkl. KOAGR 08 pro Tag	Operation	Kosten pro Operation	3. Tage	4. Tage	5. Tage	6. Tage	7. Tage	8. Tage	9. Tage	10. Tage	11. Tage	12. Tage	13. Tage	14. Tage
Steiermark	4.147,00 €	Deszensusoperation mit Beckenbodennetz (Preis 600.- Euro)	7.021,96 €	5.419,04 €	9.566,04 €	13.713,04 €	17.860,04 €	22.007,04 €	26.154,04 €	30.301,04 €	34.448,04 €	38.595,04 €	42.742,04 €	46.889,04 €	51.036,04 €
Steiermark	4.147,00 €	Deszensusoperation mit Beckenbodennetz (Preis 800.- Euro)	7.221,96 €	5.219,04 €	9.366,04 €	13.513,04 €	17.660,04 €	21.807,04 €	25.954,04 €	30.101,04 €	34.248,04 €	38.395,04 €	42.542,04 €	46.689,04 €	50.836,04 €
Steiermark	4.147,00 €	Deszensusoperation mit Beckenbodennetz (1000.- Euro)	7.421,96 €	5.019,04 €	9.166,04 €	13.313,04 €	17.460,04 €	21.607,04 €	25.754,04 €	29.901,04 €	34.048,04 €	38.195,04 €	42.342,04 €	46.489,04 €	50.636,04 €

Berechnungen Kostenersparnis je durchgeführter Deszensusoperation unter Einsatz eines Beckenbodennetzes (Meshes) mit anschließendem eintägigem Krankenhausaufenthalt															
				Einsparungen ab stationärem Abrechnungstag											
Land	Stationäre Endkosten je stat. Patient pro Tag	Operation	Kosten pro Operation	3. Tage	4. Tage	5. Tage	6. Tage	7. Tage	8. Tage	9. Tage	10. Tage	11. Tage	12. Tage	13. Tage	14. Tage
Steiermark	3.420,00 €	Deszensusoperation mit Beckenbodennetz (Preis 600.- Euro)	6.294,96 €	3.965,04 €	7.385,04 €	10.805,04 €	14.225,04 €	17.645,04 €	21.065,04 €	24.485,04 €	27.905,04 €	31.325,04 €	34.745,04 €	38.165,04 €	41.585,04 €
Steiermark	3.420,00 €	Deszensusoperation mit Beckenbodennetz (Preis 800.- Euro)	6.494,96 €	3.765,04 €	7.185,04 €	10.605,04 €	14.025,04 €	17.445,04 €	20.865,04 €	24.285,04 €	27.705,04 €	31.125,04 €	34.545,04 €	37.965,04 €	41.385,04 €
Steiermark	3.420,00 €	Deszensusoperation mit Beckenbodennetz (1000.- Euro)	6.694,96 €	3.565,04 €	6.985,04 €	10.405,04 €	13.825,04 €	17.245,04 €	20.665,04 €	24.085,04 €	27.505,04 €	30.925,04 €	34.345,04 €	37.765,04 €	41.185,04 €

325 Siehe Anmerkungen zu den Tabellen 21 bis 30

326 Die Berechnungen sind hier für das Land Steiermark durchgeführt worden.

Tabelle 27 [327] [328]

Berechnungen Kostenersparnis je durchgeführter Deszensusoperation unter Einsatz eines Beckenbodennetzes (Meshes) mit anschließendem eintägigem Krankenhausaufenthalt

Land	Kosten je stat. Patient inkl. KOAGR 08 pro Tag	Operation	Kosten pro Operation	Einsparungen ab stationärem Abrechnungstag											
				3. Tage	4. Tage	5. Tage	6. Tage	7. Tage	8. Tage	9. Tage	10. Tage	11. Tage	12. Tage	13. Tage	14. Tage
Tirol	3.329,00 €	Deszensusoperation mit Beckenbodennetz (Preis 600,- Euro)	6.203,96 €	3.783,04 €	7.112,04 €	10.441,04 €	13.770,04 €	17.099,04 €	20.428,04 €	23.757,04 €	27.086,04 €	30.415,04 €	33.744,04 €	37.073,04 €	40.402,04 €
Tirol	3.329,00 €	Deszensusoperation mit Beckenbodennetz (Preis 800,- Euro)	6.403,96 €	3.583,04 €	6.912,04 €	10.241,04 €	13.570,04 €	16.899,04 €	20.228,04 €	23.557,04 €	26.886,04 €	30.215,04 €	33.544,04 €	36.873,04 €	40.202,04 €
Tirol	3.329,00 €	Deszensusoperation mit Beckenbodennetz (1000,- Euro)	6.603,96 €	3.383,04 €	6.712,04 €	10.041,04 €	13.370,04 €	16.699,04 €	20.028,04 €	23.357,04 €	26.686,04 €	30.015,04 €	33.344,04 €	36.673,04 €	40.002,04 €

Berechnungen Kostenersparnis je durchgeführter Deszensusoperation unter Einsatz eines Beckenbodennetzes (Meshes) mit anschließendem eintägigem Krankenhausaufenthalt

Land	Kosten je stat. Patient exkl. KOAGR 08 pro Tag	Operation	Kosten pro Operation	Einsparungen ab stationären Abrechnungstag											
				3. Tage	4. Tage	5. Tage	6. Tage	7. Tage	8. Tage	9. Tage	10. Tage	11. Tage	12. Tage	13. Tage	14. Tage
Tirol	2.896,00 €	Deszensusoperation mit Beckenbodennetz (Preis 600,- Euro)	5.770,96 €	2.997,04 €	5.813,04 €	8.709,04 €	11.605,04 €	14.501,04 €	17.397,04 €	20.293,04 €	23.189,04 €	26.085,04 €	28.981,04 €	31.877,04 €	34.773,04 €
Tirol	2.896,00 €	Deszensusoperation mit Beckenbodennetz (Preis 800,- Euro)	5.970,96 €	2.717,04 €	5.613,04 €	8.509,04 €	11.405,04 €	14.301,04 €	17.197,04 €	20.093,04 €	22.989,04 €	25.885,04 €	28.781,04 €	31.677,04 €	34.573,04 €
Tirol	2.896,00 €	Deszensusoperation mit Beckenbodennetz (1000,- Euro)	6.170,96 €	2.517,04 €	5.413,04 €	8.309,04 €	11.205,04 €	14.101,04 €	16.997,04 €	19.893,04 €	22.789,04 €	25.685,04 €	28.581,04 €	31.477,04 €	34.373,04 €

Berechnungen Kostenersparnis je durchgeführter Deszensusoperation unter Einsatz eines Beckenbodennetzes (Meshes) mit anschließendem eintägigem Krankenhausaufenthalt

Land	Stationäre Endkosten je stat. Patient pro Tag	Operation	Kosten pro Operation	Einsparungen ab stationärem Abrechnungstag											
				3. Tage	4. Tage	5.Tage	6. Tage	7. Tage	8. Tage	9. Tage	10. Tage	11. Tage	12. Tage	13. Tage	14. Tage
Tirol	2.636,00 €	Deszensusoperation mit Beckenbodennetz (Preis 600,- Euro)	5.510,96 €	2.397,04 €	5.003,04 €	7.669,04 €	10.305,04 €	12.941,04 €	15.577,04 €	18.213,04 €	20.849,04 €	23.485,04 €	26.121,04 €	28.757,04 €	31.393,04 €
Tirol	2.636,00 €	Deszensusoperation mit Beckenbodennetz (Preis 800,- Euro)	5.710,96 €	2.197,04 €	4.833,04 €	7.469,04 €	10.105,04 €	12.741,04 €	15.377,04 €	18.013,04 €	20.649,04 €	23.285,04 €	25.921,04 €	28.557,04 €	31.193,04 €
Tirol	2.636,00 €	Deszensusoperation mit Beckenbodennetz (1000,- Euro)	5.910,96 €	1.997,04 €	4.633,04 €	7.269,04 €	9.905,04 €	12.541,04 €	15.177,04 €	17.813,04 €	20.449,04 €	23.085,04 €	25.721,04 €	28.357,04 €	30.993,04 €

[327] Siehe Anmerkungen zu den Tabellen 21 bis 30
[328] Die Berechnungen sind hier für das Land Tirol durchgeführt worden.

Tabelle 28[329] [330]

Berechnungen Kostenersparnis je durchgeführter Deszensusoperation unter Einsatz eines Beckenbodennetzes (Meshes) mit anschließendem eintägigem Krankenhausaufenthalt

Land	Kosten je stat. Patient inkl. KOAGR 08 pro Tag	Operation	Kosten pro Operation	Einsparungen ab stationärem Abrechnungstag											
				3. Tage	4. Tage	5. Tage	6. Tage	7. Tage	8. Tage	9. Tage	10. Tage	11. Tage	12. Tage	13. Tage	14. Tage
Vorarlberg	3.374,00 €	Deszensusoperation mit Beckenbodennetz (Preis 600.- Euro)	6.249,96 €	3.873,04 €	7.247,04 €	10.621,04 €	13.995,04 €	17.369,04 €	20.743,04 €	24.117,04 €	27.491,04 €	30.865,04 €	34.239,04 €	37.613,04 €	40.987,04 €
Vorarlberg	3.374,00 €	Deszensusoperation mit Beckenbodennetz (Preis 800.- Euro)	6.449,96 €	3.673,04 €	7.047,04 €	10.421,04 €	13.795,04 €	17.169,04 €	20.543,04 €	23.917,04 €	27.291,04 €	30.665,04 €	34.039,04 €	37.413,04 €	40.787,04 €
Vorarlberg	3.374,00 €	Deszensusoperation mit Beckenbodennetz (1000.- Euro)	6.649,96 €	3.473,04 €	6.847,04 €	10.221,04 €	13.595,04 €	16.969,04 €	20.343,04 €	23.717,04 €	27.091,04 €	30.465,04 €	33.839,04 €	37.213,04 €	40.587,04 €

Berechnungen Kostenersparnis je durchgeführter Deszensusoperation unter Einsatz eines Beckenbodennetzes (Meshes) mit anschließender eintägigem Krankenhausaufenthalt

Land	Kosten je stat. Patient exkl. KOAGR 08 pro Tag	Operation	Kosten pro Operation	Einsparungen ab stationärem Abrechnungstag											
				3. Tage	4. Tage	5. Tage	6. Tage	7. Tage	8. Tage	9. Tage	10. Tage	11. Tage	12. Tage	13. Tage	14. Tage
Vorarlberg	3.119,00 €	Deszensusoperation mit Beckenbodennetz (Preis 600.- Euro)	5.993,96 €	3.363,04 €	6.492,04 €	9.601,04 €	12.720,04 €	15.839,04 €	18.958,04 €	22.077,04 €	25.196,04 €	28.315,04 €	31.434,04 €	34.553,04 €	37.672,04 €
Vorarlberg	3.119,00 €	Deszensusoperation mit Beckenbodennetz (Preis 800.- Euro)	6.193,96 €	3.163,04 €	6.282,04 €	9.401,04 €	12.520,04 €	15.639,04 €	18.758,04 €	21.877,04 €	24.996,04 €	28.115,04 €	31.234,04 €	34.353,04 €	37.472,04 €
Vorarlberg	3.119,00 €	Deszensusoperation mit Beckenbodennetz (1000.- Euro)	6.393,96 €	2.963,04 €	6.082,04 €	9.201,04 €	12.320,04 €	15.439,04 €	18.558,04 €	21.677,04 €	24.796,04 €	27.915,04 €	31.034,04 €	34.153,04 €	37.272,04 €

Berechnungen Kostenersparnis je durchgeführter Deszensusoperation unter Einsatz eines Beckenbodennetzes (Meshes) mit anschließendem eintägigem Krankenhausaufenthalt

Land	Stationäre Endkosten je stat. Patient pro Tag	Operation	Kosten pro Operation	Einsparungen ab stationärem Abrechnungstag											
				3. Tage	4. Tage	5. Tage	6. Tage	7. Tage	8. Tage	9. Tage	10. Tage	11. Tage	12. Tage	13. Tage	14. Tage
Vorarlberg	2.818,00 €	Deszensusoperation mit Beckenbodennetz (Preis 800.- Euro)	5.692,96 €	2.761,04 €	5.579,04 €	8.397,04 €	11.215,04 €	14.033,04 €	16.851,04 €	19.669,04 €	22.487,04 €	25.305,04 €	28.123,04 €	30.941,04 €	33.759,04 €
Vorarlberg	2.818,00 €	Deszensusoperation mit Beckenbodennetz (Preis 800.- Euro)	5.882,96 €	2.261,04 €	5.379,04 €	8.197,04 €	11.015,04 €	13.833,04 €	16.651,04 €	19.469,04 €	22.287,04 €	25.105,04 €	27.923,04 €	30.741,04 €	33.559,04 €
Vorarlberg	2.818,00 €	Deszensusoperation mit Beckenbodennetz (1000.- Euro)	6.092,96 €	2.361,04 €	5.179,04 €	7.997,04 €	10.815,04 €	13.633,04 €	16.451,04 €	19.269,04 €	22.087,04 €	24.905,04 €	27.723,04 €	30.541,04 €	33.359,04 €

160

[329] Siehe Anmerkungen zu den Tabellen 21 bis 30
[330] Die Berechnungen sind hier für das Land Vorarlberg durchgeführt worden.

Tabelle 29[331] [332]

Berechnungen Kostenersparnis je durchgeführter Deszensusoperation unter Einsatz eines Beckenbodennetzes (Meshes) mit anschließendem eintägigem Krankenhausaufenthalt

Land	Kosten je stat. Patient inkl. KOAGR 08 pro Tag	Operation	Kosten pro Operation	Einsparungen ab stationärem Abrechnungstag											
				3. Tage	4. Tage	5. Tage	6. Tage	7. Tage	8. Tage	9. Tage	10. Tage	11. Tage	12. Tage	13. Tage	14. Tage
Wien	5.708,00 €	Deszensusoperation mit Beckenbodennetz (Preis 600.- Euro)	8.562,96 €	8.541,04 €	14.249,04 €	19.957,04 €	25.665,04 €	31.373,04 €	37.081,04 €	42.789,04 €	48.497,04 €	54.205,04 €	59.913,04 €	65.621,04 €	71.329,04 €
Wien	5.708,00 €	Deszensusoperation mit Beckenbodennetz (Preis 800.- Euro)	8.782,96 €	8.341,04 €	14.049,04 €	19.757,04 €	25.465,04 €	31.173,04 €	36.881,04 €	42.589,04 €	48.297,04 €	54.005,04 €	59.713,04 €	65.421,04 €	71.129,04 €
Wien	5.708,00 €	Deszensusoperation mit Beckenbodennetz (1000.- Euro)	8.982,96 €	8.141,04 €	13.849,04 €	19.557,04 €	25.265,04 €	30.973,04 €	36.681,04 €	42.389,04 €	48.097,04 €	53.805,04 €	59.513,04 €	65.221,04 €	70.929,04 €

Berechnungen Kostenersparnis je durchgeführter Deszensusoperation unter Einsatz eines Beckenbodennetzes (Meshes) mit anschließendem eintägigem Krankenhausaufenthalt

Land	Kosten je stat. Patient exkl. KOAGR 08 pro Tag	Operation	Kosten pro Operation	Einsparungen ab stationärem Abrechnungstag											
				3. Tage	4. Tage	5. Tage	6. Tage	7. Tage	8. Tage	9. Tage	10. Tage	11. Tage	12. Tage	13. Tage	14. Tage
Wien	5.062,00 €	Deszensusoperation mit Beckenbodennetz (Preis 600.- Euro)	7.936,96 €	7.249,04 €	12.311,04 €	17.373,04 €	22.435,04 €	27.497,04 €	32.559,04 €	37.621,04 €	42.683,04 €	47.745,04 €	52.807,04 €	57.869,04 €	62.931,04 €
Wien	5.062,00 €	Deszensusoperation mit Beckenbodennetz (Preis 800.- Euro)	8.136,96 €	7.049,04 €	12.111,04 €	17.173,04 €	22.235,04 €	27.297,04 €	32.359,04 €	37.421,04 €	42.483,04 €	47.545,04 €	52.607,04 €	57.669,04 €	62.731,04 €
Wien	5.062,00 €	Deszensusoperation mit Beckenbodennetz (1000.- Euro)	8.336,96 €	6.849,04 €	11.911,04 €	16.973,04 €	22.035,04 €	27.097,04 €	32.159,04 €	37.221,04 €	42.283,04 €	47.345,04 €	52.407,04 €	57.469,04 €	62.531,04 €

Berechnungen Kostenersparnis je durchgeführter Deszensusoperation unter Einsatz eines Beckenbodennetzes (Meshes) mit anschließendem eintägigem Krankenhausaufenthalt

Land	Stationäre Endkosten je stat. Patient pro Tag	Operation	Kosten pro Operation	Einsparungen ab stationärem Abrechnungstag											
				3. Tage	4. Tage	5. Tage	6. Tage	7. Tage	8. Tage	9. Tage	10. Tage	11. Tage	12. Tage	13. Tage	14. Tage
Wien	4.069,00 €	Deszensusoperation mit Beckenbodennetz (Preis 600.- Euro)	6.943,96 €	5.263,04 €	9.332,04 €	13.401,04 €	17.470,04 €	21.539,04 €	25.608,04 €	29.677,04 €	33.746,04 €	37.815,04 €	41.884,04 €	45.953,04 €	50.022,04 €
Wien	4.069,00 €	Deszensusoperation mit Beckenbodennetz (Preis 800.- Euro)	7.143,96 €	5.063,04 €	9.132,04 €	13.201,04 €	17.270,04 €	21.339,04 €	25.408,04 €	29.477,04 €	33.546,04 €	37.615,04 €	41.684,04 €	45.753,04 €	49.822,04 €
Wien	4.069,00 €	Deszensusoperation mit Beckenbodennetz (1000.- Euro)	7.343,96 €	4.863,04 €	8.932,04 €	13.001,04 €	17.070,04 €	21.139,04 €	25.208,04 €	29.277,04 €	33.346,04 €	37.415,04 €	41.484,04 €	45.553,04 €	49.622,04 €

161

[331] Siehe Anmerkungen zu den Tabellen 21 bis 30
[332] Die Berechnungen sind hier für das Land Wien durchgeführt worden.

Tabelle 30 [333] [334]

Berechnungen Kostenersparnis je durchgeführter Deszensusoperation unter Einsatz eines Beckenbodennetzes (Meshes) mit anschließendem eintägigem Krankenhausaufenthalt

Land	Kosten je stat. Patient inkl. KOAGR 08 pro Tag	Operation	Kosten pro Operation	Einsparungen ab stationärem Abrechnungstag											
				3. Tage	4. Tage	5. Tage	6. Tage	7. Tage	8. Tage	9. Tage	10. Tage	11. Tage	12. Tage	13. Tage	14. Tage
Ö-Gesamt	4.247,00 €	Deszensusoperation mit Beckenbodennetz (Preis 600.- Euro)	7.121,96 €	5.619,04 €	9.866,04 €	14.113,04 €	18.360,04 €	22.607,04 €	26.854,04 €	31.101,04 €	35.348,04 €	39.595,04 €	43.842,04 €	48.089,04 €	52.336,04 €
Ö-Gesamt	4.247,00 €	Deszensusoperation mit Beckenbodennetz (Preis 800.- Euro)	7.321,96 €	5.419,04 €	9.666,04 €	13.913,04 €	18.160,04 €	22.407,04 €	26.654,04 €	30.901,04 €	35.148,04 €	39.395,04 €	43.642,04 €	47.889,04 €	52.136,04 €
Ö-Gesamt	4.247,00 €	Deszensusoperation mit Beckenbodennetz (1000.- Euro)	7.521,96 €	5.219,04 €	9.466,04 €	13.713,04 €	17.960,04 €	22.207,04 €	26.454,04 €	30.731,04 €	34.948,04 €	39.195,04 €	43.442,04 €	47.689,04 €	51.936,04 €

Berechnungen Kostenersparnis je durchgeführter Deszensusoperation unter Einsatz eines Beckenbodennetzes (Meshes) mit anschließendem eintägigem Krankenhausaufenthalt

Land	Kosten je stat. Patient exkl. KOAGR 08 pro Tag	Operation	Kosten pro Operation	Einsparungen ab stationärem Abrechnungstag											
				3. Tage	4. Tage	5. Tage	6. Tage	7. Tage	8. Tage	9. Tage	10. Tage	11. Tage	12. Tage	13. Tage	14. Tage
Ö-Gesamt	3.791,00 €	Deszensusoperation mit Beckenbodennetz (Preis 600.- Euro)	6.665,96 €	4.707,04 €	8.498,04 €	12.289,04 €	16.080,04 €	19.871,04 €	23.662,04 €	27.453,04 €	31.244,04 €	35.035,04 €	38.826,04 €	42.617,04 €	46.408,04 €
Ö-Gesamt	3.791,00 €	Deszensusoperation mit Beckenbodennetz (Preis 800.- Euro)	6.865,96 €	4.507,04 €	8.298,04 €	12.089,04 €	15.880,04 €	19.671,04 €	23.462,04 €	27.253,04 €	31.044,04 €	34.835,04 €	38.626,04 €	42.417,04 €	46.208,04 €
Ö-Gesamt	3.791,00 €	Deszensusoperation mit Beckenbodennetz (1000.- Euro)	7.065,96 €	4.307,04 €	8.098,04 €	11.889,04 €	15.680,04 €	19.471,04 €	23.262,04 €	27.053,04 €	30.844,04 €	34.635,04 €	38.426,04 €	42.217,04 €	46.008,04 €

Berechnungen Kostenersparnis je durchgeführter Deszensusoperation unter Einsatz eines Beckenbodennetzes (Meshes) mit anschließendem eintägigem Krankenhausaufenthalt

Land	Stationäre Endkosten je stat. Patient pro Tag	Operation	Kosten pro Operation	Einsparungen ab stationärem Abrechnungstag											
				3. Tage	4. Tage	5. Tage	6. Tage	7. Tage	8. Tage	9. Tage	10. Tage	11. Tage	12. Tage	13. Tage	14. Tage
Ö-Gesamt	3.301,00 €	Deszensusoperation mit Beckenbodennetz (Preis 600.- Euro)	6.175,96 €	3.727,04 €	7.028,04 €	10.329,04 €	13.630,04 €	16.931,04 €	20.232,04 €	23.533,04 €	26.834,04 €	30.135,04 €	33.436,04 €	36.737,04 €	40.038,04 €
Ö-Gesamt	3.301,00 €	Deszensusoperation mit Beckenbodennetz (Preis 800.- Euro)	6.375,96 €	3.527,04 €	6.828,04 €	10.129,04 €	13.430,04 €	16.731,04 €	20.032,04 €	23.333,04 €	26.634,04 €	29.935,04 €	33.236,04 €	36.537,04 €	39.838,04 €
Ö-Gesamt	3.301,00 €	Deszensusoperation mit Beckenbodennetz (1000.- Euro)	6.575,96 €	3.327,04 €	6.628,04 €	9.929,04 €	13.230,04 €	16.531,04 €	19.832,04 €	23.133,04 €	26.434,04 €	29.735,04 €	33.036,04 €	36.337,04 €	39.638,04 €

---

[333] Siehe Anmerkungen zu den Tabellen 21 bis 30

[334] Dies sind die Berechnungen für ganz Österreich, die auf einem Durchschnittswert beruhen.

Anmerkungen zu den Tabellen 31 bis 40

Die Kosten je stationären Patient / stationärer Patientin 2009 inklusive und exklusive kalkulatorischer Anlagekapitalkosten (KOAGR 08) und stationären Endkosten[335] basieren auf den Daten aus der Tabelle 8.

Die Kosten pro Deszensus-Operation mit anschließendem eintägigem Krankenhausaufenthalt basieren auf den Daten aus der Tabelle 20 (Gesamtkosten)[336] und es wurde jeweils ein Tagessatz (je Belagstag) hinzugerechnet.

Es wurden die Berechnungen der Kosten erst ab drei Tagen stationärem Aufenthalt durchgeführt, da die durchschnittliche Belagsdauer von KH-Aufenthalten 2009 ohne 0-Tagesaufenthalte und Langzeitaufenthalte (über 28 Tage) in Österreich bei 5,52 Tagen liegt.[337] Außerdem verbleiben derzeitig die Patientinnen, bei denen eine Deszensus-Operation unter Einsatz eines Meshes durchgeführt wird, in allen Spitälern Österreich zwischen 6-14 Tage. Dies bestätigen auch die Ergebnisse von Molsner.[338]

Die Euro-Beträge, die schwarz dargestellt sind, sind die Beträge, die durch eine Deszensus-Operation unter Einsatz eines Meshes mit anschließendem eintägigem Krankenhausaufenthalt gegenüber einem 6-14 tägigen Krankenhausaufenthalt eingespart werden könnten. Die rot dargestellten Euro-Beträge stellen die Beträge dar, bis zu welchem Tag eine Deszensus-Operation unter Einsatz eines Meshes mit anschließendem eintägigem Krankenhausaufenthalt im Vergleich mit einer Deszensus-Operation unter Einsatz eines Meshes mit anschließendem stationären Aufenthalt zu keiner Einsparung, sondern eher zu einer Kostenerhöhung führen würde, würde der stationäre Aufenthalt mit dem dritten Tag enden.

[335] Basierend auf den Daten aus der Tabelle 8 Seite 135: Hrsg. Bundesministerium für Gesundheit, Bereich I/B Radetzkystr. 2, 1030 Wien Krankenanstalten in Zahlen, Überregionale Auswertung der Dokumentation der landesgesundheitsfondsfinanzierten Krankenanstalten, Österreich 2009, 011, Seite 1
[336] Siehe dazu Tabelle 20
[337] Siehe dazu: Abbildung 19
[338] Molsner, Jochen: Effektivitäts- und Kostenanalyse verschiedener Harninkontinenz-operationsverfahren in einem Krankenhaus mittlerer Größe im Zeitraum von 1996 bis 2004, Vergleich von Kolposuspension, Tension Free Vaginal Tape (TVT™), Suprapubic Arc Sling (Sparc™), Transobturator Subfascial Hammock (Monarc™), Inaugural-Dissertation zur Erlangung des Medizinischen Doktorgrades, vorgelegt 2005 Seite 43

Tabelle 31 [339] [340]

Berechnungen Kostenerspanis je durchgeführter Deszensusoperation unter Einsatz eines Beckenbodennetzes (Meshes) mit anschließendem einlägigem Krankenhausaufenthalt

Land	Kosten je Belagstag inkl. KOAGR 08	Operation	Kosten pro Operation	Einsparungen ab stationärem Abrechnungstag											
				3. Tage	4. Tage	5. Tage	6. Tage	7. Tage	8. Tage	9. Tage	10. Tage	11. Tage	12. Tage	13. Tage	14. Tage
Burgenland	683,00 €	Deszensusoperation mit Beckenbodennetz (Preis 600.- Euro)	3.557,96 €				540,04 €	1.223,04 €	1.906,04 €	2.589,04 €	3.272,04 €	3.955,04 €	4.638,04 €	5.321,04 €	6.004,04 €
Burgenland	683,00 €	Deszensusoperation mit Beckenbodennetz (Preis 800.- Euro)	3.757,96 €				340,04 €	1.023,04 €	1.706,04 €	2.389,04 €	3.072,04 €	3.755,04 €	4.438,04 €	5.121,04 €	5.804,04 €
Burgenland	683,00 €	Deszensusoperation mit Beckenbodennetz (1000.- Euro)	3.957,96 €				140,04 €	823,04 €	1.506,04 €	2.189,04 €	2.872,04 €	3.555,04 €	4.238,04 €	4.921,04 €	5.604,04 €

Berechnungen Kostenerspanis je durchgeführter Deszensusoperation unter Einsatz eines Beckenbodennetzes (Meshes) mit anschließendem einlägigem Krankenhausaufenthalt

Land	Kosten je Belagstag exkl. KOAGR 08	Operation	Kosten pro Operation	Einsparungen ab stationärem Abrechnungstag											
				3. Tage	4. Tage	5. Tage	6. Tage	7. Tage	8. Tage	9. Tage	10. Tage	11. Tage	12. Tage	13. Tage	14. Tage
Burgenland	634,00 €	Deszensusoperation mit Beckenbodennetz (Preis 600.- Euro)	3.508,96 €				295,04 €	929,04 €	1.563,04 €	2.197,04 €	2.831,04 €	3.465,04 €	4.099,04 €	4.733,04 €	5.367,04 €
Burgenland	634,00 €	Deszensusoperation mit Beckenbodennetz (Preis 800.- Euro)	3.708,96 €				95,04 €	729,04 €	1.363,04 €	1.997,04 €	2.631,04 €	3.265,04 €	3.899,04 €	4.533,04 €	5.167,04 €
Burgenland	634,00 €	Deszensusoperation mit Beckenbodennetz (1000.- Euro)	3.908,96 €					529,04 €	1.163,04 €	1.797,04 €	2.431,04 €	3.065,04 €	3.699,04 €	4.333,04 €	4.967,04 €

Berechnungen Kostenerspanis je durchgeführter Deszensusoperation unter Einsatz eines Beckenbodennetzes (Meshes) mit anschließendem einlägigem Krankenhausaufenthalt

Land	Stationäre Endkosten je Belagstag	Operation	Kosten pro Operation	Einsparungen ab stationärem Abrechnungstag											
				3. Tage	4. Tage	5. Tage	6. Tage	7. Tage	8. Tage	9. Tage	10. Tage	11. Tage	12. Tage	13. Tage	14. Tage
Burgenland	565,00 €	Deszensusoperation mit Beckenbodennetz (Preis 600.- Euro)	3.439,96 €					515,04 €	1.080,04 €	1.645,04 €	2.210,04 €	2.775,04 €	3.340,04 €	3.905,04 €	4.470,04 €
Burgenland	565,00 €	Deszensusoperation mit Beckenbodennetz (Preis 800.- Euro)	3.639,96 €					315,04 €	880,04 €	1.445,04 €	2.010,04 €	2.575,04 €	3.140,04 €	3.705,04 €	4.270,04 €
Burgenland	565,00 €	Deszensusoperation mit Beckenbodennetz (1000.- Euro)	3.839,96 €					115,04 €	680,04 €	1.245,04 €	1.810,04 €	2.375,04 €	2.940,04 €	3.505,04 €	4.070,04 €

[339] Siehe Anmerkungen zu den Tabellen 31 bis 40
[340] Die Berechnungen sind hier für das Land Burgenland durchgeführt worden.

Tabelle 32[341] [342]

Berechnungen Kostenersparnis je durchgeführter Deszensusoperation unter Einsatz eines Beckenbodennetzes (Meshes) mit anschließendem eintägigem Krankenhausaufenthalt

Land	Kosten je Belagstag inkl. KOAGR 08	Operation	Kosten pro Operation	Einsparungen ab stationärem Abrechnungstag											
				3. Tage	4. Tage	5. Tage	6. Tage	7. Tage	8. Tage	9. Tage	10. Tage	11. Tage	12. Tage	13. Tage	14. Tage
Kärnten	668,00 €	Deszensusoperation mit Beckenbodennetz (Preis 600.- Euro)	3.542,96 €	-1.538,96 €	-870,96 €	-202,96 €	465,04 €	1.133,04 €	1.801,04 €	2.469,04 €	3.137,04 €	3.805,04 €	4.473,04 €	5.141,04 €	5.809,04 €
Kärnten	668,00 €	Deszensusoperation mit Beckenbodennetz (Preis 800.- Euro)	3.742,96 €	-1.738,96 €	-1.070,96 €	-402,96 €	265,04 €	933,04 €	1.601,04 €	2.269,04 €	2.937,04 €	3.605,04 €	4.273,04 €	4.941,04 €	5.609,04 €
Kärnten	668,00 €	Deszensusoperation mit Beckenbodennetz (1000.- Euro)	3.942,96 €	-1.938,96 €	-1.270,96 €	-602,96 €	65,04 €	733,04 €	1.401,04 €	2.069,04 €	2.737,04 €	3.405,04 €	4.073,04 €	4.741,04 €	5.409,04 €

Berechnungen Kostenersparnis je durchgeführter Deszensusoperation unter Einsatz eines Beckenbodennetzes (Meshes) mit anschließendem eintägigem Krankenhausaufenthalt

Land	Kosten je Belagstag exkl. KOAGR 08	Operation	Kosten pro Operation	Einsparungen ab stationärem Abrechnungstag											
				3. Tage	4. Tage	5. Tage	6. Tage	7. Tage	8. Tage	9. Tage	10. Tage	11. Tage	12. Tage	13. Tage	14. Tage
Kärnten	604,00 €	Deszensusoperation mit Beckenbodennetz (Preis 600.- Euro)	3.478,96 €	-1.666,96 €	-1.062,96 €	-458,96 €	145,04 €	749,04 €	1.353,04 €	1.957,04 €	2.561,04 €	3.165,04 €	3.769,04 €	4.373,04 €	4.977,04 €
Kärnten	604,00 €	Deszensusoperation mit Beckenbodennetz (Preis 800.- Euro)	3.678,96 €	-1.866,96 €	-1.262,96 €	-658,96 €	-54,96 €	549,04 €	1.153,04 €	1.757,04 €	2.361,04 €	2.965,04 €	3.569,04 €	4.173,04 €	4.777,04 €
Kärnten	604,00 €	Deszensusoperation mit Beckenbodennetz (1000.- Euro)	3.878,96 €	-2.066,96 €	-1.462,96 €	-858,96 €	-254,96 €	349,04 €	953,04 €	1.557,04 €	2.161,04 €	2.765,04 €	3.369,04 €	3.973,04 €	4.577,04 €

Berechnungen Kostenersparnis je durchgeführter Deszensusoperation unter Einsatz eines Beckenbodennetzes (Meshes) mit anschließendem eintägigem Krankenhausaufenthalt

Land	Stationäre Endkosten je Belagstag	Operation	Kosten pro Operation	Einsparungen ab stationärem Abrechnungstag											
				3. Tage	4. Tage	5. Tage	6. Tage	7. Tage	8. Tage	9. Tage	10. Tage	11. Tage	12. Tage	13. Tage	14. Tage
Kärnten	550,00 €	Deszensusoperation mit Beckenbodennetz (Preis 600.- Euro)	3.424,96 €	-1.774,96 €	-1.224,96 €	-674,96 €	-124,96 €	425,04 €	975,04 €	1.525,04 €	2.075,04 €	2.625,04 €	3.175,04 €	3.725,04 €	4.275,04 €
Kärnten	550,00 €	Deszensusoperation mit Beckenbodennetz (Preis 800.- Euro)	3.624,96 €	-1.974,96 €	-1.424,96 €	-874,96 €	-324,96 €	225,04 €	775,04 €	1.325,04 €	1.875,04 €	2.425,04 €	2.975,04 €	3.525,04 €	4.075,04 €
Kärnten	550,00 €	Deszensusoperation mit Beckenbodennetz (1000.- Euro)	3.824,96 €	-2.174,96 €	-1.624,96 €	-1.074,96 €	-524,96 €	25,04 €	575,04 €	1.125,04 €	1.675,04 €	2.225,04 €	2.775,04 €	3.325,04 €	3.875,04 €

341 Siehe Anmerkungen zu den Tabellen 31 bis 40
342 Die Berechnungen sind hier für das Land Kärnten durchgeführt worden.

Tabelle 33 [343] [344]

Berechnungen Kostenersparnis je durchgeführter Deszensusoperation unter Einsatz eines Beckenbodennetzes (Meshes) mit anschließendem eintägigem Krankenhausaufenthalt

Land	Kosten je Belagstag inkl. KOAGR 08	Operation	Kosten pro Operation	Einsparungen ab stationärem Abrechnungstag											
				3. Tage	4. Tage	5. Tage	6. Tage	7. Tage	8. Tage	9. Tage	10. Tage	11. Tage	12. Tage	13. Tage	14. Tage
Niederösterreich	713,00 €	Deszensusoperation mit Beckenbodennetz (Preis 600.- Euro)	3.587,96 €	-1.448,96 €	-735,96 €	-22,96 €	690,04 €	1.403,04 €	2.116,04 €	2.829,04 €	3.542,04 €	4.255,04 €	4.968,04 €	5.681,04 €	6.394,04 €
Niederösterreich	713,00 €	Deszensusoperation mit Beckenbodennetz (Preis 800.- Euro)	3.787,96 €	-1.648,96 €	-935,96 €	-222,96 €	490,04 €	1.203,04 €	1.916,04 €	2.629,04 €	3.342,04 €	4.055,04 €	4.768,04 €	5.481,04 €	6.194,04 €
Niederösterreich	713,00 €	Deszensusoperation mit Beckenbodennetz (1000.- Euro)	3.987,96 €	-1.848,96 €	-1.135,96 €	-422,96 €	290,04 €	1.003,04 €	1.716,04 €	2.429,04 €	3.142,04 €	3.855,04 €	4.568,04 €	5.281,04 €	5.994,04 €

Berechnungen Kostenersparnis je durchgeführter Deszensusoperation unter Einsatz eines Beckenbodennetzes (Meshes) mit anschließendem entägigem Krankenhausaufenthalt

Land	Kosten je Belagstag exkl. KOAGR 08	Operation	Kosten pro Operation	Einsparungen ab stationärem Abrechnungstag											
				3. Tage	4. Tage	5. Tage	6. Tage	7. Tage	8. Tage	9. Tage	10. Tage	11. Tage	12. Tage	13. Tage	14. Tage
Niederösterreich	649,00 €	Deszensusoperation mit Beckenbodennetz (Preis 600.- Euro)	3.523,96 €	-1.876,96 €	-927,96 €	-278,96 €	370,04 €	1.019,04 €	1.668,04 €	2.317,04 €	2.966,04 €	3.615,04 €	4.264,04 €	4.913,04 €	5.562,04 €
Niederösterreich	649,00 €	Deszensusoperation mit Beckenbodennetz (Preis 800.- Euro)	3.723,96 €	-1.776,96 €	-1.127,96 €	-478,96 €	170,04 €	819,04 €	1.468,04 €	2.117,04 €	2.766,04 €	3.415,04 €	4.064,04 €	4.713,04 €	5.362,04 €
Niederösterreich	649,00 €	Deszensusoperation mit Beckenbodennetz (1000.- Euro)	3.923,96 €	-1.976,96 €	-1.327,96 €	-678,96 €	-29,96 €	619,04 €	1.268,04 €	1.917,04 €	2.566,04 €	3.215,04 €	3.864,04 €	4.513,04 €	5.162,04 €

Berechnungen Kostenersparnis je durchgeführter Deszensusoperation unter Einsatz eines Beckenbodennetzes (Meshes) mit anschließendem entägigem Krankenhausaufenthalt

Land	Stationäre Endkosten je Belagstag	Operation	Kosten pro Operation	Einsparungen ab stationärem Abrechnungstag											
				3. Tage	4. Tage	5. Tage	6. Tage	7. Tage	8. Tage	9. Tage	10. Tage	11. Tage	12. Tage	13. Tage	14. Tage
Niederösterreich	584,00 €	Deszensusoperation mit Beckenbodennetz (Preis 600.- Euro)	3.458,96 €	-1.706,96 €	-1.122,96 €	-538,96 €	45,04 €	629,04 €	1.213,04 €	1.797,04 €	2.381,04 €	2.965,04 €	3.549,04 €	4.133,04 €	4.717,04 €
Niederösterreich	584,00 €	Deszensusoperation mit Beckenbodennetz (Preis 800.- Euro)	3.658,96 €	-1.906,96 €	-1.322,96 €	-738,96 €	-154,96 €	429,04 €	1.013,04 €	1.597,04 €	2.181,04 €	2.765,04 €	3.349,04 €	3.933,04 €	4.517,04 €
Niederösterreich	584,00 €	Deszensusoperation mit Beckenbodennetz (1000.- Euro)	3.858,96 €	-2.106,96 €	-1.522,96 €	-938,96 €	-354,96 €	229,04 €	813,04 €	1.397,04 €	1.981,04 €	2.565,04 €	3.149,04 €	3.733,04 €	4.317,04 €

[343] Siehe Anmerkungen zu den Tabellen 31 bis 40
[344] Die Berechnungen sind hier für das Land Niederösterreich durchgeführt worden.

Tabelle 34[345] [346]

Berechnungen Kostenersparnis je durchgeführter Deszensusoperation unter Einsatz eines Beckenbodennetzes (Meshes) mit anschließendem eintägigem Krankenhausaufenthalt

Land	Kosten je Belagstag inkl. KOAGR 08	Operation	Kosten pro Operation	Einsparungen ab stationärem Abrechnungstag												
				3. Tage	4. Tage	5. Tage	6. Tage	7. Tage	8. Tage	9. Tage	10. Tage	11. Tage	12. Tage	13. Tage	14. Tage
Oberösterreich	692,00 €	Deszensusoperation mit Beckenbodennetz (Preis 600,- Euro)	3.566,96 €				585,04 €	1.277,04 €	1.969,04 €	2.661,04 €	3.353,04 €	4.045,04 €	4.737,04 €	5.429,04 €	6.121,04 €
Oberösterreich	692,00 €	Deszensusoperation mit Beckenbodennetz (Preis 800,- Euro)	3.766,96 €				385,04 €	1.077,04 €	1.769,04 €	2.461,04 €	3.153,04 €	3.845,04 €	4.537,04 €	5.229,04 €	5.921,04 €
Oberösterreich	692,00 €	Deszensusoperation mit Beckenbodennetz (1000,- Euro)	3.966,96 €				185,04 €	877,04 €	1.569,04 €	2.261,04 €	2.953,04 €	3.645,04 €	4.337,04 €	5.029,04 €	5.721,04 €

Berechnungen Kostenersparnis je durchgeführter Deszensusoperation unter Einsatz eines Beckenbodennetzes (Meshes) mit anschließendem eintägigem Krankenhausaufenthalt

Land	Kosten je Belagstag exkl. KOAGR 08	Operation	Kosten pro Operation	Einsparungen ab stationärem Abrechnungstag												
				3. Tage	4. Tage	5. Tage	6. Tage	7. Tage	8. Tage	9. Tage	10. Tage	11. Tage	12. Tage	13. Tage	14. Tage
Oberösterreich	602,00 €	Deszensusoperation mit Beckenbodennetz (Preis 600,- Euro)	3.476,96 €	-1.670,96 €	-1.068,96 €	-466,96 €	135,04 €	737,04 €	1.339,04 €	1.941,04 €	2.543,04 €	3.145,04 €	3.747,04 €	4.349,04 €	4.951,04 €
Oberösterreich	602,00 €	Deszensusoperation mit Beckenbodennetz (Preis 800,- Euro)	3.676,96 €	-1.870,96 €	-1.268,96 €	-666,96 €	-64,96 €	537,04 €	1.139,04 €	1.741,04 €	2.343,04 €	2.945,04 €	3.547,04 €	4.149,04 €	4.751,04 €
Oberösterreich	602,00 €	Deszensusoperation mit Beckenbodennetz (1000,- Euro)	3.876,96 €	-2.070,96 €	-1.468,96 €	-866,96 €	-264,96 €	337,04 €	939,04 €	1.541,04 €	2.143,04 €	2.745,04 €	3.347,04 €	3.949,04 €	4.551,04 €

Berechnungen Kostenersparnis je durchgeführter Deszensusoperation unter Einsatz eines Beckenbodennetzes (Meshes) mit anschließendem eintägigem Krankenhausaufenthalt

Land	Stationäre Endkosten je Belagstag	Operation	Kosten pro Operation	Einsparungen ab stationärem Abrechnungstag												
				3. Tage	4. Tage	5. Tage	6. Tage	7. Tage	8. Tage	9. Tage	10. Tage	11. Tage	12. Tage	13. Tage	14. Tage
Oberösterreich	587,00 €	Deszensusoperation mit Beckenbodennetz (Preis 600,- Euro)	3.461,96 €	-1.700,96 €	-1.113,96 €	-526,96 €	60,04 €	647,04 €	1.234,04 €	1.821,04 €	2.408,04 €	2.995,04 €	3.582,04 €	4.169,04 €	4.756,04 €
Oberösterreich	587,00 €	Deszensusoperation mit Beckenbodennetz (Preis 800,- Euro)	3.661,96 €	-1.900,96 €	-1.313,96 €	-726,96 €	-139,96 €	447,04 €	1.034,04 €	1.621,04 €	2.208,04 €	2.795,04 €	3.382,04 €	3.969,04 €	4.556,04 €
Oberösterreich	587,00 €	Deszensusoperation mit Beckenbodennetz (1000,- Euro)	3.861,96 €	-2.100,96 €	-1.513,96 €	-926,96 €	-339,96 €	247,04 €	834,04 €	1.421,04 €	2.008,04 €	2.595,04 €	3.182,04 €	3.769,04 €	4.356,04 €

---

[345] Siehe Anmerkungen zu den Tabellen 31 bis 40
[346] Die Berechnungen sind hier für das Land Oberösterreich durchgeführt worden.

Tabelle 35[347] [348]

Berechnungen Kostenersparnis je durchgeführter Deszensusoperation unter Einsatz eines Beckenbodennetzes (Meshes) mit anschließendem eintägigem Krankenhausaufenthalt

Land	Kosten je Belagstag inkl. KOAGR 08	Operation	Kosten pro Operation	Einsparungen ab stationärem Abrechnungstag											
				3. Tage	4. Tage	5. Tage	6. Tage	7. Tage	8. Tage	9. Tage	10. Tage	11. Tage	12. Tage	13. Tage	14. Tage
Salzburg	705,00 €	Deszensusoperation mit Beckenbodennetz (Preis 600.- Euro)	3.579,96 €				650,04 €	1.355,04 €	2.060,04 €	2.765,04 €	3.470,04 €	4.175,04 €	4.880,04 €	5.585,04 €	6.290,04 €
Salzburg	705,00 €	Deszensusoperation mit Beckenbodennetz (Preis 800.- Euro)	3.779,96 €				450,04 €	1.155,04 €	1.860,04 €	2.565,04 €	3.270,04 €	3.975,04 €	4.680,04 €	5.385,04 €	6.090,04 €
Salzburg	705,00 €	Deszensusoperation mit Beckenbodennetz (1000.- Euro)	3.979,96 €				250,04 €	955,04 €	1.660,04 €	2.365,04 €	3.070,04 €	3.775,04 €	4.480,04 €	5.185,04 €	5.890,04 €

Berechnungen Kostenersparnis je durchgeführter Deszensusoperation unter Einsatz eines Beckenbodennetzes (Meshes) mit anschließendem eintägigem Krankenhausaufenthalt

Land	Kosten je Belagstag exkl. KOAGR 08	Operation	Kosten pro Operation	Einsparungen ab stationärem Abrechnungstag											
				3. Tage	4. Tage	5. Tage	6. Tage	7. Tage	8. Tage	9. Tage	10. Tage	11. Tage	12. Tage	13. Tage	14. Tage
Salzburg	636,00 €	Deszensusoperation mit Beckenbodennetz (Preis 600.- Euro)	3.510,96 €				305,04 €	941,04 €	1.577,04 €	2.213,04 €	2.849,04 €	3.485,04 €	4.121,04 €	4.757,04 €	5.393,04 €
Salzburg	636,00 €	Deszensusoperation mit Beckenbodennetz (Preis 800.- Euro)	3.710,96 €				105,04 €	741,04 €	1.377,04 €	2.013,04 €	2.649,04 €	3.285,04 €	3.921,04 €	4.557,04 €	5.193,04 €
Salzburg	636,00 €	Deszensusoperation mit Beckenbodennetz (1000.- Euro)	3.910,96 €				-94,96 €	541,04 €	1.177,04 €	1.813,04 €	2.449,04 €	3.085,04 €	3.721,04 €	4.357,04 €	4.993,04 €

Berechnungen Kostenersparnis je durchgeführter Deszensusoperation unter Einsatz eines Beckenbodennetzes (Meshes) mit anschließendem eintägigem Krankenhausaufenthalt

Land	Stationäre Endkosten je Belagstag	Operation	Kosten pro Operation	Einsparungen ab stationärem Abrechnungstag											
				3. Tage	4. Tage	5. Tage	6. Tage	7. Tage	8. Tage	9. Tage	10. Tage	11. Tage	12. Tage	13. Tage	14. Tage
Salzburg	583,00 €	Deszensusoperation mit Beckenbodennetz (Preis 600.- Euro)	3.457,96 €				40,04 €	623,04 €	1.206,04 €	1.789,04 €	2.372,04 €	2.955,04 €	3.538,04 €	4.121,04 €	4.704,04 €
Salzburg	583,00 €	Deszensusoperation mit Beckenbodennetz (Preis 800.- Euro)	3.657,96 €					423,04 €	1.006,04 €	1.589,04 €	2.172,04 €	2.755,04 €	3.338,04 €	3.921,04 €	4.504,04 €
Salzburg	583,00 €	Deszensusoperation mit Beckenbodennetz (1000.- Euro)	3.857,96 €					223,04 €	806,04 €	1.389,04 €	1.972,04 €	2.555,04 €	3.138,04 €	3.721,04 €	4.304,04 €

[347] Siehe Anmerkungen zu den Tabellen 31 bis 40
[348] Die Berechnungen sind hier für das Land Salzburg durchgeführt worden.

Tabelle 36[349] [350]

Berechnungen Kostenersparnis je durchgeführter Deszensusoperation unter Einsatz eines Beckenbodennetzes (Meshes) mit anschließendem eintägigem Krankenhausaufenthalt

Land	Kosten je Belagstag inkl. KOAGR 08	Operation	Kosten pro Operation	Einsparungen ab stationärem Abrechnungstag											
				3. Tage	4. Tage	5. Tage	6. Tage	7. Tage	8. Tage	9. Tage	10. Tage	11. Tage	12. Tage	13. Tage	14. Tage
Steiermark	735,00 €	Deszensusoperation mit Beckenbodennetz (Preis 600.- Euro)	3.609,96 €	-1.404,96 €	-669,96 €	65,04 €	800,04 €	1.535,04 €	2.270,04 €	3.005,04 €	3.740,04 €	4.475,04 €	5.210,04 €	5.945,04 €	6.680,04 €
Steiermark	735,00 €	Deszensusoperation mit Beckenbodennetz (Preis 800.- Euro)	3.809,96 €	-1.604,96 €	-869,96 €	-134,96 €	600,04 €	1.335,04 €	2.070,04 €	2.805,04 €	3.540,04 €	4.275,04 €	5.010,04 €	5.745,04 €	6.480,04 €
Steiermark	735,00 €	Deszensusoperation mit Beckenbodennetz (1000.- Euro)	4.009,96 €	-1.804,96 €	-1.069,96 €	-334,96 €	400,04 €	1.135,04 €	1.870,04 €	2.605,04 €	3.340,04 €	4.075,04 €	4.810,04 €	5.545,04 €	6.280,04 €

Berechnungen Kostenersparnis je durchgeführter Deszensusoperation unter Einsatz eines Beckenbodennetzes (Meshes) mit anschließendem eintägigem Krankenhausaufenthalt

Land	Kosten je Belagstag exkl. KOAGR 08	Operation	Kosten pro Operation	Einsparungen ab stationärem Abrechnungstag											
				3. Tage	4. Tage	5. Tage	6. Tage	7. Tage	8. Tage	9. Tage	10. Tage	11. Tage	12. Tage	13. Tage	14. Tage
Steiermark	665,00 €	Deszensusoperation mit Beckenbodennetz (Preis 600.- Euro)	3.539,96 €	-1.544,96 €	-879,96 €	-214,96 €	450,04 €	1.115,04 €	1.780,04 €	2.445,04 €	3.110,04 €	3.775,04 €	4.440,04 €	5.105,04 €	5.770,04 €
Steiermark	665,00 €	Deszensusoperation mit Beckenbodennetz (Preis 800.- Euro)	3.739,96 €	-1.744,96 €	-1.079,96 €	-414,96 €	250,04 €	915,04 €	1.580,04 €	2.245,04 €	2.910,04 €	3.575,04 €	4.240,04 €	4.905,04 €	5.570,04 €
Steiermark	665,00 €	Deszensusoperation mit Beckenbodennetz (1000.- Euro)	3.939,96 €	-1.944,96 €	-1.279,96 €	-614,96 €	50,04 €	715,04 €	1.380,04 €	2.045,04 €	2.710,04 €	3.375,04 €	4.040,04 €	4.705,04 €	5.370,04 €

Berechnungen Kostenersparnis je durchgeführter Deszensusoperation unter Einsatz eines Beckenbodennetzes (Meshes) mit anschließendem eintägigem Krankenhausaufenthalt

Land	Stationäre Endkosten je Belagstag	Operation	Kosten pro Operation	Einsparungen ab stationärem Abrechnungstag											
				3. Tage	4. Tage	5. Tage	6. Tage	7. Tage	8. Tage	9. Tage	10. Tage	11. Tage	12. Tage	13. Tage	14. Tage
Steiermark	549,00 €	Deszensusoperation mit Beckenbodennetz (Preis 600.- Euro)	3.423,96 €	-1.776,96 €	-1.227,96 €	-678,96 €	-129,96 €	419,04 €	968,04 €	1.517,04 €	2.066,04 €	2.615,04 €	3.164,04 €	3.713,04 €	4.262,04 €
Steiermark	549,00 €	Deszensusoperation mit Beckenbodennetz (Preis 800.- Euro)	3.623,96 €	-1.976,96 €	-1.427,96 €	-878,96 €	-329,96 €	219,04 €	768,04 €	1.317,04 €	1.866,04 €	2.415,04 €	2.964,04 €	3.513,04 €	4.062,04 €
Steiermark	549,00 €	Deszensusoperation mit Beckenbodennetz (1000.- Euro)	3.823,96 €	-2.176,96 €	-1.627,96 €	-1.078,96 €	-529,96 €	19,04 €	568,04 €	1.117,04 €	1.666,04 €	2.215,04 €	2.764,04 €	3.313,04 €	3.862,04 €

---

[349] Siehe Anmerkungen zu den Tabellen 31 bis 40
[350] Die Berechnungen sind hier für das Land Steiermark durchgeführt worden.

Tabelle 37[351] [352]

Berechnungen Kostenersparnis je durchgeführter Deszensusoperation unter Einsatz eines Beckenbodennetzes (Meshes) mit anschließendem eintägigem Krankenhausaufenthalt

Land	Kosten je Belagstag inkl. KOAGR 08	Operation	Kosten pro Operation	Einsparungen ab stationärem Abrechnungstag											
				3. Tage	4. Tage	5. Tage	6. Tage	7. Tage	8. Tage	9. Tage	10. Tage	11. Tage	12. Tage	13. Tage	14. Tage
Tirol	697,00 €	Deszensusoperation mit Beckenbodennetz (Preis 600.- Euro)	3.571,96 €				610,04 €	1.307,04 €	2.004,04 €	2.701,04 €	3.398,04 €	4.095,04 €	4.792,04 €	5.489,04 €	6.186,04 €
Tirol	697,00 €	Deszensusoperation mit Beckenbodennetz (Preis 800.- Euro)	3.771,96 €				410,04 €	1.107,04 €	1.804,04 €	2.501,04 €	3.198,04 €	3.895,04 €	4.592,04 €	5.289,04 €	5.986,04 €
Tirol	697,00 €	Deszensusoperation mit Beckenbodennetz (1000.- Euro)	3.971,96 €				210,04 €	907,04 €	1.604,04 €	2.301,04 €	2.998,04 €	3.695,04 €	4.392,04 €	5.089,04 €	5.786,04 €

Berechnungen Kostenersparnis je durchgeführter Deszensusoperation unter Einsatz eines Beckenbodennetzes (Meshes) mit anschließendem entlägigem Krankenhausaufenthalt

Land	Kosten je Belagstag exkl. KOAGR 08	Operation	Kosten pro Operation	Einsparungen ab stationärem Abrechnungstag											
				3. Tage	4. Tage	5. Tage	6. Tage	7. Tage	8. Tage	9. Tage	10. Tage	11. Tage	12. Tage	13. Tage	14. Tage
Tirol	606,00 €	Deszensusoperation mit Beckenbodennetz (Preis 600.- Euro)	3.480,96 €				155,04 €	761,04 €	1.367,04 €	1.973,04 €	2.579,04 €	3.185,04 €	3.791,04 €	4.397,04 €	5.003,04 €
Tirol	606,00 €	Deszensusoperation mit Beckenbodennetz (Preis 800.- Euro)	3.680,96 €				-44,96 €	561,04 €	1.167,04 €	1.773,04 €	2.379,04 €	2.985,04 €	3.591,04 €	4.197,04 €	4.803,04 €
Tirol	606,00 €	Deszensusoperation mit Beckenbodennetz (1000.- Euro)	3.880,96 €				-244,96 €	361,04 €	967,04 €	1.573,04 €	2.179,04 €	2.785,04 €	3.391,04 €	3.997,04 €	4.603,04 €

Berechnungen Kostenersparnis je durchgeführter Deszensusoperation unter Einsatz eines Beckenbodennetzes (Meshes) mit anschließendem entlägigem Krankenhausaufenthalt

Land	Stationäre Endkosten je Belagstag	Operation	Kosten pro Operation	Einsparungen ab stationärem Abrechnungstag											
				3. Tage	4. Tage	5. Tage	6. Tage	7. Tage	8. Tage	9. Tage	10. Tage	11. Tage	12. Tage	13. Tage	14. Tage
Tirol	552,00 €	Deszensusoperation mit Beckenbodennetz (Preis 600.- Euro)	3.426,96 €					437,04 €	989,04 €	1.541,04 €	2.093,04 €	2.645,04 €	3.197,04 €	3.749,04 €	4.301,04 €
Tirol	552,00 €	Deszensusoperation mit Beckenbodennetz (Preis 800.- Euro)	3.626,96 €					237,04 €	789,04 €	1.341,04 €	1.893,04 €	2.445,04 €	2.997,04 €	3.549,04 €	4.101,04 €
Tirol	552,00 €	Deszensusoperation mit Beckenbodennetz (1000.- Euro)	3.826,96 €					37,04 €	589,04 €	1.141,04 €	1.693,04 €	2.245,04 €	2.797,04 €	3.349,04 €	3.901,04 €

351 Siehe Anmerkungen zu den Tabellen 31 bis 40
352 Die Berechnungen sind hier für das Land Tirol durchgeführt worden.

Tabelle 38[353] [354]

Berechnungen Kostenersparnis je durchgeführter Deszensusoperation unter Einsatz eines Beckenbodennetzes (Meshes) mit anschließendem eintägigem Krankenhausaufenthalt

Land	Kosten je Belagstag inkl. KOAGR 08	Operation	Kosten pro Operation	Einsparungen ab stationärem Abrechnungstag											
				3. Tage	4. Tage	5. Tage	6. Tage	7. Tage	8. Tage	9. Tage	10. Tage	11. Tage	12. Tage	13. Tage	14. Tage
Vorarlberg	647,00 €	Deszensusoperation mit Beckenbodennetz (Preis 600.- Euro)	3.521,96 €				360,04 €	1.007,04 €	1.654,04 €	2.301,04 €	2.948,04 €	3.595,04 €	4.242,04 €	4.889,04 €	5.536,04 €
Vorarlberg	647,00 €	Deszensusoperation mit Beckenbodennetz (Preis 800.- Euro)	3.721,96 €				160,04 €	807,04 €	1.454,04 €	2.101,04 €	2.748,04 €	3.395,04 €	4.042,04 €	4.689,04 €	5.336,04 €
Vorarlberg	647,00 €	Deszensusoperation mit Beckenbodennetz (1000.- Euro)	3.921,96 €					607,04 €	1.254,04 €	1.901,04 €	2.548,04 €	3.195,04 €	3.842,04 €	4.489,04 €	5.136,04 €

Berechnungen Kostenersparnis je durchgeführter Deszensusoperation unter Einsatz eines Beckenbodennetzes (Meshes) mit anschließendem eintägigem Krankenhausaufenthalt

Land	Kosten je Belagstag exkl. KOAGR 08	Operation	Kosten pro Operation	Einsparungen ab stationärem Abrechnungstag											
				3. Tage	4. Tage	5. Tage	6. Tage	7. Tage	8. Tage	9. Tage	10. Tage	11. Tage	12. Tage	13. Tage	14. Tage
Vorarlberg	598,00 €	Deszensusoperation mit Beckenbodennetz (Preis 600.- Euro)	3.472,96 €	1.678,96 €	1.080,96 €	482,96 €	115,04 €	713,04 €	1.311,04 €	1.909,04 €	2.507,04 €	3.105,04 €	3.703,04 €	4.301,04 €	4.899,04 €
Vorarlberg	598,00 €	Deszensusoperation mit Beckenbodennetz (Preis 800.- Euro)	3.672,96 €	1.878,96 €	1.280,96 €	682,96 €	-84,96 €	513,04 €	1.111,04 €	1.709,04 €	2.307,04 €	2.905,04 €	3.503,04 €	4.101,04 €	4.699,04 €
Vorarlberg	598,00 €	Deszensusoperation mit Beckenbodennetz (1000.- Euro)	3.872,96 €	2.078,96 €	1.480,96 €	882,96 €	-284,96 €	313,04 €	911,04 €	1.509,04 €	2.107,04 €	2.705,04 €	3.303,04 €	3.901,04 €	4.499,04 €

Berechnungen Kostenersparnis je durchgeführter Deszensusoperation unter Einsatz eines Beckenbodennetzes (Meshes) mit anschließendem eintägigem Krankenhausaufenthalt

Land	Stationäre Endkosten je Belagstag	Operation	Kosten pro Operation	Einsparungen ab stationärem Abrechnungstag											
				3. Tage	4. Tage	5. Tage	6. Tage	7. Tage	8. Tage	9. Tage	10. Tage	11. Tage	12. Tage	13. Tage	14. Tage
Vorarlberg	540,00 €	Deszensusoperation mit Beckenbodennetz (Preis 600.- Euro)	3.414,96 €	1.794,96 €	1.254,96 €	714,96 €	174,96 €	365,04 €	905,04 €	1.445,04 €	1.985,04 €	2.525,04 €	3.065,04 €	3.605,04 €	4.145,04 €
Vorarlberg	540,00 €	Deszensusoperation mit Beckenbodennetz (Preis 800.- Euro)	3.614,96 €	1.994,96 €	1.454,96 €	914,96 €	374,96 €	165,04 €	705,04 €	1.245,04 €	1.785,04 €	2.325,04 €	2.865,04 €	3.405,04 €	3.945,04 €
Vorarlberg	540,00 €	Deszensusoperation mit Beckenbodennetz (1000.- Euro)	3.814,96 €	2.194,96 €	1.654,96 €	1.114,96 €	574,96 €	-34,96 €	505,04 €	1.045,04 €	1.585,04 €	2.125,04 €	2.665,04 €	3.205,04 €	3.745,04 €

171

---

353 Siehe Anmerkungen zu den Tabellen 31 bis 40
354 Die Berechnungen sind hier für das Land Vorarlberg durchgeführt worden.

Tabelle 39[355] [356]

Berechnungen Kostenersparnis je durchgeführter Deszensusoperation unter Einsatz eines Beckenbodennetzes (Meshes) mit anschließendem eintägigem Krankenhausaufenthalt

Land	Kosten je Belagstag inkl. KOAGR 08	Operation	Kosten pro Operation	Einsparungen ab stationärem Abrechnungstag											
				3. Tage	4. Tage	5. Tage	6. Tage	7. Tage	8. Tage	9. Tage	10. Tage	11. Tage	12. Tage	13. Tage	14. Tage
Wien	996,00 €	Deszensusoperation mit Beckenbodennetz (Preis 600.- Euro)	3.860,96 €		83,04 €	1.069,04 €	2.055,04 €	3.041,04 €	4.027,04 €	5.013,04 €	5.999,04 €	6.985,04 €	7.971,04 €	8.957,04 €	9.943,04 €
Wien	996,00 €	Deszensusoperation mit Beckenbodennetz (Preis 800.- Euro)	4.060,96 €			869,04 €	1.855,04 €	2.841,04 €	3.827,04 €	4.815,04 €	5.799,04 €	6.785,04 €	7.771,04 €	8.757,04 €	9.743,04 €
Wien	996,00 €	Deszensusoperation mit Beckenbodennetz (1000.- Euro)	4.260,96 €			669,04 €	1.655,04 €	2.641,04 €	3.627,04 €	4.613,04 €	5.599,04 €	6.585,04 €	7.571,04 €	8.557,04 €	9.543,04 €

Berechnungen Kostenersparnis je durchgeführter Deszensusoperation unter Einsatz eines Beckenbodennetzes (Meshes) mit anschließendem eintägigem Krankenhausaufenthalt

Land	Kosten je Belagstag exkl. KOAGR 08	Operation	Kosten pro Operation	Einsparungen ab stationärem Abrechnungstag											
				3. Tage	4. Tage	5. Tage	6. Tage	7. Tage	8. Tage	9. Tage	10. Tage	11. Tage	12. Tage	13. Tage	14. Tage
Wien	874,00 €	Deszensusoperation mit Beckenbodennetz (Preis 600.- Euro)	3.748,96 €	-1.126,96 €	-252,96 €	621,04 €	1.495,04 €	2.369,04 €	3.243,04 €	4.117,04 €	4.991,04 €	5.865,04 €	6.739,04 €	7.613,04 €	8.487,04 €
Wien	874,00 €	Deszensusoperation mit Beckenbodennetz (Preis 800.- Euro)	3.948,96 €	-1.326,96 €	-452,96 €	421,04 €	1.295,04 €	2.169,04 €	3.043,04 €	3.917,04 €	4.791,04 €	5.665,04 €	6.539,04 €	7.413,04 €	8.287,04 €
Wien	874,00 €	Deszensusoperation mit Beckenbodennetz (1000.- Euro)	4.148,96 €	-1.526,96 €	-652,96 €	221,04 €	1.095,04 €	1.969,04 €	2.843,04 €	3.717,04 €	4.591,04 €	5.465,04 €	6.339,04 €	7.213,04 €	8.087,04 €

Berechnungen Kostenersparnis je durchgeführter Deszensusoperation unter Einsatz eines Beckenbodennetzes (Meshes) mit anschließendem eintägigem Krankenhausaufenthalt

Land	Stationäre Endkosten je Belagstag	Operation	Kosten pro Operation	Einsparungen ab stationärem Abrechnungstag											
				3. Tage	4. Tage	5. Tage	6. Tage	7. Tage	8. Tage	9. Tage	10. Tage	11. Tage	12. Tage	13. Tage	14. Tage
Wien	708,00 €	Deszensusoperation mit Beckenbodennetz (Preis 600.- Euro)	3.582,96 €	-1.443,96 €	-730,96 €	-42,96 €	665,04 €	1.373,04 €	2.081,04 €	2.789,04 €	3.497,04 €	4.205,04 €	4.913,04 €	5.621,04 €	6.329,04 €
Wien	708,00 €	Deszensusoperation mit Beckenbodennetz (Preis 800.- Euro)	3.782,96 €	-1.668,96 €	-950,96 €	-242,96 €	465,04 €	1.173,04 €	1.881,04 €	2.589,04 €	3.297,04 €	4.005,04 €	4.713,04 €	5.421,04 €	6.129,04 €
Wien	708,00 €	Deszensusoperation mit Beckenbodennetz (1000.- Euro)	3.982,96 €	-1.868,96 €	-1.150,96 €	-442,96 €	265,04 €	973,04 €	1.681,04 €	2.389,04 €	3.097,04 €	3.805,04 €	4.513,04 €	5.221,04 €	5.929,04 €

172

355 Siehe Anmerkungen zu den Tabellen 31 bis 40
356 Die Berechnungen sind hier für das Land Wien durchgeführt worden.

Tabelle 40[357] [358]

Berechnungen Kostenersparnis je durchgeführter Deszensusoperation unter Einsatz eines Beckenbodennetzes (Meshes) mit anschließendem eintägigem Krankenhausaufenthalt

Land	Kosten je Belagstag inkl. KOAGR 08	Operation	Kosten pro Operation	Einsparungen ab stationärem Abrechnungstag											
				3. Tage	4. Tage	5. Tage	6. Tage	7. Tage	8. Tage	9. Tage	10. Tage	11. Tage	12. Tage	13. Tage	14. Tage
Ö-Gesamt	766,00 €	Deszensusoperation mit Beckenbodennetz (Preis 600,- Euro)	3.640,96 €			189,04 €	955,04 €	1.721,04 €	2.487,04 €	3.253,04 €	4.019,04 €	4.785,04 €	5.551,04 €	6.317,04 €	7.083,04 €
Ö-Gesamt	766,00 €	Deszensusoperation mit Beckenbodennetz (Preis 800,- Euro)	3.840,96 €				755,04 €	1.521,04 €	2.287,04 €	3.053,04 €	3.819,04 €	4.585,04 €	5.351,04 €	6.117,04 €	6.883,04 €
Ö-Gesamt	766,00 €	Deszensusoperation mit Beckenbodennetz (1000,- Euro)	4.040,96 €				555,04 €	1.321,04 €	2.087,04 €	2.853,04 €	3.619,04 €	4.385,04 €	5.151,04 €	5.917,04 €	6.683,04 €

Berechnungen Kostenersparnis je durchgeführter Deszensusoperation unter Einsatz eines Beckenbodennetzes (Meshes) mit anschließendem eintägigem Krankenhausaufenthalt

Land	Kosten je Belagstag exkl. KOAGR 08	Operation	Kosten pro Operation	Einsparungen ab stationärem Abrechnungstag											
				3. Tage	4. Tage	5. Tage	6. Tage	7. Tage	8. Tage	9. Tage	10. Tage	11. Tage	12. Tage	13. Tage	14. Tage
Ö-Gesamt	684,00 €	Deszensusoperation mit Beckenbodennetz (Preis 600,- Euro)	3.558,96 €		-822,96 €	-138,96 €	545,04 €	1.229,04 €	1.913,04 €	2.597,04 €	3.281,04 €	3.965,04 €	4.649,04 €	5.333,04 €	6.017,04 €
Ö-Gesamt	684,00 €	Deszensusoperation mit Beckenbodennetz (Preis 800,- Euro)	3.758,96 €		-1.022,96 €	-338,96 €	345,04 €	1.029,04 €	1.713,04 €	2.397,04 €	3.081,04 €	3.765,04 €	4.449,04 €	5.133,04 €	5.817,04 €
Ö-Gesamt	684,00 €	Deszensusoperation mit Beckenbodennetz (1000,- Euro)	3.958,96 €		-1.222,96 €	-538,96 €	145,04 €	829,04 €	1.513,04 €	2.197,04 €	2.881,04 €	3.565,04 €	4.249,04 €	4.933,04 €	5.617,04 €

Berechnungen Kostenersparnis je durchgeführter Deszensusoperation unter Einsatz eines Beckenbodennetzes (Meshes) mit anschließendem eintägigem Krankenhausaufenthalt

Land	Stationäre Endkosten je Belagstag	Operation	Kosten pro Operation	Einsparungen ab stationärem Abrechnungstag											
				3. Tage	4. Tage	5. Tage	6. Tage	7. Tage	8. Tage	9. Tage	10. Tage	11. Tage	12. Tage	13. Tage	14. Tage
Ö-Gesamt	596,00 €	Deszensusoperation mit Beckenbodennetz (Preis 600,- Euro)	3.470,96 €			-490,96 €	105,04 €	701,04 €	1.297,04 €	1.893,04 €	2.489,04 €	3.085,04 €	3.681,04 €	4.277,04 €	4.873,04 €
Ö-Gesamt	596,00 €	Deszensusoperation mit Beckenbodennetz (Preis 800,- Euro)	3.670,96 €			-690,96 €	-94,96 €	501,04 €	1.097,04 €	1.693,04 €	2.289,04 €	2.885,04 €	3.481,04 €	4.077,04 €	4.673,04 €
Ö-Gesamt	596,00 €	Deszensusoperation mit Beckenbodennetz (1000,- Euro)	3.870,96 €			-890,96 €	-294,96 €	301,04 €	897,04 €	1.493,04 €	2.089,04 €	2.685,04 €	3.281,04 €	3.877,04 €	4.473,04 €

---

[357] Siehe Anmerkungen zu den Tabellen 31 bis 40
[358] Dies sind die Berechnungen für ganz Österreich, die auf einem Durchschnittswert beruhen.

Anmerkungen zu den Tabellen 41 und 42

Die Kosten je stationären Patient / stationärer Patientin 2009 inklusive und exklusive kalkulatorischer Anlagekapitalkosten (KOAGR 08) und stationären Endkosten[359] basieren auf den Daten aus der Tabelle 8.

Die Kosten pro Deszensus-Operation mit anschließendem eintägigem Krankenhausaufenthalt basieren auf den Daten aus der Tabelle 20 (Gesamtkosten)[360] und es wurde jeweils ein Tagessatz (je Belagstag) hinzugerechnet.

Beide Kostensummen wurden für 452[361] Patientinnen berechnet und miteinander verglichen.

Es wurden die Berechnungen der Kosten erst ab drei Tagen stationärem Aufenthalt durchgeführt, da die durchschnittliche Belagsdauer von KH-Aufenthalten 2009 ohne 0-Tagesaufenthalte und Langzeitaufenthalte (über 28 Tage) in Österreich bei 5,52 Tagen liegt.[362] Außerdem verbleiben derzeitig die Patientinnen, bei denen eine Deszensus-Operation unter Einsatz eines Meshes durchgeführt wird, in allen Spitälern Österreich zwischen 6-14 Tage. Dies bestätigen auch die Ergebnisse von Molsner.[363]

Die Euro-Beträge, die schwarz dargestellt sind, sind die Beträge, die durch eine Deszensus-Operation unter Einsatz eines Meshes mit anschließendem eintägigem Krankenhausaufenthalt gegenüber einem 6-14 tägigen Krankenhausaufenthalt eingespart werden könnten. Die rot dargestellten Euro-Beträge stellen die Beträge dar, bis zu welchem Tag eine Deszensus-Operation unter Einsatz eines Meshes mit anschließendem eintägigem Krankenhausaufenthalt im Vergleich mit einer Deszensus-Operation unter Einsatz eines Meshes mit anschließendem stationären Aufenthalt zu keiner Einsparung, sondern eher zu einer Kostenerhöhung führen würde, würde der stationäre Aufenthalt mit dem dritten Tag enden.

---

[359] Basierend auf den Daten der Tabelle 8 Seite 135: Hrsg. Bundesministerium für Gesundheit, Bereich I/B Radetzkystr. 2, 1030 Wien Krankenanstalten, Überregionale Auswertung der Dokumentation der landesgesundheitsfondfinanzierten Krankenanstalten, Österreich 2009, 011, Seite 1

[360] Siehe dazu Tabelle 20

[361] Siehe dazu Tabelle 5

[362] Siehe dazu: Abbildung 19

[363] Molsner, Jochen: Effektivitäts- und Kostenanalyse verschiedener Harninkontinenz-operationsverfahren in einem Krankenhaus mittlerer Größe im Zeitraum von 1996 bis 2004, Vergleich von Kolposuspension, Tension Free Vaginal Tape (TVT™), Suprapubic Arc Sling (Sparc™), Transobturator Subfascial Hammock (Monarc™), Inaugural-Dissertation zur Erlangung des Medizinischen Doktorgrades, vorgelegt 2005 Seite 43

Tabelle 41[364] [365]

Berechnungen Kostenersparnis je durchgeführter Deszensusoperation unter Einsatz eines Beckenbodennetzes (Meshes) mit anschließendem eintägigem Krankenhausaufenthalt

Land	Kosten je stat. Patient inkl. KOAGR 08 pro Tag	Operation	Kosten pro Operation	Einsparungen pro stationärem Abrechnungstag											
				3. Tage	4. Tage	5. Tage	6. Tage	7. Tage	8. Tage	9. Tage	10. Tage	11. Tage	12. Tage	13. Tage	14. Tage
Ö-Gesamt	4.247,00 €	Deszensusoperation mit Beckenbodennetz (Preis 600,- Euro)	7.121,96 €	2.539.006,08 €	4.459.450,08 €	6.379.094,08 €	8.298.738,08 €	10.218.382,08 €	12.138.026,08 €	14.057.670,08 €	15.977.314,08 €	17.896.958,08 €	19.816.602,08 €	21.736.246,08 €	23.655.890,08 €
Ö-Gesamt	4.247,00 €	Deszensusoperation mit Beckenbodennetz (Preis 900,- Euro)	7.321,96 €	2.449.406,08 €	4.369.050,08 €	6.288.694,08 €	8.208.338,08 €	10.127.982,08 €	12.047.626,08 €	13.967.270,08 €	15.886.914,08 €	17.806.558,08 €	19.726.202,08 €	21.645.846,08 €	23.565.490,08 €
Ö-Gesamt	4.247,00 €	Deszensusoperation mit Beckenbodennetz (1000,- Euro)	7.521,96 €	2.359.806,08 €	4.278.650,08 €	6.198.294,08 €	8.117.938,08 €	10.037.582,08 €	11.957.226,08 €	13.876.670,08 €	15.796.514,08 €	17.716.158,08 €	19.635.802,08 €	21.555.446,08 €	23.475.090,08 €

Berechnungen Kostenersparnis je durchgeführter Deszensusoperation unter Einsatz eines Beckenbodennetzes (Meshes) mit anschließendem eintägigem Krankenhausaufenthalt

Land	Kosten je stat. Patient exkl. KOAGR 08 pro Tag	Operation	Kosten pro Operation	Einsparungen pro stationärem Abrechnungstag											
				3. Tage	4. Tage	5. Tage	6. Tage	7. Tage	8. Tage	9. Tage	10. Tage	11. Tage	12. Tage	13. Tage	14. Tage
Ö-Gesamt	3.791,00 €	Deszensusoperation mit Beckenbodennetz (Preis 600,- Euro)	6.665,96 €	2.127.562,08 €	3.841.114,08 €	5.554.646,08 €	7.268.178,08 €	8.981.710,08 €	10.695.242,08 €	12.408.774,08 €	14.122.306,08 €	15.835.838,08 €	17.549.370,08 €	19.262.902,08 €	20.976.434,08 €
Ö-Gesamt	3.791,00 €	Deszensusoperation mit Beckenbodennetz (Preis 900,- Euro)	6.665,96 €	2.037.162,08 €	3.750.714,08 €	5.464.246,08 €	7.177.778,08 €	8.891.310,08 €	10.604.842,08 €	12.318.374,08 €	14.031.906,08 €	15.745.438,08 €	17.458.970,08 €	19.172.502,08 €	20.886.034,08 €
Ö-Gesamt	3.791,00 €	Deszensusoperation mit Beckenbodennetz (1000,- Euro)	7.065,96 €	1.946.762,08 €	3.660.314,08 €	5.373.846,08 €	7.087.378,08 €	8.800.910,08 €	10.514.442,08 €	12.227.974,08 €	13.941.506,08 €	15.655.038,08 €	17.368.570,08 €	19.082.102,08 €	20.795.634,08 €

Berechnungen Kostenersparnis je durchgeführter Deszensusoperation unter Einsatz eines Beckenbodennetzes (Meshes) mit anschließendem eintägigem Krankenhausaufenthalt

Land	Stationäre Endkosten je stat. Patient pro Tag	Operation	Kosten pro Operation	Einsparungen pro stationärem Abrechnungstag											
				3. Tage	4. Tage	5. Tage	6. Tage	7. Tage	8. Tage	9. Tage	10. Tage	11. Tage	12. Tage	13. Tage	14. Tage
Ö-Gesamt	3.301,00 €	Deszensusoperation mit Beckenbodennetz (Preis 600,- Euro)	6.175,96 €	1.684.622,08 €	3.176.674,08 €	4.668.726,08 €	6.160.778,08 €	7.652.830,08 €	9.144.882,08 €	10.636.934,08 €	12.128.986,08 €	13.621.038,08 €	15.113.090,08 €	16.605.142,08 €	18.097.194,08 €
Ö-Gesamt	3.301,00 €	Deszensusoperation mit Beckenbodennetz (Preis 900,- Euro)	6.375,96 €	1.594.222,08 €	3.086.274,08 €	4.578.326,08 €	6.070.378,08 €	7.562.430,08 €	9.054.482,08 €	10.546.534,08 €	12.038.586,08 €	13.530.638,08 €	15.022.690,08 €	16.514.742,08 €	18.006.794,08 €
Ö-Gesamt	3.301,00 €	Deszensusoperation mit Beckenbodennetz (1000,- Euro)	6.575,96 €	1.503.822,08 €	2.995.874,08 €	4.487.926,08 €	5.979.978,08 €	7.472.030,08 €	8.964.082,08 €	10.456.134,08 €	11.948.186,08 €	13.440.238,08 €	14.932.290,08 €	16.424.342,08 €	17.916.394,08 €

[364] Siehe Anmerkungen zu den Tabellen 41 und 42
[365] Dies sind die Berechnungen für ganz Österreich, die auf einem Durchschnittswert beruhen.

Tabelle 42[366] [367]

Berechnungen Kostenersparnis je durchgeführter Deszensusoperation unter Einsatz eines Beckenbodennetzes (Meshes) mit anschließendem eintägigem Krankenhausaufenthalt

Land	Kosten je Belegstag inkl. KOAGR 08	Operation	Kosten pro Operation	Einsparungen pro stationärem Abrechnungstag											
				3. Tage	4. Tage	5. Tage	6. Tage	7. Tage	8. Tage	9. Tage	10. Tage	11. Tage	12. Tage	13. Tage	14. Tage
Ö-Gesamt	766,00 €	Deszensusoperation mit Beckenbodennetz (Preis 600,- Euro)	3.640,96 €			85.446,08 €	431.678,08 €	777.910,08 €	1.124.142,08 €	1.470.374,08 €	1.816.606,08 €	2.162.838,08 €	2.509.070,08 €	2.855.302,08 €	3.201.534,08 €
Ö-Gesamt	766,00 €	Deszensusoperation mit Beckenbodennetz (Preis 800,- Euro)	3.940,96 €				341.278,08 €	687.510,08 €	1.033.742,08 €	1.379.974,08 €	1.726.206,08 €	2.072.438,08 €	2.418.670,08 €	2.764.902,08 €	3.111.134,08 €
Ö-Gesamt	766,00 €	Deszensusoperation mit Beckenbodennetz (1000,- Euro)	4.040,96 €				250.878,08 €	597.110,08 €	943.342,08 €	1.289.574,08 €	1.635.806,08 €	1.982.038,08 €	2.328.270,08 €	2.674.502,08 €	3.020.734,08 €

Berechnungen Kostenersparnis je durchgeführter Deszensusoperation unter Einsatz eines Beckenbodennetzes (Meshes) mit anschließendem eintägigem Krankenhausaufenthalt

Land	Kosten je Belegstag exkl. KOAGR 08	Operation	Kosten pro Operation	Einsparungen pro stationärem Abrechnungstag											
				3. Tage	4. Tage	5. Tage	6. Tage	7. Tage	8. Tage	9. Tage	10. Tage	11. Tage	12. Tage	13. Tage	14. Tage
Ö-Gesamt	684,00 €	Deszensusoperation mit Beckenbodennetz (Preis 600,- Euro)	3.558,96 €	-681.145,92 €	-374.977,92 €	-68.809,92 €	246.358,08 €	555.526,08 €	864.694,08 €	1.173.862,08 €	1.483.030,08 €	1.792.198,08 €	2.101.366,08 €	2.410.534,08 €	2.719.702,08 €
Ö-Gesamt	684,00 €	Deszensusoperation mit Beckenbodennetz (Preis 800,- Euro)	3.758,96 €	-771.546,92 €	-462.377,92 €	-153.209,92 €	155.958,08 €	465.126,08 €	774.294,08 €	1.083.462,08 €	1.392.630,08 €	1.701.798,08 €	2.010.966,08 €	2.320.134,08 €	2.629.302,08 €
Ö-Gesamt	684,00 €	Deszensusoperation mit Beckenbodennetz (1000,- Euro)	3.958,96 €	-861.948,92 €	-552.771,92 €	-243.603,92 €	65.558,08 €	374.726,08 €	683.894,08 €	993.062,08 €	1.302.230,08 €	1.611.398,08 €	1.920.566,08 €	2.229.734,08 €	2.538.902,08 €

Berechnungen Kostenersparnis je durchgeführter Deszensusoperation unter Einsatz eines Beckenbodennetzes (Meshes) anschließendem eintägigem Krankenhausaufenthalt

Land	Stationäre Endkosten je Belegstag	Operation	Kosten pro Operation	Einsparungen pro stationärem Abrechnungstag											
				3. Tage	4. Tage	5. Tage	6. Tage	7. Tage	8. Tage	9. Tage	10. Tage	11. Tage	12. Tage	13. Tage	14. Tage
Ö-Gesamt	596,00 €	Deszensusoperation mit Beckenbodennetz (Preis 600,- Euro)	3.470,96 €	-790.697,92 €	-484.943,92 €	-221.081,92 €	47.470,08 €	316.870,08 €	596.262,08 €	855.654,08 €	1.125.046,08 €	1.394.438,08 €	1.663.830,08 €	1.933.222,08 €	2.202.614,08 €
Ö-Gesamt	596,00 €	Deszensusoperation mit Beckenbodennetz (Preis 800,- Euro)	3.670,96 €	-955.099,92 €	-581.715,92 €	-311.333,92 €	-41.941,92 €	226.470,08 €	495.862,08 €	765.254,08 €	1.034.646,08 €	1.304.038,08 €	1.573.430,08 €	1.842.822,08 €	2.112.214,08 €
Ö-Gesamt	596,00 €	Deszensusoperation mit Beckenbodennetz (1000,- Euro)	3.870,96 €	-941.439,92 €	-672.105,92 €	-402.718,92 €	-133.321,92 €	136.070,08 €	405.462,08 €	674.854,08 €	944.246,08 €	1.213.638,08 €	1.483.030,08 €	1.752.422,08 €	2.021.814,08 €

[366] Siehe Anmerkungen zu den Tabellen 41 und 42

[367] Dies sind die Berechnungen für ganz Österreich, die auf einem Durchschnittswert beruhen.

Tabelle 43

	A.M.I. GmbH	A.M.I. GmbH	Johnson & Johnson (Gynecare)	Johnson & Johnson (Gynecare)	Johnson & Johnson (Gynecare)	Johnson & Johnson (Gynecare)	Johnson & Johnson (Gynecare)	Braun
Produkt	TVA Sling and Ballon	TOA Sling and Ballon	TVT	TVT-O	TV-SECURE	TVT Exact	TVT Abbrevo	I-STOP
Material	Mesh aus Polypropylen und Polypropylen-Fäden	Mesh aus Polypropylen und Polypropylen-Fäden	Polypropylen - Netz	Polypropylen - Netz	Polypropylen - Netz, Polyglactin 910 und Polydioxanon	Polypropylen - Netz	Polypropylen - Netz und Prolenefäden	Polypropylen - Netz
Fadenstruktur	monofil	monofil	monofil	monofil	monofil	monofil	monofil	monofil
Technische Daten	Korrekturfäden pro Seite, Distanz zur Mitte: 3 Stück nach oben (100/120/140 mm) 2 Stück nach unten (15 mm) Schlinge mit PE-Folie überzogen zum leichten einbringen. Gesamtlänge der Mesh-Schlinge 450 mm. Vaginal Ballon als Tamponade	Korrekturfäden pro Seite, Distanz zur Mitte: 3 Stück nach oben (58/78/98 mm) 2 Stück nach unten (15 mm) Schlinge mit PE-Folie überzogen zum leichten einbringen. Gesamtlänge der Mesh-Schlinge 450 mm. Vaginal-Ballon als Tamponade	Band ist an zwei Edelstahl-Nadeln befestigt und wird durch eine Kunststoffumhüllung geschützt	Kunststoffröhrchen mit spezieller Formung, an denen das Band befestigt ist und Kunststoffumhüllung für das Band	Netzimplantat mit resorbierbaren Verankerungsspitzen Verankerungsspitzen sind aus Polyglactin 910 und Polydioxanon	Kunststoffröhrchen mit spezieller Formung, an denen das Band befestigt ist und Kunststoffumhüllung für das Band	Kunststoffröhrchen mit spezieller Formung, an denen das Band befestigt ist und Kunststoffumhüllung für das Band	ohne Hüllen
Instrumente	Mehrweg 2 x TO-Helix	Einweg 2 x TO-Helix	Einweg und Mehrweg Einführinstrument aus Edelstahl wiederverwendbar Starre Führungssonde aus Edelstahl wiederverwendbar	Einweg 2 x TO-Helix Einführhilfe	Einweg Einführinstrument	Einweg Trokar	Einweg 2 x TO-Helix Einführhilfe	Einweg Griff in den man 2 TO Nadeln und 6 weitere Nadeln mit verschiedener Krümmung einsetzen kann
Preise	Preis nicht eruierbar	Preis nicht eruierbar	zirka 400 €	zirka 300 € - 450 €	zirka 500 €	Preis nicht eruierbar	Preis nicht eruierbar	zirka 220 €

A.M.I. GmbH - TVA Sling and Ballon siehe: http://www.fm.com.sa/surgical/urogynaecology/urology/female-urine-incontinence.html

A.M.I. GmbH - TOA Sling and Ballon siehe: http://www.ami.at/produkt/a-m-i-tva-sling-toa-sling/

Johnson & Johnson (Gynecare) – TVT, TVT-O, TV-SECURE, TV-EXACT, TV-ABBREVO siehe:

http://www.ethicon360emea.com/products/ethicon-womens-health-urology

Braun - I-STOP siehe http://www.bbraun.com/cps/rde/xchg/bbraun-com/hs.xsl/i-stop-locked.html

Tabelle 44

	BARD	BARD	BARD	BARD	BARD	Coloplast	Promedon	Promedon
Produkt	PelviLance	Uretex TO	Align	Align TO	Ajust	ARIS	Unitape VS	Unitape T-plus
Material	Mesh aus zellfreier Kollagen-Matrix	Polypropylen - Netz	Polypropylen - Netz	Polypropylen - Netz	Polypropylen - Netz, und 2 Polypropylenanker	Polypropylen - Netz	Polypropylen - Netz	Polypropylen - Netz
Fadenstruktur	entfällt	monofil	monofil	monofil	monofil	monofil	monofil	monofil
Technische Daten	Schlinge aus zellfreier Schweinekollagen-Matrix	Band ist mit einer PTFE Schutzhülle umgeben. Es gibt zwei Führungsschläuche	Band ist an zwei Steckkonnektoren befestigt und wird durch eine Kunststoff-umhüllung geschützt	Band ist an zwei Steckkonnektoren befestigt und wird durch eine Kunststoff umhüllung geschützt	Verstellbare Minischlinge mit 2 Polypropylenankern	Band ohne Hülle	Band ohne Hülle	Band ohne Hüllen
Instrumente	Einweg, 2 Applikationsnadeln, 1 Einweghandgriff, 4 Band-Konnektoren	Einweg, Einwegplatzierungs-Nadeln	Einweg, Retropubische und suprapubische Introducer mit 3mm starken Nadeln, Einweggriff, Künstlicher Horizont	Einweg, 2 Helikalgeformte Nadeln, eine 3mm Nadel mit flachem Profil	Einweg, Einführhaken, Ankerhebel, Nitinolstilett, Klemmhülse	Einweg/Mehrweg, 2 Einweg-Helikale Tunnelierungs-nadeln, 1 Mehrweg gebogene Tunnelierungs-nadel	Einweg, 2 Einweggriffe mit Nadeln verschiedener Krümmung	Einweg, 2 Einweggriffe mit Helixnadeln
Preise	Preis nicht eruierbar	Preis nicht eruierbar	Preis nicht eruierbar	Preis nicht eruierbar	zirka 500 €	zirka 230 €	Preis nicht eruierbar	Preis nicht eruierbar

BARD – PelviLace, Uretex TO, Align, Align TO, Ajust siehe: http://www.bardmedical.com/ALIGNUrethralSupportSystems

Coloplast - ARIS siehe:

http://www.coloplast.de/produkte/urologieversorgung/belastungsinkontinenz/urethralessuspensionsband/aris?gclid=CNzEmqP R57oCFUlf3godjUwATA

Promedon - Unitape VS siehe: http://www.promedon.com/eu/urology-urogynecology/female-urinary-incontinence/unitape

Promedon - Unitape T-plus siehe: http://www.promedon.com/eu/urology-urogynecology/female-urinary-incontinence/unitape

Sonstige Seiten: http://www.transvaginalmeshlawsuitlawyer.com/c-r-bard-avaulta-mesh/

Tabelle 45

	Promedon	AMS	AMS	AMS	Neomedic	Neomedic	Serag-Wiessner	Serag-Wiessner
Produkt	Ophira	MiniArc Precise	Monarc	Sparc	Needleless System	Remeex	Serasis	Serasis PA
Material	Polypropylen - Netz	Polypropylen - Netz 2 Kunststoffanker	Polypropylen - Netz	Polypropylen - Netz	Polypropylen - Netz	Polypropylen - Netz mit Polypropylenfäden	Polypropylen - Netz	6 Polypropylenfäden eingebettet in Polyglykolsäure-Caprolacton
Fadenstruktur	monofil	monofil	monofil	monofil	monofil	monofil	monofil	monofil
Technische Daten	Minischlinge mit thermoverschweissten Enden und hakenförmigen Fixationshilfen	Minischlinge mit zwei Kunststoffankern	Band ohne Hülle	Band wird durch eine Kunststoffumhüllung geschützt, die am Ende zwei Einführhilfen hat	Minischlinge mit Netzlaschen als Enden	Band ohne Hülle nachjustierbares System	Band ohne Hülle	Band ohne Hüllen
Instrumente	Einweg Applikationsinstrument	Einweg Einwegplatzierungs-Instrument	Einweg 2 Einweg-Helixinstrumente	Einweg 2 Nadeln mit Griff	Einweg Einführinstrument	Einweg/Mehrweg Varitensor Manipulator Disconnector Handle Traction threat passer	Mehrweg 3 verschiedene TO-Helixinstrumente, 1 gebogener Tunneler	Mehrweg 3 verschiedene TO-Helixinstrumente, 1 gebogener Tunneler
Preise	Preis nicht eruierbar	zirka 400 €	zirka 280 € bis 350 €	zirka 300 €	Preis nicht eruierbar	zirka 900 €	250 €	325 €

Promedon – Ophira siehe: http://www.promedon.com/eu/urology-urogynecology/female-urinary-incontinence/ophira

Promedon – Safyre siehe: http://www.promedon.com/eu/urology-urogynecology/female-urinary-incontinence/safyre

AMS - MiniArc Precise siehe: http://www.americanmedicalsystems.de/produkte/frauen/miniarc/allgemeines.html

AMS - Monarc siehe: http://www.americanmedicalsystems.de/produkte/frauen/monarc/allgemeines.html

AMS - SPARC siehe: http://www.americanmedicalsystems.de/produkte/frauen/sparc/allgemeines.html

Neomedic International - Needleless System siehe: http://www.neomedic.com/

Neomedic International - Remeex System siehe: http://www.neomedic.com/

Serag-Wiessner KG – Serasis und Serasis PA siehe: http://www.serag-wiessner.de/textile-implantate/serasis/

Tabelle 46

Inkontinenzoperationen bei Frauen in Österreich 2009

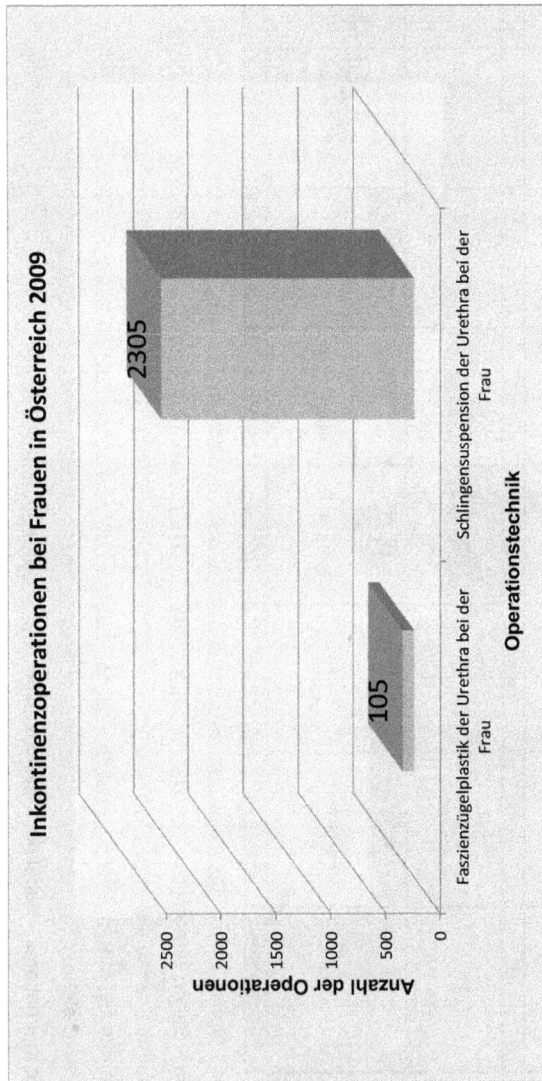

Zahlen wurden entnommen aus: STATISTIK AUSTRIA, Excel-Datei An-
zahl_der_unterschiedlichen_medizinische_einzelleistungen_bei_spitalsentl_054003, 2009

Tabelle 47[368]

Betten und Bettennutzung in den Krankenanstalten Österreichs 2009 in der Gynäkologie und Geburtshilfe sowie nach Bundesländern

Land	Systemisierte Betten	Tatsächlich aufgestellte Betten[1]	Betten Belegungstage	Stationäre Aufenthalte	0-Tagesaufenthalte	ø Aufenthalts-dauer (in Tagen)	Prozent von den Betten-belegungstagen	Prozent von den Stationären Aufenthalten	Prozent tatsächlich aufgestellte Betten
Österreich	3.874	3.650	8.645.780	256.943	40.807	3,4	100,00%	100,00%	100,00%
Burgenland	147	97	20.452	5.553	471	3,7	2,37%	2,16%	2,66%
Kärnten	202	201	53.382	14.671	1.543	3,6	6,17%	5,71%	5,51%
Niederösterreich	690	661	136.113	38.233	3.961	3,6	15,74%	14,88%	18,11%
Oberösterreich	609	611	153.004	41.520	4.989	3,7	17,70%	16,16%	16,74%
Salzburg	337	336	72.940	18.384	2.018	4,0	8,44%	7,15%	9,21%
Steiermark	450	438	98.586	28.725	3.660	3,4	11,40%	11,18%	12,00%
Tirol	353	323	74.347	25.053	6.183	3,0	8,60%	9,75%	8,85%
Vorarlberg	353	323	74.347	25.053	6.183	3,0	8,60%	9,75%	8,85%
Wien	733	660	181.407	59.751	11.799	3,0	20,98%	23,25%	18,08%

[1] Die Zahlen der tatsächlich aufgestellten Betten in den einzelnen Bundesländern widersprechen sich in ihrer Gesamtzahl mit der Gesamtzahl der tatsächlich aufgestellten Betten, die von der Statistik Austria angegeben wird. Deshalb werden hier die Gesamtzahl der tatsächlich aufgestellten Betten genommen, die sich aus den angegebenen Gesamtzahlen aus den Bundesländern ergeben.

[2] Die Prozentuale Berechnung der Bettenbelegungstage, der stationären Aufenthalte und den tatsächlich aufgestellten Betten wurde von dem Autor jeweils pro Bundesland im Verhältnis zu der Gesamtzahl von Österreich durchgeführt.

181

368 Zahlen entnommen aus STATISTIK AUSTRIA; Excel Datei: betten_und_bettennutzung_in_den_krankenanstalten_oesterreichs_2009_nach_fa_022343 heruntergeladen 06.07.2011

Tabelle 48[369]

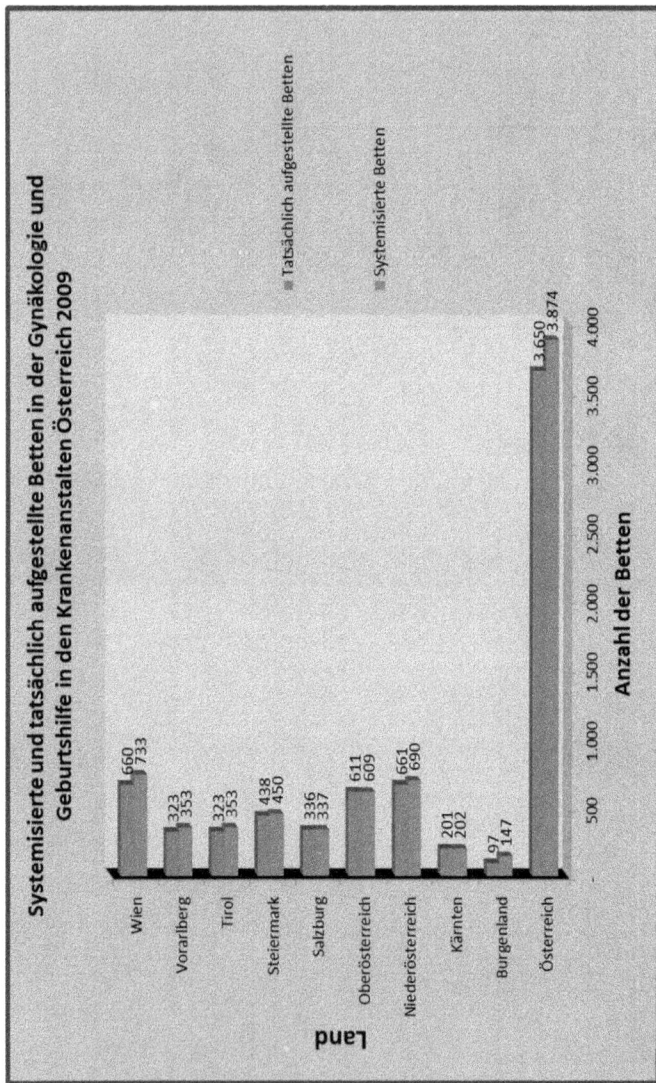

Systemisierte und tatsächlich aufgestellte Betten in der Gynäkologie und Geburtshilfe in den Krankenanstalten Österreich 2009

(Balkendiagramm)

Land / Anzahl der Betten

- Tatsächlich aufgestellte Betten
- Systemisierte Betten

Land	Systemisierte Betten	Tatsächlich aufgestellte Betten
Wien	660	733
Vorarlberg	323	353
Tirol	323	353
Steiermark	438	450
Salzburg	336	337
Oberösterreich	611	609
Niederösterreich	661	690
Kärnten	201	202
Burgenland	97	147
Österreich	3.650	3.874

[369] Zahlen entnommen aus STATISTIK AUSTRIA; Excel Datei: betten_und_bettennutzung_in_den_krankenanstalten_oesterreichs_2009_nach_fa_022343 heruntergeladen 06.07.2011

Tabelle 49[370]

Bettenbelegungstage in der Gynäkologie und Geburtshilfe in Österreich 2009

Gynäkologie und Geburtshilfe in Österreich 2009

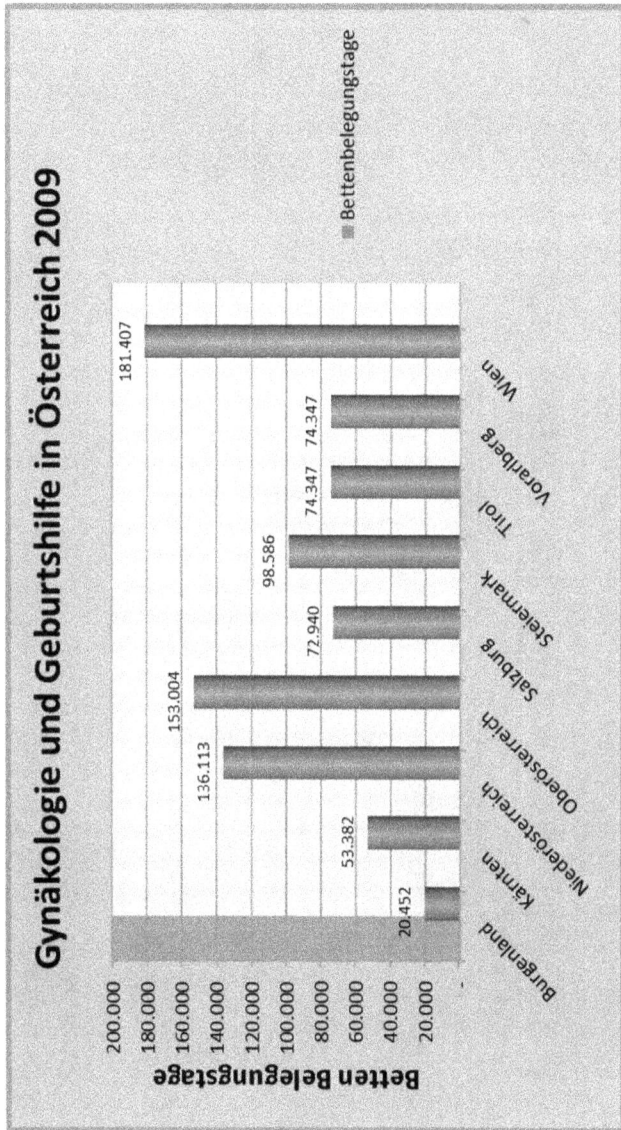

	Bettenbelegungstage
Wien	181.407
Vorarlberg	74.347
Tirol	74.347
Steiermark	98.586
Salzburg	72.940
Oberösterreich	153.004
Niederösterreich	136.113
Kärnten	53.382
Burgenland	20.452

[370] Zahlen entnommen aus STATISTIK AUSTRIA; Excel Datei: betten_und_bettennutzung_in_den_krankenanstalten_oesterreichs_2009_nach_fa_022343 herunterge-laden 06.07.2011

Tabelle 50[371]

Stationäre und 0-Tagesaufenthalte in der Gynäkologie und Geburtshilfe in Österreich 2009

Gynäkologie und Geburtshilfe in Österreich 2009

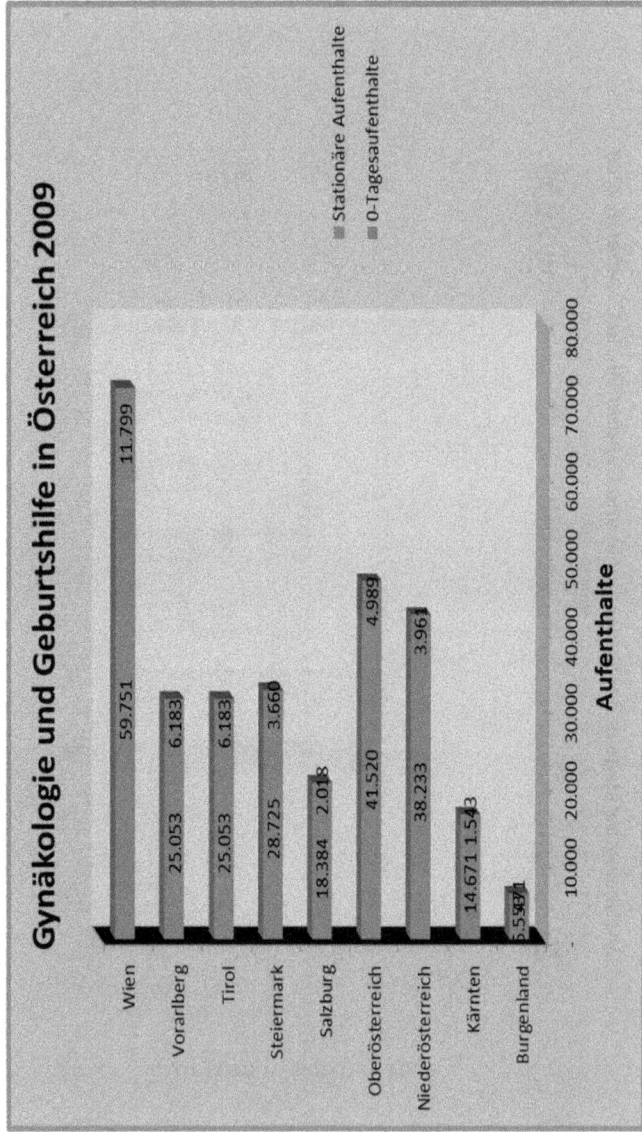

Bundesland	Stationäre Aufenthalte	0-Tagesaufenthalte
Wien	59.751	11.799
Vorarlberg	25.053	6.183
Tirol	25.053	6.183
Steiermark	28.725	3.660
Salzburg	18.384	2.018
Oberösterreich	41.520	4.989
Niederösterreich	38.233	3.961
Kärnten	14.671	1.543
Burgenland	5.537	

Aufenthalte

10.000 20.000 30.000 40.000 50.000 60.000 70.000 80.000

184

[371] Zahlen entnommen aus STATISTIK AUSTRIA; Excel Datei: betten_und_bettennutzung_in_den_krankenanstalten_oesterreichs_2009_nach_fa_022343 heruntergeladen 06.07.2011

Tabelle 51

Inkontinenzoperationen bei Frauen in Österreich 2009

Inkontinenzoperationen in Österreich 2009

Schlingensuspension und Faszienzügelplastik der Urethra bei der Frau	Prozent tatsächlich aufgestellte Betten	Anzahl[1]	Prozent[2]	Anzahl[2]
Gesamtzahl durchgeführt in Land Österreich	100,00%	2410	100,00%	2410
Burgenland	2,66%	2410	2,33%	2410
Kärnten	5,51%	64	5,17%	56
Niederösterreich	18,11%	133	15,00%	125
Oberösterreich	16,74%	436	18,00%	362
Salzburg	9,20%	403	6,00%	434
Steiermark	12,00%	222	13,50%	145
Tirol	8,85%	289	11,00%	325
Vorarlberg	8,85%	213	6,00%	265
Wien	18,08%	213	23,00%	145
		436		554

[1] prozentuale Berechnung der durchgeführten Schlingensuspensionen anhand der Tatsächlich aufgestellten Betten.

[2] prozentuale Berechnungen der durchgeführten Schlingensuspensionen anhand der durch den Autor erhobenen Zahlen in dem Bereich Urogynäkologie.

Tabelle 52

Berechnungen Kosten beim Einsatz eines Stressinkontinenzbandes je stationärem Patienten

Land	Kosten je stat. Patient inkl. KOAGR 08	1. Tag	2. Tage	3. Tage	4. Tage	5. Tage	6. Tage
Burgenland		2.700,00 €	5.400,00 €	8.100,00 €	10.300,00 €	13.500,00 €	16.200,00 €
Kärnten		4.201,00 €	8.402,00 €	12.603,00 €	16.304,00 €	21.005,00 €	25.206,00 €
Niederösterreich		4.122,00 €	8.244,00 €	12.366,00 €	16.488,00 €	20.610,00 €	24.732,00 €
Oberösterreich		3.596,00 €	7.192,00 €	10.788,00 €	14.384,00 €	17.980,00 €	21.576,00 €
Salzburg		3.670,00 €	7.340,00 €	11.010,00 €	14.580,00 €	18.350,00 €	22.020,00 €
Steiermark		4.580,00 €	9.160,00 €	13.740,00 €	18.320,00 €	22.900,00 €	27.480,00 €
Tirol		3.329,00 €	6.658,00 €	9.987,00 €	13.316,00 €	16.645,00 €	19.974,00 €
Vorarlberg		3.374,00 €	6.748,00 €	10.122,00 €	13.496,00 €	16.870,00 €	20.244,00 €
Wien		5.708,00 €	11.416,00 €	17.124,00 €	22.332,00 €	28.540,00 €	34.248,00 €
Ö-Gesamt		4.247,00 €	8.494,00 €	12.741,00 €	16.388,00 €	21.235,00 €	25.482,00 €

Basierend auf den Daten: Kosten je stationärem Patient / stationärer Patientin 2009 inklusive kalkulatorischer Anlagekapital-kosten (KOAGR 08)[372]

[372] Entnommen aus: Hrsg. Bundesministerium für Gesundheit, Bereich I/B Radetzkystr. 2, 1030 Wien Krankenanstalten in Zahlen, Überregionale Auswertung der Dokumentation der landesgesundheitsfondfinanzierten Krankenanstalten, Österreich 2009, Grafik 6 siehe auch Abbildung 17

Tabelle 53

Berechnungen Kosten beim Einsatz eines Stressinkontinenzbandes je stationärem Patienten

Land	Kosten je stat. Patient exkl. KOAGR 08	1. Tag	2. Tage	3. Tage	4. Tage	5. Tage	6. Tage
Burgenland	2.504,00 €	2.504,00 €	5.008,00 €	7.512,00 €	10.016,00 €	12.520,00 €	15.024,00 €
Kärnten	3.796,00 €	3.796,00 €	7.592,00 €	11.388,00 €	15.184,00 €	18.980,00 €	22.776,00 €
Niederösterreich	3.752,00 €	3.752,00 €	7.504,00 €	11.256,00 €	15.008,00 €	18.760,00 €	22.512,00 €
Oberösterreich	3.128,00 €	3.128,00 €	6.256,00 €	9.384,00 €	12.512,00 €	15.640,00 €	18.768,00 €
Salzburg	3.306,00 €	3.306,00 €	6.612,00 €	9.918,00 €	13.224,00 €	16.530,00 €	19.836,00 €
Steiermark	4.147,00 €	4.147,00 €	8.294,00 €	12.441,00 €	16.588,00 €	20.735,00 €	24.882,00 €
Tirol	2.896,00 €	2.896,00 €	5.792,00 €	8.688,00 €	11.584,00 €	14.480,00 €	17.376,00 €
Vorarlberg	3.119,00 €	3.119,00 €	6.238,00 €	9.357,00 €	12.476,00 €	15.595,00 €	18.714,00 €
Wien	5.062,00 €	5.062,00 €	10.124,00 €	15.186,00 €	20.248,00 €	25.310,00 €	30.372,00 €
Ö-Gesamt	3.791,00 €	3.791,00 €	7.582,00 €	11.373,00 €	15.164,00 €	18.955,00 €	22.746,00 €

Basierend auf den Daten: Kosten je stationärem Patient / stationärer Patientin 2009 exklusive kalkulatorischer Anlagekapital-kosten (KOAGR 08)[373]

373 Entnommen aus: Hrsg. Bundesministerium für Gesundheit, Bereich I/B Radetzkystr. 2, 1030 Wien Krankenanstalten in Zahlen, Überregionale Auswertung der Dokumentation der landesgesundheitsfondfinanzierten Krankenanstalten, Österreich 2009, Grafik 6 siehe auch Abbildung 18

Tabelle 54

Berechnungen Kosten beim Einsatz eines Stressinkontinenzbandes je stationärem Patienten

Land	Stationäre Endkosten je stat. Patient	1. Tag	2. Tage	3. Tage	4. Tage	5. Tage	6. Tage
Burgenland	2.232,00 €	2.232,00 €	4.464,00 €	6.696,00 €	8.928,00 €	11.160,00 €	13.392,00 €
Kärnten	3.460,00 €	3.460,00 €	6.920,00 €	10.380,00 €	13.840,00 €	17.300,00 €	20.760,00 €
Niederösterreich	3.378,00 €	3.378,00 €	6.756,00 €	10.134,00 €	13.512,00 €	16.890,00 €	20.268,00 €
Oberösterreich	2.945,00 €	2.945,00 €	5.890,00 €	8.835,00 €	11.780,00 €	14.725,00 €	17.670,00 €
Salzburg	3.030,00 €	3.030,00 €	6.060,00 €	9.090,00 €	12.120,00 €	15.150,00 €	18.180,00 €
Steiermark	3.420,00 €	3.420,00 €	6.840,00 €	10.260,00 €	13.680,00 €	17.100,00 €	20.520,00 €
Tirol	2.636,00 €	2.636,00 €	5.272,00 €	7.908,00 €	10.544,00 €	13.180,00 €	15.816,00 €
Vorarlberg	2.818,00 €	2.818,00 €	5.636,00 €	8.454,00 €	11.272,00 €	14.090,00 €	16.908,00 €
Wien	4.069,00 €	4.069,00 €	8.138,00 €	12.207,00 €	16.276,00 €	20.345,00 €	24.414,00 €
Ö-Gesamt	3.301,00 €	3.301,00 €	6.602,00 €	9.903,00 €	13.204,00 €	16.505,00 €	19.806,00 €

Basierend auf den Daten: Kosten je stationärem Patient / stationärer Patientin 2009 stationäre Endkosten[374]

[374] Entnommen aus: Hrsg. Bundesministerium für Gesundheit, Bereich I/B Radetzkystr. 2, 1030 Wien Krankenanstalten in Zahlen, Überregionale Auswertung der Dokumentation der landesgesundheitsfondfinanzierten Krankenanstalten, Österreich 2009, Grafik 6 siehe auch Tabelle 8

Tabelle 55

Land	Kosten je Belagstag inkl. KOAGR 08	1. Tag	2. Tage	3. Tage	4. Tage	5. Tage	6. Tage
Burgenland		683,00 €	1.366,00 €	2.049,00 €	2.732,00 €	3.415,00 €	4.098,00 €
Kärnten		668,00 €	1.336,00 €	2.004,00 €	2.672,00 €	3.340,00 €	4.008,00 €
Niederösterreich		713,00 €	1.426,00 €	2.139,00 €	2.852,00 €	3.565,00 €	4.278,00 €
Oberösterreich		692,00 €	1.384,00 €	2.076,00 €	2.768,00 €	3.460,00 €	4.152,00 €
Salzburg		705,00 €	1.410,00 €	2.115,00 €	2.820,00 €	3.525,00 €	4.230,00 €
Steiermark		735,00 €	1.470,00 €	2.205,00 €	2.940,00 €	3.675,00 €	4.410,00 €
Tirol		697,00 €	1.394,00 €	2.091,00 €	2.788,00 €	3.485,00 €	4.182,00 €
Vorarlberg		647,00 €	1.294,00 €	1.941,00 €	2.588,00 €	3.235,00 €	3.882,00 €
Wien		986,00 €	1.972,00 €	2.958,00 €	3.944,00 €	4.930,00 €	5.916,00 €
Ö-Gesamt		766,00 €	1.532,00 €	2.298,00 €	3.064,00 €	3.830,00 €	4.596,00 €

Berechnungen der Kosten beim Einsatz eines Stressinkontinenzbandes je Belagstag

Basierend auf den Daten: Kosten - Kennzahlen 2009 - stationärer Bereich[375]

[375] Entnommen aus: Hrsg. Bundesministerium für Gesundheit, Bereich I/B Radetzkystr. 2, 1030 Wien Krankenanstalten in Zahlen, Überregionale Auswertung der Dokumentation der landesgesundheitsfondfinanzierten Krankenanstalten, Österreich 2009, 011, Seite 1 Siehe auch Tabelle 8.

Tabelle 56

Berechnungen der Kosten beim Einsatz eines Stressinkontinenzbandes je Belagstag							
Land	Kosten je Belagstag exkl. KOAGR 08	1. Tag	2. Tage	3. Tage	4. Tage	5. Tage	6. Tage
Burgenland	634,00 €	634,00 €	1.268,00 €	1.902,00 €	2.536,00 €	3.170,00 €	3.804,00 €
Kärnten	604,00 €	604,00 €	1.208,00 €	1.812,00 €	2.416,00 €	3.020,00 €	3.624,00 €
Niederösterreich	649,00 €	649,00 €	1.298,00 €	1.947,00 €	2.596,00 €	3.245,00 €	3.894,00 €
Oberösterreich	602,00 €	602,00 €	1.204,00 €	1.806,00 €	2.408,00 €	3.010,00 €	3.612,00 €
Salzburg	636,00 €	636,00 €	1.272,00 €	1.908,00 €	2.544,00 €	3.180,00 €	3.816,00 €
Steiermark	665,00 €	665,00 €	1.330,00 €	1.995,00 €	2.660,00 €	3.325,00 €	3.990,00 €
Tirol	606,00 €	606,00 €	1.212,00 €	1.818,00 €	2.424,00 €	3.030,00 €	3.636,00 €
Vorarlberg	598,00 €	598,00 €	1.196,00 €	1.794,00 €	2.392,00 €	2.990,00 €	3.588,00 €
Wien	874,00 €	874,00 €	1.748,00 €	2.622,00 €	3.496,00 €	4.370,00 €	5.244,00 €
Ö-Gesamt	684,00 €	684,00 €	1.368,00 €	2.052,00 €	2.736,00 €	3.420,00 €	4.104,00 €

Basierend auf den Daten: Kosten - Kennzahlen 2009 - stationärer Bereich[376]

[376] Entnommen aus: Hrsg. Bundesministerium für Gesundheit, Bereich I/B Radetzkystr. 2, 1030 Wien Krankenanstalten in Zahlen, Überregionale Auswertung der Dokumentation der landesgesundheitsfondfinanzierten Krankenanstalten, Österreich 2009, 011, Seite 1 Siehe auch Tabelle 8.

Tabelle 57

Berechnungen der Kosten beim Einsatz eines Stressinkontinenzbandes je Belagstag

Land	Stationäre Endkosten je Belagstag	1. Tag	2. Tage	3. Tage	4. Tage	5. Tage	6. Tage
Burgenland		565,00 €	1.130,00 €	1.695,00 €	2.260,00 €	2.825,00 €	3.390,00 €
Kärnten		550,00 €	1.100,00 €	1.650,00 €	2.200,00 €	2.750,00 €	3.300,00 €
Niederösterreich		584,00 €	1.168,00 €	1.752,00 €	2.336,00 €	2.920,00 €	3.504,00 €
Oberösterreich		587,00 €	1.174,00 €	1.761,00 €	2.348,00 €	2.935,00 €	3.522,00 €
Salzburg		583,00 €	1.166,00 €	1.749,00 €	2.332,00 €	2.915,00 €	3.498,00 €
Steiermark		549,00 €	1.098,00 €	1.647,00 €	2.196,00 €	2.745,00 €	3.294,00 €
Tirol		552,00 €	1.104,00 €	1.656,00 €	2.208,00 €	2.760,00 €	3.312,00 €
Vorarlberg		540,00 €	1.080,00 €	1.620,00 €	2.160,00 €	2.700,00 €	3.240,00 €
Wien		708,00 €	1.416,00 €	2.124,00 €	2.832,00 €	3.540,00 €	4.248,00 €
Ö-Gesamt		596,00 €	1.192,00 €	1.788,00 €	2.384,00 €	2.980,00 €	3.576,00 €

Basierend auf den Daten: Kosten - Kennzahlen 2009 - stationärer Bereich[377]

---

[377] Entnommen aus: Hrsg. Bundesministerium für Gesundheit, Bereich I/B Radetzkystr. 2, 1030 Wien Krankenanstalten in Zahlen, Überregionale Auswertung der Dokumentation der landesgesundheitsfondfinanzierten Krankenanstalten, Österreich 2009, 011, Seite 1 Siehe auch Tabelle 8.

Tabelle 58

Kosten der verschiedenen Schlingen-Operationsverfahren 2009 bei tageschirurgischer Operation:

Belastungsinkontinenzbänder	Materialkosten	Personalkosten (Ärzte und Pflegeteam)	Kosten für Anästhesie	Sonstige Kosten	Gesamtkosten	Ambulante Nachbehandlungskosten geschätzt	Gesamtkosten
TVT™	583,53 €	49,86 €	100,93 €	4,58 €	738,90 €	369,45 €	1108,35
Sparc™	586,66 €	36,84 €	74,59 €	3,39 €	701,48 €	350,74 €	1052,22
Monarc™	415,86 €	26,77 €	54,18 €	2,47 €	499,28 €	249,64 €	748,92
Serasis™	371,32 €	26,77 €	54,18 €	2,47 €	454,74 €	227,37 €	682,11

Die Kosten, die in „Effektivitäts- und Kostenanalyse verschiedener Harninkontinenzoperationsverfahren in einem Krankenhaus mittlerer Größe im Zeitraum von 1996 bis 2004[378] berechnet wurden, sind hier unter der Annahme einer jährlichen durchschnittlichen Kostensteigerung von 2% auf das Jahr 2009 hochgerechnet worden. Die Kosten für das Serasis™ Band wurden vergleichbar den Kosten eines Monarc™ Bandes berechnet, da die Operationstechnik und die benötigten Materialien vollkommen vergleichbar sind und sich nur der Preis der Bänder unterscheidet.

Die Nachbehandlungskosten (ambulant) wurden vom Autor geschätzt. Dazu stellte er die Annahme auf, dass die Nachbehandlungskosten nochmals einen Euro-Betrag in der Höhe der halben entscheidungsrelevanten Gesamtkosten (E-Gesamtkosten) für die durchgeführte Operation betragen würden. Die dabei entstehende Summe wurde hier mit „ambulante Nachbehandlungskosten geschätzt" bezeichnet und dann zu den E-Gesamtkosten hinzugerechnet.

---

[378] Molsner, Jochen: Effektivitäts- und Kostenanalyse verschiedener Harninkontinenzoperationsverfahren in einem Krankenhaus mittlerer Größe im Zeitraum von 1996 bis 2004, Inaugural-Dissertation zur Erlangung des Medizinischen Doktorgrades, vorgelegt 2005 Seite 20

Anmerkungen zu den Tabellen 59 bis 68

Basierend auf den Daten: Kosten je stationärem Patient / stationärer Patientin 2009 inklusive und exklusive kalkulatorischer Anlagekapitalkosten (KOAGR 08) und stationären Endkosten[379]

Die Kosten, die in „Effektivitäts- und Kostenanalyse verschiedener Harninkontinenzoperationsverfahren in einem Krankenhaus mittlerer Größe im Zeitraum von 1996 bis 2004"[380] berechnet wurden, sind hier unter der Annahme einer jährlichen durchschnittlichen Kostensteigerung von 2% auf das Jahr 2009 hochgerechnet worden. Die Kosten für das Serasis™ Band wurden vergleichbar den Kosten eines Monarc™ Bandes berechnet, da die Operationstechnik und die benötigten Materialien vollständig vergleichbar sind und sich nur der Preis des Implantates (Bandes) unterscheidet.

Die Gesamtkosten aus der Tabelle 19[381], die in diesen Tabellen unter „Kosten pro tageschirurgischer Operation" aufgeführt sind, wurden von den stationär anfallenden Kosten jeweils abgezogen.

Die Euro-Beträge, die schwarz dargestellt sind, sind die Beträge, die durch eine tageschirurgische Operation einer Patientin mit einem Suburethralband gegenüber einer Operation einer Patientin mit einem Suburethralband und mit anschließendem Krankenhausaufenthalt eingespart werden könnten. Die rot dargestellten Euro-Beträge stellen die Beträge dar, bis zu welchem Tag eine tageschirurgische Operation eines Suburethralbandes im Vergleich mit einer Operation mit anschließendem stationären Aufenthalt zu keiner Einsparung, sondern eher zu einer Kostenerhöhung führen würde, würde der stationäre Aufenthalt mit dem ersten Tag enden.

---

[379] Entnommen aus: Hrsg. Bundesministerium für Gesundheit, Bereich I/B Radetzkystr. 2, 1030 Wien Krankenanstalten in Zahlen, Überregionale Auswertung der Dokumentation der landesgesundheitsfondfinanzierten Krankenanstalten, Österreich 2009, Grafik 6 siehe auch Tabelle 8.
[380] Molsner, Jochen: Effektivitäts- und Kostenanalyse verschiedener Harninkontinenzoperationsverfahren in einem Krankenhaus mittlerer Größe im Zeitraum von 1996 bis 2004, Inaugural-Dissertation zur Erlangung des Medizinischen Doktorgrades, vorgelegt 2005 Seite 20.
[381] Siehe Tabelle 19.

Tabelle 59[382] [383]

Berechnungen Kostenersparnis je tageschirurgisch operierter Patientin

Land	Kosten je stat. Patient inkl. KOAGR 08 pro Tag	Operation	Kosten pro tageschirurgischer Operation	Einsparungen ab stationärem Abrechnungstag					
				1. Tag	2. Tage	3. Tage	4. Tage	5. Tage	6. Tage
Burgenland	2.700,00 €	Kolposuspension	504,18 €	2.195,82 €	4.895,82 €	7.595,82 €	10.295,82 €	12.995,82 €	15.695,82 €
Burgenland	2.700,00 €	TVT™	1.108,35 €	1.591,65 €	4.291,65 €	6.991,65 €	9.691,65 €	12.391,65 €	15.091,65 €
Burgenland	2.700,00 €	Sparc™	1.052,22 €	1.647,78 €	4.347,78 €	7.047,78 €	9.747,78 €	12.447,78 €	15.147,78 €
Burgenland	2.700,00 €	Monarc™	748,92 €	1.951,08 €	4.651,08 €	7.351,08 €	10.051,08 €	12.751,08 €	15.451,08 €
Burgenland	2.700,00 €	Serasis™	682,11 €	2.017,89 €	4.717,89 €	7.417,89 €	10.117,89 €	12.817,89 €	15.517,89 €
Burgenland	2.700,00 €	Kolposuspension mit Denzensusoperation	1.137,48 €	1.562,52 €	4.262,52 €	6.962,52 €	9.662,52 €	12.362,52 €	15.062,52 €

Berechnungen Kostenersparnis je tageschirurgisch operierter Patientin

Land	Kosten je stat. Patient exkl. KOAGR 08 pro Tag	Operation	Kosten pro tageschirurgischer Operation	Einsparungen ab stationärem Abrechnungstag					
				1. Tag	2. Tage	3. Tage	4. Tage	5. Tage	6. Tage
Burgenland	2.504,00 €	Kolposuspension	504,18 €	1.999,82 €	4.503,82 €	7.007,82 €	9.511,82 €	12.015,82 €	14.519,82 €
Burgenland	2.504,00 €	TVT™	1.108,35 €	1.395,65 €	3.899,65 €	6.403,65 €	8.907,65 €	11.411,65 €	13.915,65 €
Burgenland	2.504,00 €	Sparc™	1.052,22 €	1.451,78 €	3.955,78 €	6.459,78 €	8.963,78 €	11.467,78 €	13.971,78 €
Burgenland	2.504,00 €	Monarc™	748,92 €	1.755,08 €	4.259,08 €	6.763,08 €	9.267,08 €	11.771,08 €	14.275,08 €
Burgenland	2.504,00 €	Serasis™	682,11 €	1.821,89 €	4.325,89 €	6.829,89 €	9.333,89 €	11.837,89 €	14.341,89 €
Burgenland	2.504,00 €	Kolposuspension mit Denzensusoperation	1.137,48 €	1.366,52 €	3.870,52 €	6.374,52 €	8.878,52 €	11.382,52 €	13.886,52 €

Berechnungen Kostenersparnis je tageschirurgisch operierter Patientin

Land	Stationäre Endkosten je stat. Patient pro Tag	Operation	Kosten pro tageschirurgischer Operation	Einsparungen ab stationärem Abrechnungstag					
				1. Tag	2. Tage	3. Tage	4. Tage	5. Tage	6. Tage
Burgenland	2.232,00 €	Kolposuspension	504,18 €	1.727,82 €	3.959,82 €	6.191,82 €	8.423,82 €	10.655,82 €	12.887,82 €
Burgenland	2.232,00 €	TVT™	1.108,35 €	1.123,65 €	3.355,65 €	5.587,65 €	7.819,65 €	10.051,65 €	12.283,65 €
Burgenland	2.232,00 €	Sparc™	1.052,22 €	1.179,78 €	3.411,78 €	5.643,78 €	7.875,78 €	10.107,78 €	12.339,78 €
Burgenland	2.232,00 €	Monarc™	748,92 €	1.483,08 €	3.715,08 €	5.947,08 €	8.179,08 €	10.411,08 €	12.643,08 €
Burgenland	2.232,00 €	Serasis™	682,11 €	1.549,89 €	3.781,89 €	6.013,89 €	8.245,89 €	10.477,89 €	12.709,89 €
Burgenland	2.232,00 €	Kolposuspension mit Denzensusoperation	1.137,48 €	1.094,52 €	3.326,52 €	5.558,52 €	7.790,52 €	10.022,52 €	12.254,52 €

---

[382] Siehe Anmerkungen zu den Tabellen 59 bis 68.
[383] Die Berechnungen sind hier für das Land Burgenland durchgeführt worden.

Tabelle 60[384] [385]

Berechnungen Kostenersparnis je tageschirurgisch operierter Patientin

Land	Kosten je stat. Patient inkl. KOAGR 08 pro Tag	Operation	Kosten pro tageschirurgischer Operation	Einsparungen ab stationärem Abrechnungstag					
				1. Tag	2. Tage	3. Tage	4. Tage	5. Tage	6. Tage
Kärnten	4.201,00 €	Kolposuspension	504,18 €	3.696,82 €	7.897,82 €	12.098,82 €	16.299,82 €	20.500,82 €	24.701,82 €
Kärnten	4.201,00 €	TVT™	1.108,35 €	3.092,65 €	7.293,65 €	11.494,65 €	15.695,65 €	19.896,65 €	24.097,65 €
Kärnten	4.201,00 €	Sparc™	1.052,22 €	3.148,78 €	7.349,78 €	11.550,78 €	15.751,78 €	19.952,78 €	24.153,78 €
Kärnten	4.201,00 €	Monarc™	748,92 €	3.452,08 €	7.653,08 €	11.854,08 €	16.055,08 €	20.256,08 €	24.457,08 €
Kärnten	4.201,00 €	Serasis™	682,11 €	3.518,89 €	7.719,89 €	11.920,89 €	16.121,89 €	20.322,89 €	24.523,89 €
Kärnten	4.201,00 €	Kolposuspension mit Denzensusoperation	1.137,48 €	3.063,52 €	7.264,52 €	11.465,52 €	15.666,52 €	19.867,52 €	24.068,52 €

Berechnungen Kostenersparnis je tageschirurgisch operierter Patientin

Land	Kosten je stat. Patient exkl. KOAGR 08 pro Tag	Operation	Kosten pro tageschirurgischer Operation	Einsparungen ab stationärem Abrechnungstag					
				1. Tag	2. Tage	3. Tage	4. Tage	5. Tage	6. Tage
Kärnten	3.796,00 €	Kolposuspension	504,18 €	3.291,82 €	7.087,82 €	10.883,82 €	14.679,82 €	18.475,82 €	22.271,82 €
Kärnten	3.796,00 €	TVT™	1.108,35 €	2.687,65 €	6.483,65 €	10.279,65 €	14.075,65 €	17.871,65 €	21.667,65 €
Kärnten	3.796,00 €	Sparc™	1.052,22 €	2.743,78 €	6.539,78 €	10.335,78 €	14.131,78 €	17.927,78 €	21.723,78 €
Kärnten	3.796,00 €	Monarc™	748,92 €	3.047,08 €	6.843,08 €	10.639,08 €	14.435,08 €	18.231,08 €	22.027,08 €
Kärnten	3.796,00 €	Serasis™	682,11 €	3.113,89 €	6.909,89 €	10.705,89 €	14.501,89 €	18.297,89 €	22.093,89 €
Kärnten	3.796,00 €	Kolposuspension mit Denzensusoperation	1.137,48 €	2.658,52 €	6.454,52 €	10.250,52 €	14.046,52 €	17.842,52 €	21.638,52 €

Berechnungen Kostenersparnis je tageschirurgisch operierter Patientin

Land	Stationäre Endkosten je stat. Patient pro Tag	Operation	Kosten pro tageschirurgischer Operation	Einsparungen ab stationärem Abrechnungstag					
				1. Tag	2. Tage	3. Tage	4. Tage	5. Tage	6. Tage
Kärnten	3.460,00 €	Kolposuspension	504,18 €	2.955,82 €	6.415,82 €	9.875,82 €	13.335,82 €	16.795,82 €	20.255,82 €
Kärnten	3.460,00 €	TVT™	1.108,35 €	2.351,65 €	5.811,65 €	9.271,65 €	12.731,65 €	16.191,65 €	19.651,65 €
Kärnten	3.460,00 €	Sparc™	1.052,22 €	2.407,78 €	5.867,78 €	9.327,78 €	12.787,78 €	16.247,78 €	19.707,78 €
Kärnten	3.460,00 €	Monarc™	748,92 €	2.711,08 €	6.171,08 €	9.631,08 €	13.091,08 €	16.551,08 €	20.011,08 €
Kärnten	3.460,00 €	Serasis™	682,11 €	2.777,89 €	6.237,89 €	9.697,89 €	13.157,89 €	16.617,89 €	20.077,89 €
Kärnten	3.460,00 €	Kolposuspension mit Denzensusoperation	1.137,48 €	2.322,52 €	5.782,52 €	9.242,52 €	12.702,52 €	16.162,52 €	19.622,52 €

384 Siehe Anmerkungen zu den Tabellen 59 bis 68.
385 Die Berechnungen sind hier für das Land Kärnten durchgeführt worden.

Tabelle 61[386] [387]

Berechnungen Kostenersparnis je tageschirurgisch operierter Patientin

Land	Kosten je stat. Patient inkl. KOAGR 08 pro Tag	Operation	Kosten pro tageschirurgischer Operation	Einsparungen ab stationärem Abrechnungstag					
				1. Tag	2. Tage	3. Tage	4. Tage	5. Tage	6. Tage
Niederösterreich	4.122,00 €	Kolposuspension	504,18 €	3.617,82 €	7.739,82 €	11.861,82 €	15.983,82 €	20.105,82 €	24.227,82 €
Niederösterreich	4.122,00 €	TVT™	1.108,35 €	3.013,65 €	7.135,65 €	11.257,65 €	15.379,65 €	19.501,65 €	23.623,65 €
Niederösterreich	4.122,00 €	Sparc™	1.052,22 €	3.069,78 €	7.191,78 €	11.313,78 €	15.435,78 €	19.557,78 €	23.679,78 €
Niederösterreich	4.122,00 €	Monarc™	748,92 €	3.373,08 €	7.495,08 €	11.617,08 €	15.739,08 €	19.861,08 €	23.983,08 €
Niederösterreich	4.122,00 €	Serasis™	682,11 €	3.439,89 €	7.561,89 €	11.683,89 €	15.805,89 €	19.927,89 €	24.049,89 €
Niederösterreich	4.122,00 €	Kolposuspension mit Denzensusoperation	1.137,48 €	2.984,52 €	7.106,52 €	11.228,52 €	15.350,52 €	19.472,52 €	23.594,52 €

Berechnungen Kostenersparnis je tageschirurgisch operierter Patientin

Land	Kosten je stat. Patient exkl. KOAGR 08 pro Tag	Operation	Kosten pro tageschirurgischer Operation	Einsparungen ab stationärem Abrechnungstag					
				1. Tag	2. Tage	3. Tage	4. Tage	5. Tage	6. Tage
Niederösterreich	3.752,00 €	Kolposuspension	504,18 €	3.247,82 €	6.999,82 €	10.751,82 €	14.503,82 €	18.255,82 €	22.007,82 €
Niederösterreich	3.752,00 €	TVT™	1.108,35 €	2.643,65 €	6.395,65 €	10.147,65 €	13.899,65 €	17.651,65 €	21.403,65 €
Niederösterreich	3.752,00 €	Sparc™	1.052,22 €	2.699,78 €	6.451,78 €	10.203,78 €	13.955,78 €	17.707,78 €	21.459,78 €
Niederösterreich	3.752,00 €	Monarc™	748,92 €	3.003,08 €	6.755,08 €	10.507,08 €	14.259,08 €	18.011,08 €	21.763,08 €
Niederösterreich	3.752,00 €	Serasis™	682,11 €	3.069,89 €	6.821,89 €	10.573,89 €	14.325,89 €	18.077,89 €	21.829,89 €
Niederösterreich	3.752,00 €	Kolposuspension mit Denzensusoperation	1.137,48 €	2.614,52 €	6.366,52 €	10.118,52 €	13.870,52 €	17.622,52 €	21.374,52 €

Berechnungen Kostenersparnis je tageschirurgisch operierter Patientin

Land	Stationäre Endkosten je stat. Patient pro Tag	Operation	Kosten pro tageschirurgischer Operation	Einsparungen ab stationärem Abrechnungstag					
				1. Tag	2. Tage	3. Tage	4. Tage	5. Tage	6. Tage
Niederösterreich	3.378,00 €	Kolposuspension	504,18 €	2.873,82 €	6.251,82 €	9.629,82 €	13.007,82 €	16.385,82 €	19.763,82 €
Niederösterreich	3.378,00 €	TVT™	1.108,35 €	2.269,65 €	5.647,65 €	9.025,65 €	12.403,65 €	15.781,65 €	19.159,65 €
Niederösterreich	3.378,00 €	Sparc™	1.052,22 €	2.325,78 €	5.703,78 €	9.081,78 €	12.459,78 €	15.837,78 €	19.215,78 €
Niederösterreich	3.378,00 €	Monarc™	748,92 €	2.629,08 €	6.007,08 €	9.385,08 €	12.763,08 €	16.141,08 €	19.519,08 €
Niederösterreich	3.378,00 €	Serasis™	682,11 €	2.695,89 €	6.073,89 €	9.451,89 €	12.829,89 €	16.207,89 €	19.585,89 €
Niederösterreich	3.378,00 €	Kolposuspension mit Denzensusoperation	1.137,48 €	2.240,52 €	5.618,52 €	8.996,52 €	12.374,52 €	15.752,52 €	19.130,52 €

---

386 Siehe Anmerkungen zu den Tabellen 59 bis 68.
387 Die Berechnungen sind hier für das Land Niederösterreich durchgeführt worden.

Tabelle 62[388] [389]

Berechnungen Kostenersparnis je tageschirurgisch operierter Patientin

Land	Kosten je stat. Patient inkl. KOAGR 08 pro Tag	Operation	Kosten pro tageschirurgischer Operation	Einsparungen ab stationärem Abrechnungstag					
				1. Tag	2. Tage	3. Tage	4. Tage	5. Tage	6. Tage
Oberösterreich	3.596,00 €	Kolposuspension	504,18 €	3.091,82 €	6.687,82 €	10.283,82 €	13.879,82 €	17.475,82 €	21.071,82 €
Oberösterreich	3.596,00 €	TVT™	1.108,35 €	2.487,65 €	6.083,65 €	9.679,65 €	13.275,65 €	16.871,65 €	20.467,65 €
Oberösterreich	3.596,00 €	Sparc™	1.052,22 €	2.543,78 €	6.139,78 €	9.735,78 €	13.331,78 €	16.927,78 €	20.523,78 €
Oberösterreich	3.596,00 €	Monarc™	748,92 €	2.847,08 €	6.443,08 €	10.039,08 €	13.635,08 €	17.231,08 €	20.827,08 €
Oberösterreich	3.596,00 €	Serasis™	682,11 €	2.913,89 €	6.509,89 €	10.105,89 €	13.701,89 €	17.297,89 €	20.893,89 €
Oberösterreich	3.596,00 €	Kolposuspension mit Denzensusoperation	1.137,48 €	2.458,52 €	6.054,52 €	9.650,52 €	13.246,52 €	16.842,52 €	20.438,52 €

Berechnungen Kostenersparnis je tageschirurgisch operierter Patientin

Land	Kosten je stat. Patient exkl. KOAGR 08 pro Tag	Operation	Kosten pro tageschirurgischer Operation	Einsparungen ab stationärem Abrechnungstag					
				1. Tag	2. Tage	3. Tage	4. Tage	5. Tage	6. Tage
Oberösterreich	3.128,00 €	Kolposuspension	504,18 €	2.623,82 €	5.751,82 €	8.879,82 €	12.007,82 €	15.135,82 €	18.263,82 €
Oberösterreich	3.128,00 €	TVT™	1.108,35 €	2.019,65 €	5.147,65 €	8.275,65 €	11.403,65 €	14.531,65 €	17.659,65 €
Oberösterreich	3.128,00 €	Sparc™	1.052,22 €	2.075,78 €	5.203,78 €	8.331,78 €	11.459,78 €	14.587,78 €	17.715,78 €
Oberösterreich	3.128,00 €	Monarc™	748,92 €	2.379,08 €	5.507,08 €	8.635,08 €	11.763,08 €	14.891,08 €	18.019,08 €
Oberösterreich	3.128,00 €	Serasis™	682,11 €	2.445,89 €	5.573,89 €	8.701,89 €	11.829,89 €	14.957,89 €	18.085,89 €
Oberösterreich	3.128,00 €	Kolposuspension mit Denzensusoperation	1.137,48 €	1.990,52 €	5.118,52 €	8.246,52 €	11.374,52 €	14.502,52 €	17.630,52 €

Berechnungen Kostenersparnis je tageschirurgisch operierter Patientin

Land	Stationäre Endkosten je stat. Patient pro Tag	Operation	Kosten pro tageschirurgischer Operation	Einsparungen ab stationärem Abrechnungstag					
				1. Tag	2. Tage	3. Tage	4. Tage	5. Tage	6. Tage
Oberösterreich	2.945,00 €	Kolposuspension	504,18 €	2.440,82 €	5.385,82 €	8.330,82 €	11.275,82 €	14.220,82 €	17.165,82 €
Oberösterreich	2.945,00 €	TVT™	1.108,35 €	1.836,65 €	4.781,65 €	7.726,65 €	10.671,65 €	13.616,65 €	16.561,65 €
Oberösterreich	2.945,00 €	Sparc™	1.052,22 €	1.892,78 €	4.837,78 €	7.782,78 €	10.727,78 €	13.672,78 €	16.617,78 €
Oberösterreich	2.945,00 €	Monarc™	748,92 €	2.196,08 €	5.141,08 €	8.086,08 €	11.031,08 €	13.976,08 €	16.921,08 €
Oberösterreich	2.945,00 €	Serasis™	682,11 €	2.262,89 €	5.207,89 €	8.152,89 €	11.097,89 €	14.042,89 €	16.987,89 €
Oberösterreich	2.945,00 €	Kolposuspension mit Denzensusoperation	1.137,48 €	1.807,52 €	4.752,52 €	7.697,52 €	10.642,52 €	13.587,52 €	16.532,52 €

---

[388] Siehe Anmerkungen zu den Tabellen 59 bis 68.
[389] Die Berechnungen sind hier für das Land Oberösterreich durchgeführt worden.

Tabelle 63[390] [391]

Berechnungen Kostenersparnis je tageschirurgisch operierter Patientin

Land	Kosten je stat. Patient inkl. KOAGR 08 pro Tag	Operation	Kosten pro tageschirurgischer Operation	Einsparungen ab stationärem Abrechnungstag					
				1. Tag	2. Tage	3. Tage	4. Tage	5. Tage	6. Tage
Salzburg	3.670,00 €	Kolposuspension	504,18 €	3.165,82 €	6.835,82 €	10.505,82 €	14.175,82 €	17.845,82 €	21.515,82 €
Salzburg	3.670,00 €	TVT™	1.108,35 €	2.561,65 €	6.231,65 €	9.901,65 €	13.571,65 €	17.241,65 €	20.911,65 €
Salzburg	3.670,00 €	Sparc™	1.052,22 €	2.617,78 €	6.287,78 €	9.957,78 €	13.627,78 €	17.297,78 €	20.967,78 €
Salzburg	3.670,00 €	Monarc™	748,92 €	2.921,08 €	6.591,08 €	10.261,08 €	13.931,08 €	17.601,08 €	21.271,08 €
Salzburg	3.670,00 €	Serasis™	682,11 €	2.987,89 €	6.657,89 €	10.327,89 €	13.997,89 €	17.667,89 €	21.337,89 €
Salzburg	3.670,00 €	Kolposuspension mit Denzensusoperation	1.137,48 €	2.532,52 €	6.202,52 €	9.872,52 €	13.542,52 €	17.212,52 €	20.882,52 €

Berechnungen Kostenersparnis je tageschirurgisch operierter Patientin

Land	Kosten je stat. Patient exkl. KOAGR 08 pro Tag	Operation	Kosten pro tageschirurgischer Operation	Einsparungen ab stationärem Abrechnungstag					
				1. Tag	2. Tage	3. Tage	4. Tage	5. Tage	6. Tage
Salzburg	3.306,00 €	Kolposuspension	504,18 €	2.801,82 €	6.107,82 €	9.413,82 €	12.719,82 €	16.025,82 €	19.331,82 €
Salzburg	3.306,00 €	TVT™	1.108,35 €	2.197,65 €	5.503,65 €	8.809,65 €	12.115,65 €	15.421,65 €	18.727,65 €
Salzburg	3.306,00 €	Sparc™	1.052,22 €	2.253,78 €	5.559,78 €	8.865,78 €	12.171,78 €	15.477,78 €	18.783,78 €
Salzburg	3.306,00 €	Monarc™	748,92 €	2.557,08 €	5.863,08 €	9.169,08 €	12.475,08 €	15.781,08 €	19.087,08 €
Salzburg	3.306,00 €	Serasis™	682,11 €	2.623,89 €	5.929,89 €	9.235,89 €	12.541,89 €	15.847,89 €	19.153,89 €
Salzburg	3.306,00 €	Kolposuspension mit Denzensusoperation	1.137,48 €	2.168,52 €	5.474,52 €	8.780,52 €	12.086,52 €	15.392,52 €	18.698,52 €

Berechnungen Kostenersparnis je tageschirurgisch operierter Patientin

Land	Stationäre Endkosten je stat. Patient pro Tag	Operation	Kosten pro tageschirurgischer Operation	Einsparungen ab stationärem Abrechnungstag					
				1. Tag	2. Tage	3. Tage	4. Tage	5. Tage	6. Tage
Salzburg	3.030,00 €	Kolposuspension	504,18 €	2.525,82 €	5.555,82 €	8.585,82 €	11.615,82 €	14.645,82 €	17.675,82 €
Salzburg	3.030,00 €	TVT™	1.108,35 €	1.921,65 €	4.951,65 €	7.981,65 €	11.011,65 €	14.041,65 €	17.071,65 €
Salzburg	3.030,00 €	Sparc™	1.052,22 €	1.977,78 €	5.007,78 €	8.037,78 €	11.067,78 €	14.097,78 €	17.127,78 €
Salzburg	3.030,00 €	Monarc™	748,92 €	2.281,08 €	5.311,08 €	8.341,08 €	11.371,08 €	14.401,08 €	17.431,08 €
Salzburg	3.030,00 €	Serasis™	682,11 €	2.347,89 €	5.377,89 €	8.407,89 €	11.437,89 €	14.467,89 €	17.497,89 €
Salzburg	3.030,00 €	Kolposuspension mit Denzensusoperation	1.137,48 €	1.892,52 €	4.922,52 €	7.952,52 €	10.982,52 €	14.012,52 €	17.042,52 €

---

[390] Siehe Anmerkungen zu den Tabellen 59 bis 68.
[391] Die Berechnungen sind hier für das Land Salzburg durchgeführt worden.

Tabelle 64[392] [393]

Berechnungen Kostenersparnis je tageschirurgisch operierter Patientin

Land	Kosten je stat. Patient inkl. KOAGR 08 pro Tag	Operation	Kosten pro tageschirurgischer Operation	Einsparungen ab stationärem Abrechnungstag					
				1. Tag	2. Tage	3. Tage	4. Tage	5. Tage	6. Tage
Steiermark	4.580,00 €	Kolposuspension	504,18 €	4.075,82 €	8.655,82 €	13.235,82 €	17.815,82 €	22.395,82 €	26.975,82 €
Steiermark	4.580,00 €	TVT™	1.108,35 €	3.471,65 €	8.051,65 €	12.631,65 €	17.211,65 €	21.791,65 €	26.371,65 €
Steiermark	4.580,00 €	Sparc™	1.052,22 €	3.527,78 €	8.107,78 €	12.687,78 €	17.267,78 €	21.847,78 €	26.427,78 €
Steiermark	4.580,00 €	Monarc™	748,92 €	3.831,08 €	8.411,08 €	12.991,08 €	17.571,08 €	22.151,08 €	26.731,08 €
Steiermark	4.580,00 €	Serasis™	682,11 €	3.897,89 €	8.477,89 €	13.057,89 €	17.637,89 €	22.217,89 €	26.797,89 €
Steiermark	4.580,00 €	Kolposuspension mit Denzensusoperation	1.137,48 €	3.442,52 €	8.022,52 €	12.602,52 €	17.182,52 €	21.762,52 €	26.342,52 €

Berechnungen Kostenersparnis je tageschirurgisch operierter Patientin

Land	Kosten je stat. Patient exkl. KOAGR 08 pro Tag	Operation	Kosten pro tageschirurgischer Operation	Einsparungen ab stationärem Abrechnungstag					
				1. Tag	2. Tage	3. Tage	4. Tage	5. Tage	6. Tage
Steiermark	4.147,00 €	Kolposuspension	504,18 €	3.642,82 €	7.789,82 €	11.936,82 €	16.083,82 €	20.230,82 €	24.377,82 €
Steiermark	4.147,00 €	TVT™	1.108,35 €	3.038,65 €	7.185,65 €	11.332,65 €	15.479,65 €	19.626,65 €	23.773,65 €
Steiermark	4.147,00 €	Sparc™	1.052,22 €	3.094,78 €	7.241,78 €	11.388,78 €	15.535,78 €	19.682,78 €	23.829,78 €
Steiermark	4.147,00 €	Monarc™	748,92 €	3.398,08 €	7.545,08 €	11.692,08 €	15.839,08 €	19.986,08 €	24.133,08 €
Steiermark	4.147,00 €	Serasis™	682,11 €	3.464,89 €	7.611,89 €	11.758,89 €	15.905,89 €	20.052,89 €	24.199,89 €
Steiermark	4.147,00 €	Kolposuspension mit Denzensusoperation	1.137,48 €	3.009,52 €	7.156,52 €	11.303,52 €	15.450,52 €	19.597,52 €	23.744,52 €

Berechnungen Kostenersparnis je tageschirurgisch operierter Patientin

Land	Stationäre Endkosten je stat. Patient pro Tag	Operation	Kosten pro tageschirurgischer Operation	Einsparungen ab stationärem Abrechnungstag					
				1. Tag	2. Tage	3. Tage	4. Tage	5. Tage	6. Tage
Steiermark	3.420,00 €	Kolposuspension	504,18 €	2.915,82 €	6.335,82 €	9.755,82 €	13.175,82 €	16.595,82 €	20.015,82 €
Steiermark	3.420,00 €	TVT™	1.108,35 €	2.311,65 €	5.731,65 €	9.151,65 €	12.571,65 €	15.991,65 €	19.411,65 €
Steiermark	3.420,00 €	Sparc™	1.052,22 €	2.367,78 €	5.787,78 €	9.207,78 €	12.627,78 €	16.047,78 €	19.467,78 €
Steiermark	3.420,00 €	Monarc™	748,92 €	2.671,08 €	6.091,08 €	9.511,08 €	12.931,08 €	16.351,08 €	19.771,08 €
Steiermark	3.420,00 €	Serasis™	682,11 €	2.737,89 €	6.157,89 €	9.577,89 €	12.997,89 €	16.417,89 €	19.837,89 €
Steiermark	3.420,00 €	Kolposuspension mit Denzensusoperation	1.137,48 €	2.282,52 €	5.702,52 €	9.122,52 €	12.542,52 €	15.962,52 €	19.382,52 €

---

[392] Siehe Anmerkungen zu den Tabellen 59 bis 68.
[393] Die Berechnungen sind hier für das Land Steiermark durchgeführt worden.

Tabelle 65[394] [395]

Berechnungen Kostenersparnis je tageschirurgisch operierter Patientin

Land	Kosten je stat. Patient inkl. KOAGR 08 pro Tag	Operation	Kosten pro tageschirurgischer Operation	Einsparungen ab stationärem Abrechnungstag					
				1. Tag	2. Tage	3. Tage	4. Tage	5. Tage	6. Tage
Tirol	3.329,00 €	Kolposuspension	504,18 €	2.824,82 €	6.153,82 €	9.482,82 €	12.811,82 €	16.140,82 €	19.469,82 €
Tirol	3.329,00 €	TVT™	1.108,35 €	2.220,65 €	5.549,65 €	8.878,65 €	12.207,65 €	15.536,65 €	18.865,65 €
Tirol	3.329,00 €	Sparc™	1.052,22 €	2.276,78 €	5.605,78 €	8.934,78 €	12.263,78 €	15.592,78 €	18.921,78 €
Tirol	3.329,00 €	Monarc™	748,92 €	2.580,08 €	5.909,08 €	9.238,08 €	12.567,08 €	15.896,08 €	19.225,08 €
Tirol	3.329,00 €	Serasis™	682,11 €	2.646,89 €	5.975,89 €	9.304,89 €	12.633,89 €	15.962,89 €	19.291,89 €
Tirol	3.329,00 €	Kolposuspension mit Denzensusoperation	1.137,48 €	2.191,52 €	5.520,52 €	8.849,52 €	12.178,52 €	15.507,52 €	18.836,52 €

Berechnungen Kostenersparnis je tageschirurgisch operierter Patientin

Land	Kosten je stat. Patient exkl. KOAGR 08 pro Tag	Operation	Kosten pro tageschirurgischer Operation	Einsparungen ab stationärem Abrechnungstag					
				1. Tag	2. Tage	3. Tage	4. Tage	5. Tage	6. Tage
Tirol	2.896,00 €	Kolposuspension	504,18 €	2.391,82 €	5.287,82 €	8.183,82 €	11.079,82 €	13.975,82 €	16.871,82 €
Tirol	2.896,00 €	TVT™	1.108,35 €	1.787,65 €	4.683,65 €	7.579,65 €	10.475,65 €	13.371,65 €	16.267,65 €
Tirol	2.896,00 €	Sparc™	1.052,22 €	1.843,78 €	4.739,78 €	7.635,78 €	10.531,78 €	13.427,78 €	16.323,78 €
Tirol	2.896,00 €	Monarc™	748,92 €	2.147,08 €	5.043,08 €	7.939,08 €	10.835,08 €	13.731,08 €	16.627,08 €
Tirol	2.896,00 €	Serasis™	682,11 €	2.213,89 €	5.109,89 €	8.005,89 €	10.901,89 €	13.797,89 €	16.693,89 €
Tirol	2.896,00 €	Kolposuspension mit Denzensusoperation	1.137,48 €	1.758,52 €	4.654,52 €	7.550,52 €	10.446,52 €	13.342,52 €	16.238,52 €

Berechnungen Kostenersparnis je tageschirurgisch operierter Patientin

Land	Stationäre Endkosten je stat. Patient pro Tag	Operation	Kosten pro tageschirurgischer Operation	Einsparungen ab stationärem Abrechnungstag					
				1. Tag	2. Tage	3. Tage	4. Tage	5. Tage	6. Tage
Tirol	2.636,00 €	Kolposuspension	504,18 €	2.131,82 €	4.767,82 €	7.403,82 €	10.039,82 €	12.675,82 €	15.311,82 €
Tirol	2.636,00 €	TVT™	1.108,35 €	1.527,65 €	4.163,65 €	6.799,65 €	9.435,65 €	12.071,65 €	14.707,65 €
Tirol	2.636,00 €	Sparc™	1.052,22 €	1.583,78 €	4.219,78 €	6.855,78 €	9.491,78 €	12.127,78 €	14.763,78 €
Tirol	2.636,00 €	Monarc™	748,92 €	1.887,08 €	4.523,08 €	7.159,08 €	9.795,08 €	12.431,08 €	15.067,08 €
Tirol	2.636,00 €	Serasis™	682,11 €	1.953,89 €	4.589,89 €	7.225,89 €	9.861,89 €	12.497,89 €	15.133,89 €
Tirol	2.636,00 €	Kolposuspension mit Denzensusoperation	1.137,48 €	1.498,52 €	4.134,52 €	6.770,52 €	9.406,52 €	12.042,52 €	14.678,52 €

[394] Siehe Anmerkungen zu den Tabellen 59 bis 68.
[395] Die Berechnungen sind hier für das Land Tirol durchgeführt worden.

Tabelle 66[396] [397]

Berechnungen Kostenersparnis je tageschirurgisch operierter Patientin

Land	Kosten je stat. Patient inkl. KOAGR 08 pro Tag	Operation	Kosten pro tageschirurgischer Operation	Einsparungen ab stationärem Abrechnungstag					
				1. Tag	2. Tage	3. Tage	4. Tage	5. Tage	6. Tage
Vorarlberg	3.374,00 €	Kolposuspension	504,18 €	2.869,82 €	6.243,82 €	9.617,82 €	12.991,82 €	16.365,82 €	19.739,82 €
Vorarlberg	3.374,00 €	TVT™	1.108,35 €	2.265,65 €	5.639,65 €	9.013,65 €	12.387,65 €	15.761,65 €	19.135,65 €
Vorarlberg	3.374,00 €	Sparc™	1.052,22 €	2.321,78 €	5.695,78 €	9.069,78 €	12.443,78 €	15.817,78 €	19.191,78 €
Vorarlberg	3.374,00 €	Monarc™	748,92 €	2.625,08 €	5.999,08 €	9.373,08 €	12.747,08 €	16.121,08 €	19.495,08 €
Vorarlberg	3.374,00 €	Serasis™	682,11 €	2.691,89 €	6.065,89 €	9.439,89 €	12.813,89 €	16.187,89 €	19.561,89 €
Vorarlberg	3.374,00 €	Kolposuspension mit Denzensusoperation	1.137,48 €	2.236,52 €	5.610,52 €	8.984,52 €	12.358,52 €	15.732,52 €	19.106,52 €

Berechnungen Kostenersparnis je tageschirurgisch operierter Patientin

Land	Kosten je stat. Patient exkl. KOAGR 08 pro Tag	Operation	Kosten pro tageschirurgischer Operation	Einsparungen ab stationärem Abrechnungstag					
				1. Tag	2. Tage	3. Tage	4. Tage	5. Tage	6. Tage
Vorarlberg	3.119,00 €	Kolposuspension	504,18 €	2.614,82 €	5.733,82 €	8.852,82 €	11.971,82 €	15.090,82 €	18.209,82 €
Vorarlberg	3.119,00 €	TVT™	1.108,35 €	2.010,65 €	5.129,65 €	8.248,65 €	11.367,65 €	14.486,65 €	17.605,65 €
Vorarlberg	3.119,00 €	Sparc™	1.052,22 €	2.066,78 €	5.185,78 €	8.304,78 €	11.423,78 €	14.542,78 €	17.661,78 €
Vorarlberg	3.119,00 €	Monarc™	748,92 €	2.370,08 €	5.489,08 €	8.608,08 €	11.727,08 €	14.846,08 €	17.965,08 €
Vorarlberg	3.119,00 €	Serasis™	682,11 €	2.436,89 €	5.555,89 €	8.674,89 €	11.793,89 €	14.912,89 €	18.031,89 €
Vorarlberg	3.119,00 €	Kolposuspension mit Denzensusoperation	1.137,48 €	1.981,52 €	5.100,52 €	8.219,52 €	11.338,52 €	14.457,52 €	17.576,52 €

Berechnungen Kostenersparnis je tageschirurgisch operierter Patientin

Land	Stationäre Endkosten je stat. Patient pro Tag	Operation	Kosten pro tageschirurgischer Operation	Einsparungen ab stationärem Abrechnungstag					
				1. Tag	2. Tage	3. Tage	4. Tage	5. Tage	6. Tage
Vorarlberg	2.818,00 €	Kolposuspension	504,18 €	2.313,82 €	5.131,82 €	7.949,82 €	10.767,82 €	13.585,82 €	16.403,82 €
Vorarlberg	2.818,00 €	TVT™	1.108,35 €	1.709,65 €	4.527,65 €	7.345,65 €	10.163,65 €	12.981,65 €	15.799,65 €
Vorarlberg	2.818,00 €	Sparc™	1.052,22 €	1.765,78 €	4.583,78 €	7.401,78 €	10.219,78 €	13.037,78 €	15.855,78 €
Vorarlberg	2.818,00 €	Monarc™	748,92 €	2.069,08 €	4.887,08 €	7.705,08 €	10.523,08 €	13.341,08 €	16.159,08 €
Vorarlberg	2.818,00 €	Serasis™	682,11 €	2.135,89 €	4.953,89 €	7.771,89 €	10.589,89 €	13.407,89 €	16.225,89 €
Vorarlberg	2.818,00 €	Kolposuspension mit Denzensusoperation	1.137,48 €	1.680,52 €	4.498,52 €	7.316,52 €	10.134,52 €	12.952,52 €	15.770,52 €

[396] Siehe Anmerkungen zu den Tabellen 59 bis 68.
[397] Die Berechnungen sind hier für das Land Vorarlberg durchgeführt worden.

Tabelle 67[398] [399]

Berechnungen Kostenersparnis je tageschirurgisch operierter Patientin

Land	Kosten je stat. Patient inkl. KOAGR 08 pro Tag	Operation	Kosten pro tageschirurgischer Operation	Einsparungen ab stationärem Abrechnungstag					
				1. Tag	2. Tage	3. Tage	4. Tage	5. Tage	6. Tage
Wien	5.708,00 €	Kolposuspension	504,18 €	5.203,82 €	10.911,82 €	16.619,82 €	22.327,82 €	28.035,82 €	33.743,82 €
Wien	5.708,00 €	TVT™	1.108,35 €	4.599,65 €	10.307,65 €	16.015,65 €	21.723,65 €	27.431,65 €	33.139,65 €
Wien	5.708,00 €	Sparc™	1.052,22 €	4.655,78 €	10.363,78 €	16.071,78 €	21.779,78 €	27.487,78 €	33.195,78 €
Wien	5.708,00 €	Monarc™	748,92 €	4.959,08 €	10.667,08 €	16.375,08 €	22.083,08 €	27.791,08 €	33.499,08 €
Wien	5.708,00 €	Serasis™	682,11 €	5.025,89 €	10.733,89 €	16.441,89 €	22.149,89 €	27.857,89 €	33.565,89 €
Wien	5.708,00 €	Kolposuspension mit Denzensusoperation	1.137,48 €	4.570,52 €	10.278,52 €	15.986,52 €	21.694,52 €	27.402,52 €	33.110,52 €

Berechnungen Kostenersparnis je tageschirurgisch operierter Patientin

Land	Kosten je stat. Patient exkl. KOAGR 08 pro Tag	Operation	Kosten pro tageschirurgischer Operation	Einsparungen ab stationärem Abrechnungstag					
				1. Tag	2. Tage	3. Tage	4. Tage	5. Tage	6. Tage
Wien	5.062,00 €	Kolposuspension	504,18 €	4.557,82 €	9.619,82 €	14.681,82 €	19.743,82 €	24.805,82 €	29.867,82 €
Wien	5.062,00 €	TVT™	1.108,35 €	3.953,65 €	9.015,65 €	14.077,65 €	19.139,65 €	24.201,65 €	29.263,65 €
Wien	5.062,00 €	Sparc™	1.052,22 €	4.009,78 €	9.071,78 €	14.133,78 €	19.195,78 €	24.257,78 €	29.319,78 €
Wien	5.062,00 €	Monarc™	748,92 €	4.313,08 €	9.375,08 €	14.437,08 €	19.499,08 €	24.561,08 €	29.623,08 €
Wien	5.062,00 €	Serasis™	682,11 €	4.379,89 €	9.441,89 €	14.503,89 €	19.565,89 €	24.627,89 €	29.689,89 €
Wien	5.062,00 €	Kolposuspension mit Denzensusoperation	1.137,48 €	3.924,52 €	8.986,52 €	14.048,52 €	19.110,52 €	24.172,52 €	29.234,52 €

Berechnungen Kostenersparnis je tageschirurgisch operierter Patientin

Land	Stationäre Endkosten je stat. Patient pro Tag	Operation	Kosten pro tageschirurgischer Operation	Einsparungen ab stationärem Abrechnungstag					
				1. Tag	2. Tage	3. Tage	4. Tage	5. Tage	6. Tage
Wien	4.069,00 €	Kolposuspension	504,18 €	3.564,82 €	7.633,82 €	11.702,82 €	15.771,82 €	19.840,82 €	23.909,82 €
Wien	4.069,00 €	TVT™	1.108,35 €	2.960,65 €	7.029,65 €	11.098,65 €	15.167,65 €	19.236,65 €	23.305,65 €
Wien	4.069,00 €	Sparc™	1.052,22 €	3.016,78 €	7.085,78 €	11.154,78 €	15.223,78 €	19.292,78 €	23.361,78 €
Wien	4.069,00 €	Monarc™	748,92 €	3.320,08 €	7.389,08 €	11.458,08 €	15.527,08 €	19.596,08 €	23.665,08 €
Wien	4.069,00 €	Serasis™	682,11 €	3.386,89 €	7.455,89 €	11.524,89 €	15.593,89 €	19.662,89 €	23.731,89 €
Wien	4.069,00 €	Kolposuspension mit Denzensusoperation	1.137,48 €	2.931,52 €	7.000,52 €	11.069,52 €	15.138,52 €	19.207,52 €	23.276,52 €

---

[398] Siehe Anmerkungen zu den Tabellen 59 bis 68.
[399] Die Berechnungen sind hier für das Land Wien durchgeführt worden.

Tabelle 68[400] [401]

Berechnungen Kostenersparnis je tageschirurgisch operierter Patientin

Land	Kosten je stat. Patient inkl. KOAGR 08 pro Tag	Operation	Kosten pro tageschirurgischer Operation	Einsparungen ab stationärem Abrechnungstag					
				1. Tag	2. Tage	3. Tage	4. Tage	5. Tage	6. Tage
Ö-Gesamt	4.247,00 €	Kolposuspension	504,18 €	3.742,82 €	7.989,82 €	12.236,82 €	16.483,82 €	20.730,82 €	24.977,82 €
Ö-Gesamt	4.247,00 €	TVT™	1.108,35 €	3.138,65 €	7.385,65 €	11.632,65 €	15.879,65 €	20.126,65 €	24.373,65 €
Ö-Gesamt	4.247,00 €	Sparc™	1.052,22 €	3.194,78 €	7.441,78 €	11.688,78 €	15.935,78 €	20.182,78 €	24.429,78 €
Ö-Gesamt	4.247,00 €	Monarc™	748,92 €	3.498,08 €	7.745,08 €	11.992,08 €	16.239,08 €	20.486,08 €	24.733,08 €
Ö-Gesamt	4.247,00 €	Serasis™	682,11 €	3.564,89 €	7.811,89 €	12.058,89 €	16.305,89 €	20.552,89 €	24.799,89 €
Ö-Gesamt	4.247,00 €	Kolposuspension mit Denzensusoperation	1.137,48 €	3.109,52 €	7.356,52 €	11.603,52 €	15.850,52 €	20.097,52 €	24.344,52 €

Berechnungen Kostenersparnis je tageschirurgisch operierter Patientin

Land	Kosten je stat. Patient exkl. KOAGR 08 pro Tag	Operation	Kosten pro tageschirurgischer Operation	Einsparungen ab stationärem Abrechnungstag					
				1. Tag	2. Tage	3. Tage	4. Tage	5. Tage	6. Tage
Ö-Gesamt	3.791,00 €	Kolposuspension	504,18 €	3.286,82 €	7.077,82 €	10.868,82 €	14.659,82 €	18.450,82 €	22.241,82 €
Ö-Gesamt	3.791,00 €	TVT™	1.108,35 €	2.682,65 €	6.473,65 €	10.264,65 €	14.055,65 €	17.846,65 €	21.637,65 €
Ö-Gesamt	3.791,00 €	Sparc™	1.052,22 €	2.738,78 €	6.529,78 €	10.320,78 €	14.111,78 €	17.902,78 €	21.693,78 €
Ö-Gesamt	3.791,00 €	Monarc™	748,92 €	3.042,08 €	6.833,08 €	10.624,08 €	14.415,08 €	18.206,08 €	21.997,08 €
Ö-Gesamt	3.791,00 €	Serasis™	682,11 €	3.108,89 €	6.899,89 €	10.690,89 €	14.481,89 €	18.272,89 €	22.063,89 €
Ö-Gesamt	3.791,00 €	Kolposuspension mit Denzensusoperation	1.137,48 €	2.653,52 €	6.444,52 €	10.235,52 €	14.026,52 €	17.817,52 €	21.608,52 €

Berechnungen Kostenersparnis je tageschirurgisch operierter Patientin

Land	Stationäre Endkosten je stat. Patient pro Tag	Operation	Kosten pro tageschirurgischer Operation	Einsparungen ab stationärem Abrechnungstag					
				1. Tag	2. Tage	3. Tage	4. Tage	5. Tage	6. Tage
Ö-Gesamt	3.301,00 €	Kolposuspension	504,18 €	2.796,82 €	6.097,82 €	9.398,82 €	12.699,82 €	16.000,82 €	19.301,82 €
Ö-Gesamt	3.301,00 €	TVT™	1.108,35 €	2.192,65 €	5.493,65 €	8.794,65 €	12.095,65 €	15.396,65 €	18.697,65 €
Ö-Gesamt	3.301,00 €	Sparc™	1.052,22 €	2.248,78 €	5.549,78 €	8.850,78 €	12.151,78 €	15.452,78 €	18.753,78 €
Ö-Gesamt	3.301,00 €	Monarc™	748,92 €	2.552,08 €	5.853,08 €	9.154,08 €	12.455,08 €	15.756,08 €	19.057,08 €
Ö-Gesamt	3.301,00 €	Serasis™	682,11 €	2.618,89 €	5.919,89 €	9.220,89 €	12.521,89 €	15.822,89 €	19.123,89 €
Ö-Gesamt	3.301,00 €	Kolposuspension mit Denzensusoperation	1.137,48 €	2.163,52 €	5.464,52 €	8.765,52 €	12.066,52 €	15.367,52 €	18.668,52 €

[400] Siehe Anmerkungen zu den Tabellen 59 bis 68.
[401] Diese Berechnungen sind die Berechnungen für ganz Österreich, die auf einem Durchschnittswert beruhen.

Anmerkungen zu den Tabellen 69 bis 78

Die Kosten je stationären Patient / stationärer Patientin 2009 inklusive und exklusive kalkulatorischer Anlagekapitalkosten (KOAGR 08) und stationären Endkosten[402] basieren auf den Daten aus der Tabelle 8.

Die Kosten, die in „Effektivitäts- und Kostenanalyse verschiedener Harninkontinenzoperationsverfahren in einem Krankenhaus mittlerer Größe im Zeitraum von 1996 bis 2004"[403] berechnet wurden, sind hier unter der Annahme einer jährlichen durchschnittlichen Kostensteigerung von 2% auf das Jahr 2009 hochgerechnet worden. Die Kosten für das Serasis™ Band wurden vergleichbar den Kosten eines Monarc™ Bandes berechnet, da die Operationstechnik und die benötigten Materialien vollständig vergleichbar sind und sich nur der Preis des Implantates (Bandes) unterscheidet.

Die Gesamtkosten aus der Tabelle 19[404], die in diesen Tabellen unter „Kosten pro tageschirurgischer Operation" aufgeführt sind, wurden von den stationär anfallenden Kosten jeweils abgezogen.

Die Euro-Beträge, die schwarz dargestellt sind, sind die Beträge, die durch eine tageschirurgische Operation einer Patientin mit einem Suburethralband gegenüber einer Operation einer Patientin mit einem Suburethralband und mit anschließendem Krankenhausaufenthalt eingespart werden könnten. Die rot dargestellten Euro-Beträge stellen die Beträge dar, bis zu welchem Tag eine tageschirurgische Operation eines Suburethralbandes im Vergleich mit einer Operation mit anschließendem stationären Aufenthalt zu keiner Einsparung, sondern eher zu einer Kostenerhöhung führen würde, würde der stationäre Aufenthalt mit dem ersten Tag enden.

---

[402] Basierend auf den Daten der Tabelle 8 Seite 135: Hrsg. Bundesministerium für Gesundheit, Bereich I/B Radetzkystr. 2, 1030 Wien Krankenanstalten in Zahlen, Überregionale Auswertung der Dokumentation der landesgesundheitsfondfinanzierten Krankenanstalten, Österreich 2009, 011, Seite 1.
[403] Molsner, Jochen: Effektivitäts- und Kostenanalyse verschiedener Harninkontinenzoperationsverfahren in einem Krankenhaus mittlerer Größe im Zeitraum von 1996 bis 2004, Inaugural-Dissertation zur Erlangung des Medizinischen Doktorgrades, vorgelegt 2005 Seite 20.
[404] Siehe Tabelle 19.

Tabelle 69[405] [406]

Berechnungen Kostenersparnis je tageschirurgisch operierter Patientin

Land	Kosten je Belagstag inkl. KOAGR 08	Operation	Kosten pro tageschirurgischer Operation	Einsparungen ab stationärem Abrechnungstag					
				1. Tag	2. Tage	3. Tage	4. Tage	5. Tage	6. Tage
Burgenland	683,00 €	Kolposuspension	504,18 €	178,82 €	861,82 €	1.544,82 €	2.227,82 €	2.910,82 €	3.593,82 €
Burgenland	683,00 €	TVT™	1.108,35 €	-425,35 €	257,65 €	940,65 €	1.623,65 €	2.306,65 €	2.989,65 €
Burgenland	683,00 €	Sparc™	1.052,22 €	-369,22 €	313,78 €	996,78 €	1.679,78 €	2.362,78 €	3.045,78 €
Burgenland	683,00 €	Monarc™	748,92 €	-65,92 €	617,08 €	1.300,08 €	1.983,08 €	2.666,08 €	3.349,08 €
Burgenland	683,00 €	Serasis™	682,11 €	0,89 €	683,89 €	1.366,89 €	2.049,89 €	2.732,89 €	3.415,89 €
Burgenland	683,00 €	Kolposuspension mit Denzensusoperation	1.137,48 €	-454,48 €	228,52 €	911,52 €	1.594,52 €	2.277,52 €	2.960,52 €

Berechnungen Kostenersparnis je tageschirurgisch operierter Patientin

Land	Kosten je Belagstag exkl. KOAGR 08	Operation	Kosten pro tageschirurgischer Operation	Einsparungen ab stationärem Abrechnungstag					
				1. Tag	2. Tage	3. Tage	4. Tage	5. Tage	6. Tage
Burgenland	634,00 €	Kolposuspension	504,18 €	129,82 €	763,82 €	1.397,82 €	2.031,82 €	2.665,82 €	3.299,82 €
Burgenland	634,00 €	TVT™	1.108,35 €	-474,35 €	159,65 €	793,65 €	1.427,65 €	2.061,65 €	2.695,65 €
Burgenland	634,00 €	Sparc™	1.052,22 €	-418,22 €	215,78 €	849,78 €	1.483,78 €	2.117,78 €	2.751,78 €
Burgenland	634,00 €	Monarc™	748,92 €	-114,92 €	519,08 €	1.153,08 €	1.787,08 €	2.421,08 €	3.055,08 €
Burgenland	634,00 €	Serasis™	682,11 €	-48,11 €	585,89 €	1.219,89 €	1.853,89 €	2.487,89 €	3.121,89 €
Burgenland	634,00 €	Kolposuspension mit Denzensusoperation	1.137,48 €	-503,48 €	130,52 €	764,52 €	1.398,52 €	2.032,52 €	2.666,52 €

Berechnungen Kostenersparnis je tageschirurgisch operierter Patientin

Land	Stationäre Endkosten je Belagstag	Operation	Kosten pro tageschirurgischer Operation	Einsparungen ab stationärem Abrechnungstag					
				1. Tag	2. Tage	3. Tage	4. Tage	5. Tage	6. Tage
Burgenland	565,00 €	Kolposuspension	504,18 €	60,82 €	625,82 €	1.190,82 €	1.755,82 €	2.320,82 €	2.885,82 €
Burgenland	565,00 €	TVT™	1.108,35 €	-543,35 €	21,65 €	586,65 €	1.151,65 €	1.716,65 €	2.281,65 €
Burgenland	565,00 €	Sparc™	1.052,22 €	-487,22 €	77,78 €	642,78 €	1.207,78 €	1.772,78 €	2.337,78 €
Burgenland	565,00 €	Monarc™	748,92 €	-183,92 €	381,08 €	946,08 €	1.511,08 €	2.076,08 €	2.641,08 €
Burgenland	565,00 €	Serasis™	682,11 €	-117,11 €	447,89 €	1.012,89 €	1.577,89 €	2.142,89 €	2.707,89 €
Burgenland	565,00 €	Kolposuspension mit Denzensusoperation	1.137,48 €	-572,48 €	-7,48 €	557,52 €	1.122,52 €	1.687,52 €	2.252,52 €

---

[405] Siehe Anmerkungen zu den Tabellen 69 bis 78.
[406] Die Berechnungen sind hier für das Land Burgenland durchgeführt worden.

Tabelle 70[407] [408]

Berechnungen Kostenersparnis je tageschirurgisch operierter Patientin

Land	Kosten je Belagstag inkl. KOAGR 08	Operation	Kosten pro tageschirurgischer Operation	Einsparungen ab stationärem Abrechnungstag					
				1. Tag	2. Tage	3. Tage	4. Tage	5. Tage	6. Tage
Kärnten	668,00 €	Kolposuspension	504,18 €	163,82 €	831,82 €	1.499,82 €	2.167,82 €	2.835,82 €	3.503,82 €
Kärnten	668,00 €	TVT™	1.108,35 €	-440,35 €	227,65 €	895,65 €	1.563,65 €	2.231,65 €	2.899,65 €
Kärnten	668,00 €	Sparc™	1.052,22 €	-384,22 €	283,78 €	951,78 €	1.619,78 €	2.287,78 €	2.955,78 €
Kärnten	668,00 €	Monarc™	748,92 €	-80,92 €	587,08 €	1.255,08 €	1.923,08 €	2.591,08 €	3.259,08 €
Kärnten	668,00 €	Serasis™	682,11 €	-14,11 €	653,89 €	1.321,89 €	1.989,89 €	2.657,89 €	3.325,89 €
Kärnten	668,00 €	Kolposuspension mit Denzensusoperation	1.137,48 €	-469,48 €	198,52 €	866,52 €	1.534,52 €	2.202,52 €	2.870,52 €

Berechnungen Kostenersparnis je tageschirurgisch operierter Patientin

Land	Kosten je Belagstag exkl. KOAGR 08	Operation	Kosten pro tageschirurgischer Operation	Einsparungen ab stationärem Abrechnungstag					
				1. Tag	2. Tage	3. Tage	4. Tage	5. Tage	6. Tage
Kärnten	604,00 €	Kolposuspension	504,18 €	99,82 €	703,82 €	1.307,82 €	1.911,82 €	2.515,82 €	3.119,82 €
Kärnten	604,00 €	TVT™	1.108,35 €	-504,35 €	99,65 €	703,65 €	1.307,65 €	1.911,65 €	2.515,65 €
Kärnten	604,00 €	Sparc™	1.052,22 €	-448,22 €	155,78 €	759,78 €	1.363,78 €	1.967,78 €	2.571,78 €
Kärnten	604,00 €	Monarc™	748,92 €	-144,92 €	459,08 €	1.063,08 €	1.667,08 €	2.271,08 €	2.875,08 €
Kärnten	604,00 €	Serasis™	682,11 €	-78,11 €	525,89 €	1.129,89 €	1.733,89 €	2.337,89 €	2.941,89 €
Kärnten	604,00 €	Kolposuspension mit Denzensusoperation	1.137,48 €	-533,48 €	70,52 €	674,52 €	1.278,52 €	1.882,52 €	2.486,52 €

Berechnungen Kostenersparnis je tageschirurgisch operierter Patientin

Land	Stationäre Endkosten je Belagstag	Operation	Kosten pro tageschirurgischer Operation	Einsparungen ab stationärem Abrechnungstag					
				1. Tag	2. Tage	3. Tage	4. Tage	5. Tage	6. Tage
Kärnten	550,00 €	Kolposuspension	504,18 €	45,82 €	595,82 €	1.145,82 €	1.695,82 €	2.245,82 €	2.795,82 €
Kärnten	550,00 €	TVT™	1.108,35 €	-558,35 €	-8,35 €	541,65 €	1.091,65 €	1.641,65 €	2.191,65 €
Kärnten	550,00 €	Sparc™	1.052,22 €	-502,22 €	47,78 €	597,78 €	1.147,78 €	1.697,78 €	2.247,78 €
Kärnten	550,00 €	Monarc™	748,92 €	-198,92 €	351,08 €	901,08 €	1.451,08 €	2.001,08 €	2.551,08 €
Kärnten	550,00 €	Serasis™	682,11 €	-132,11 €	417,89 €	967,89 €	1.517,89 €	2.067,89 €	2.617,89 €
Kärnten	550,00 €	Kolposuspension mit Denzensusoperation	1.137,48 €	-587,48 €	-37,48 €	512,52 €	1.062,52 €	1.612,52 €	2.162,52 €

[407] Siehe Anmerkungen zu den Tabellen 69 bis 78.
[408] Die Berechnungen sind hier für das Land Kärnten durchgeführt worden.

Tabelle 71[409] [410]

Berechnungen Kostenersparnis je tageschirurgisch operierter Patientin

Land	Kosten je Belagstag inkl. KOAGR 08	Operation	Kosten pro tageschirurgischer Operation	Einsparungen ab stationärem Abrechnungstag					
				1. Tag	2. Tage	3. Tage	4. Tage	5. Tage	6. Tage
Niederösterreich	713,00 €	Kolposuspension	504,18 €	208,82 €	921,82 €	1.634,82 €	2.347,82 €	3.060,82 €	3.773,82 €
Niederösterreich	713,00 €	TVT™	1.108,35 €	-395,35 €	317,65 €	1.030,65 €	1.743,65 €	2.456,65 €	3.169,65 €
Niederösterreich	713,00 €	Sparc™	1.052,22 €	-339,22 €	373,78 €	1.086,78 €	1.799,78 €	2.512,78 €	3.225,78 €
Niederösterreich	713,00 €	Monarc™	748,92 €	-35,92 €	677,08 €	1.390,08 €	2.103,08 €	2.816,08 €	3.529,08 €
Niederösterreich	713,00 €	Serasis™	682,11 €	30,89 €	743,89 €	1.456,89 €	2.169,89 €	2.882,89 €	3.595,89 €
Niederösterreich	713,00 €	Kolposuspension mit Denzensusoperation	1.137,48 €	-424,48 €	288,52 €	1.001,52 €	1.714,52 €	2.427,52 €	3.140,52 €

Berechnungen Kostenersparnis je tageschirurgisch operierter Patientin

Land	Kosten je Belagstag exkl. KOAGR 08	Operation	Kosten pro tageschirurgischer Operation	Einsparungen ab stationärem Abrechnungstag					
				1. Tag	2. Tage	3. Tage	4. Tage	5. Tage	6. Tage
Niederösterreich	649,00 €	Kolposuspension	504,18 €	144,82 €	793,82 €	1.442,82 €	2.091,82 €	2.740,82 €	3.389,82 €
Niederösterreich	649,00 €	TVT™	1.108,35 €	-459,35 €	189,65 €	838,65 €	1.487,65 €	2.136,65 €	2.785,65 €
Niederösterreich	649,00 €	Sparc™	1.052,22 €	-403,22 €	245,78 €	894,78 €	1.543,78 €	2.192,78 €	2.841,78 €
Niederösterreich	649,00 €	Monarc™	748,92 €	-99,92 €	549,08 €	1.198,08 €	1.847,08 €	2.496,08 €	3.145,08 €
Niederösterreich	649,00 €	Serasis™	682,11 €	-33,11 €	615,89 €	1.264,89 €	1.913,89 €	2.562,89 €	3.211,89 €
Niederösterreich	649,00 €	Kolposuspension mit Denzensusoperation	1.137,48 €	-488,48 €	160,52 €	809,52 €	1.458,52 €	2.107,52 €	2.756,52 €

Berechnungen Kostenersparnis je tageschirurgisch operierter Patientin

Land	Stationäre Endkosten je Belagstag	Operation	Kosten pro tageschirurgischer Operation	Einsparungen ab stationärem Abrechnungstag					
				1. Tag	2. Tage	3. Tage	4. Tage	5. Tage	6. Tage
Niederösterreich	584,00 €	Kolposuspension	504,18 €	79,82 €	663,82 €	1.247,82 €	1.831,82 €	2.415,82 €	2.999,82 €
Niederösterreich	584,00 €	TVT™	1.108,35 €	-524,35 €	59,65 €	643,65 €	1.227,65 €	1.811,65 €	2.395,65 €
Niederösterreich	584,00 €	Sparc™	1.052,22 €	-468,22 €	115,78 €	699,78 €	1.283,78 €	1.867,78 €	2.451,78 €
Niederösterreich	584,00 €	Monarc™	748,92 €	-164,92 €	419,08 €	1.003,08 €	1.587,08 €	2.171,08 €	2.755,08 €
Niederösterreich	584,00 €	Serasis™	682,11 €	-98,11 €	485,89 €	1.069,89 €	1.653,89 €	2.237,89 €	2.821,89 €
Niederösterreich	584,00 €	Kolposuspension mit Denzensusoperation	1.137,48 €	-553,48 €	30,52 €	614,52 €	1.198,52 €	1.782,52 €	2.366,52 €

409 Siehe Anmerkungen zu den Tabellen 69 bis 78.
410 Die Berechnungen sind hier für das Land Niederösterreich durchgeführt worden.

Tabelle 72[411] [412]

Berechnungen Kostenersparnis je tageschirurgisch operierter Patientin

Land	Kosten je Belagstag inkl. KOAGR 08	Operation	Kosten pro tageschirurgischer Operation	Einsparungen ab stationärem Abrechnungstag					
				1. Tag	2. Tage	3. Tage	4. Tage	5. Tage	6. Tage
Oberösterreich	692,00 €	Kolposuspension	504,18 €	187,82 €	879,82 €	1.571,82 €	2.263,82 €	2.955,82 €	3.647,82 €
Oberösterreich	692,00 €	TVT™	1.108,35 €	-416,35 €	275,65 €	967,65 €	1.659,65 €	2.351,65 €	3.043,65 €
Oberösterreich	692,00 €	Sparc™	1.052,22 €	-360,22 €	331,78 €	1.023,78 €	1.715,78 €	2.407,78 €	3.099,78 €
Oberösterreich	692,00 €	Monarc™	748,92 €	-56,92 €	635,08 €	1.327,08 €	2.019,08 €	2.711,08 €	3.403,08 €
Oberösterreich	692,00 €	Serasis™	682,11 €	9,89 €	701,89 €	1.393,89 €	2.085,89 €	2.777,89 €	3.469,89 €
Oberösterreich	692,00 €	Kolposuspension mit Denzensusoperation	1.137,48 €	-445,48 €	246,52 €	938,52 €	1.630,52 €	2.322,52 €	3.014,52 €

Berechnungen Kostenersparnis je tageschirurgisch operierter Patientin

Land	Kosten je Belagstag exkl. KOAGR 08	Operation	Kosten pro tageschirurgischer Operation	Einsparungen ab stationärem Abrechnungstag					
				1. Tag	2. Tage	3. Tage	4. Tage	5. Tage	6. Tage
Oberösterreich	602,00 €	Kolposuspension	504,18 €	97,82 €	699,82 €	1.301,82 €	1.903,82 €	2.505,82 €	3.107,82 €
Oberösterreich	602,00 €	TVT™	1.108,35 €	-506,35 €	95,65 €	697,65 €	1.299,65 €	1.901,65 €	2.503,65 €
Oberösterreich	602,00 €	Sparc™	1.052,22 €	-450,22 €	151,78 €	753,78 €	1.365,78 €	1.957,78 €	2.559,78 €
Oberösterreich	602,00 €	Monarc™	748,92 €	-146,92 €	455,08 €	1.057,08 €	1.659,08 €	2.261,08 €	2.863,08 €
Oberösterreich	602,00 €	Serasis™	682,11 €	-80,11 €	521,89 €	1.123,89 €	1.725,89 €	2.327,89 €	2.929,89 €
Oberösterreich	602,00 €	Kolposuspension mit Denzensusoperation	1.137,48 €	-535,48 €	66,52 €	668,52 €	1.270,52 €	1.872,52 €	2.474,52 €

Berechnungen Kostenersparnis je tageschirurgisch operierter Patientin

Land	Stationäre Endkosten je Belagstag	Operation	Kosten pro tageschirurgischer Operation	Einsparungen ab stationärem Abrechnungstag					
				1. Tag	2. Tage	3. Tage	4. Tage	5. Tage	6. Tage
Oberösterreich	587,00 €	Kolposuspension	504,18 €	82,82 €	669,82 €	1.256,82 €	1.843,82 €	2.430,82 €	3.017,82 €
Oberösterreich	587,00 €	TVT™	1.108,35 €	-521,35 €	65,65 €	652,65 €	1.239,65 €	1.826,65 €	2.413,65 €
Oberösterreich	587,00 €	Sparc™	1.052,22 €	-465,22 €	121,78 €	708,78 €	1.295,78 €	1.882,78 €	2.469,78 €
Oberösterreich	587,00 €	Monarc™	748,92 €	-161,92 €	425,08 €	1.012,08 €	1.599,08 €	2.186,08 €	2.773,08 €
Oberösterreich	587,00 €	Serasis™	682,11 €	-95,11 €	491,89 €	1.078,89 €	1.665,89 €	2.252,89 €	2.839,89 €
Oberösterreich	587,00 €	Kolposuspension mit Denzensusoperation	1.137,48 €	-550,48 €	36,52 €	623,52 €	1.210,52 €	1.797,52 €	2.384,52 €

411 Siehe Anmerkungen zu den Tabellen 69 bis 78.
412 Die Berechnungen sind hier für das Land Oberösterreich durchgeführt worden.

Tabelle 73[413] [414]

		Berechnungen Kostenersparnis je tageschirurgisch operierter Patientin							
Land	Operation	Kosten je Belagstag inkl. KOAGR 08	Kosten pro tageschirurgischer Operation	Einsparungen ab stationärem Abrechnungstag					
				1. Tag	2. Tage	3. Tage	4. Tage	5. Tage	6. Tage
Salzburg	Kolposuspension	705,00 €	504,18 €	200,82 €	905,82 €	1.610,82 €	2.315,82 €	3.020,82 €	3.725,82 €
Salzburg	TVT™	705,00 €	1.108,35 €	-403,35 €	301,65 €	1.006,65 €	1.711,65 €	2.416,65 €	3.121,65 €
Salzburg	Sparc™	705,00 €	1.052,22 €	-347,22 €	357,78 €	1.062,78 €	1.767,78 €	2.472,78 €	3.177,78 €
Salzburg	Monarc™	705,00 €	748,92 €	-43,92 €	661,08 €	1.366,08 €	2.071,08 €	2.776,08 €	3.481,08 €
Salzburg	Serasis™	705,00 €	682,11 €	22,89 €	727,89 €	1.432,89 €	2.137,89 €	2.842,89 €	3.547,89 €
Salzburg	Kolposuspension mit Denzensusoperation	705,00 €	1.137,48 €	-432,48 €	272,52 €	977,52 €	1.682,52 €	2.387,52 €	3.092,52 €

		Berechnungen Kostenersparnis je tageschirurgisch operierter Patientin							
Land	Operation	Kosten je Belagstag exkl. KOAGR 08	Kosten pro tageschirurgischer Operation	Einsparungen ab stationärem Abrechnungstag					
				1. Tag	2. Tage	3. Tage	4. Tage	5. Tage	6. Tage
Salzburg	Kolposuspension	636,00 €	504,18 €	131,82 €	767,82 €	1.403,82 €	2.039,82 €	2.675,82 €	3.311,82 €
Salzburg	TVT™	636,00 €	1.108,35 €	-472,35 €	163,65 €	799,65 €	1.435,65 €	2.071,65 €	2.707,65 €
Salzburg	Sparc™	636,00 €	1.052,22 €	-416,22 €	219,78 €	855,78 €	1.491,78 €	2.127,78 €	2.763,78 €
Salzburg	Monarc™	636,00 €	748,92 €	-112,92 €	523,08 €	1.159,08 €	1.795,08 €	2.431,08 €	3.067,08 €
Salzburg	Serasis™	636,00 €	682,11 €	-46,11 €	589,89 €	1.225,89 €	1.861,89 €	2.497,89 €	3.133,89 €
Salzburg	Kolposuspension mit Denzensusoperation	636,00 €	1.137,48 €	-501,48 €	134,52 €	770,52 €	1.406,52 €	2.042,52 €	2.678,52 €

		Berechnungen Kostenersparnis je tageschirurgisch operierter Patientin							
Land	Operation	Stationäre Endkosten je Belagstag	Kosten pro tageschirurgischer Operation	Einsparungen ab stationärem Abrechnungstag					
				1. Tag	2. Tage	3. Tage	4. Tage	5. Tage	6. Tage
Salzburg	Kolposuspension	583,00 €	504,18 €	78,82 €	661,82 €	1.244,82 €	1.827,82 €	2.410,82 €	2.993,82 €
Salzburg	TVT™	583,00 €	1.108,35 €	-525,35 €	57,65 €	640,65 €	1.223,65 €	1.806,65 €	2.389,65 €
Salzburg	Sparc™	583,00 €	1.052,22 €	-469,22 €	113,78 €	696,78 €	1.279,78 €	1.862,78 €	2.445,78 €
Salzburg	Monarc™	583,00 €	748,92 €	-165,92 €	417,08 €	1.000,08 €	1.583,08 €	2.166,08 €	2.749,08 €
Salzburg	Serasis™	583,00 €	682,11 €	-99,11 €	483,89 €	1.066,89 €	1.649,89 €	2.232,89 €	2.815,89 €
Salzburg	Kolposuspension mit Denzensusoperation	583,00 €	1.137,48 €	-554,48 €	28,52 €	611,52 €	1.194,52 €	1.777,52 €	2.360,52 €

[413] Siehe Anmerkungen zu den Tabellen 69 bis 78.
[414] Die Berechnungen sind hier für das Land Salzburg durchgeführt worden.

Tabelle 74[415] [416]

Berechnungen Kostenersparnis je tageschirurgisch operierter Patientin

Land	Kosten je Belagstag inkl. KOAGR 08	Operation	Kosten pro tageschirurgischer Operation	Einsparungen ab stationärem Abrechnungstag					
				1. Tag	2. Tage	3. Tage	4. Tage	5. Tage	6. Tage
Steiermark	735,00 €	Kolposuspension	504,18 €	230,82 €	965,82 €	1.700,82 €	2.435,82 €	3.170,82 €	3.905,82 €
Steiermark	735,00 €	TVT™	1.108,35 €	-373,35 €	361,65 €	1.096,65 €	1.831,65 €	2.566,65 €	3.301,65 €
Steiermark	735,00 €	Sparc™	1.052,22 €	-317,22 €	417,78 €	1.152,78 €	1.887,78 €	2.622,78 €	3.357,78 €
Steiermark	735,00 €	Monarc™	748,92 €	-13,92 €	721,08 €	1.456,08 €	2.191,08 €	2.926,08 €	3.661,08 €
Steiermark	735,00 €	Serasis™	682,11 €	52,89 €	787,89 €	1.522,89 €	2.257,89 €	2.992,89 €	3.727,89 €
Steiermark	735,00 €	Kolposuspension mit Denzensusoperation	1.137,48 €	-402,48 €	332,52 €	1.067,52 €	1.802,52 €	2.537,52 €	3.272,52 €

Berechnungen Kostenersparnis je tageschirurgisch operierter Patientin

Land	Kosten je Belagstag exkl. KOAGR 08	Operation	Kosten pro tageschirurgischer Operation	Einsparungen ab stationärem Abrechnungstag					
				1. Tag	2. Tage	3. Tage	4. Tage	5. Tage	6. Tage
Steiermark	665,00 €	Kolposuspension	504,18 €	160,82 €	825,82 €	1.490,82 €	2.155,82 €	2.820,82 €	3.485,82 €
Steiermark	665,00 €	TVT™	1.108,35 €	-443,35 €	221,65 €	886,65 €	1.551,65 €	2.216,65 €	2.881,65 €
Steiermark	665,00 €	Sparc™	1.052,22 €	-387,22 €	277,78 €	942,78 €	1.607,78 €	2.272,78 €	2.937,78 €
Steiermark	665,00 €	Monarc™	748,92 €	-83,92 €	581,08 €	1.246,08 €	1.911,08 €	2.576,08 €	3.241,08 €
Steiermark	665,00 €	Serasis™	682,11 €	-17,11 €	647,89 €	1.312,89 €	1.977,89 €	2.642,89 €	3.307,89 €
Steiermark	665,00 €	Kolposuspension mit Denzensusoperation	1.137,48 €	-472,48 €	192,52 €	857,52 €	1.522,52 €	2.187,52 €	2.852,52 €

Berechnungen Kostenersparnis je tageschirurgisch operierter Patientin

Land	Stationäre Endkosten je Belagstag	Operation	Kosten pro tageschirurgischer Operation	Einsparungen ab stationärem Abrechnungstag					
				1. Tag	2. Tage	3. Tage	4. Tage	5. Tage	6. Tage
Steiermark	549,00 €	Kolposuspension	504,18 €	44,82 €	593,82 €	1.142,82 €	1.691,82 €	2.240,82 €	2.789,82 €
Steiermark	549,00 €	TVT™	1.108,35 €	-559,35 €	-10,35 €	538,65 €	1.087,65 €	1.636,65 €	2.185,65 €
Steiermark	549,00 €	Sparc™	1.052,22 €	-503,22 €	45,78 €	594,78 €	1.143,78 €	1.692,78 €	2.241,78 €
Steiermark	549,00 €	Monarc™	748,92 €	-199,92 €	349,08 €	898,08 €	1.447,08 €	1.996,08 €	2.545,08 €
Steiermark	549,00 €	Serasis™	682,11 €	-133,11 €	415,89 €	964,89 €	1.513,89 €	2.062,89 €	2.611,89 €
Steiermark	549,00 €	Kolposuspension mit Denzensusoperation	1.137,48 €	-588,48 €	-39,48 €	509,52 €	1.058,52 €	1.607,52 €	2.156,52 €

---

415 Siehe Anmerkungen zu den Tabellen 69 bis 78.
416 Die Berechnungen sind hier für das Land Steiermark durchgeführt worden.

Tabelle 75[417 418]

Berechnungen Kostenersparnis je tageschirurgisch operierter Patientin

Land	Kosten je Belagstag inkl. KOAGR 08	Operation	Kosten pro tageschirurgischer Operation	Einsparungen ab stationärem Abrechnungstag					
				1. Tag	2. Tage	3. Tage	4. Tage	5. Tage	6. Tage
Tirol	697,00 €	Kolposuspension	504,18 €	192,82 €	889,82 €	1.586,82 €	2.283,82 €	2.980,82 €	3.677,82 €
Tirol	697,00 €	TVT™	1.108,35 €	-411,35 €	285,65 €	982,65 €	1.679,65 €	2.376,65 €	3.073,65 €
Tirol	697,00 €	Sparc™	1.052,22 €	-355,22 €	341,78 €	1.038,78 €	1.735,78 €	2.432,78 €	3.129,78 €
Tirol	697,00 €	Monarc™	748,92 €	-51,92 €	645,08 €	1.342,08 €	2.039,08 €	2.736,08 €	3.433,08 €
Tirol	697,00 €	Serasis™	682,11 €	14,89 €	711,89 €	1.408,89 €	2.105,89 €	2.802,89 €	3.499,89 €
Tirol	697,00 €	Kolposuspension mit Denzensusoperation	1.137,48 €	-440,48 €	256,52 €	953,52 €	1.650,52 €	2.347,52 €	3.044,52 €

Berechnungen Kostenersparnis je tageschirurgisch operierter Patientin

Land	Kosten je Belagstag exkl. KOAGR 08	Operation	Kosten pro tageschirurgischer Operation	Einsparungen ab stationärem Abrechnungstag					
				1. Tag	2. Tage	3. Tage	4. Tage	5. Tage	6. Tage
Tirol	606,00 €	Kolposuspension	504,18 €	101,82 €	707,82 €	1.313,82 €	1.919,82 €	2.525,82 €	3.131,82 €
Tirol	606,00 €	TVT™	1.108,35 €	-502,35 €	103,65 €	709,65 €	1.315,65 €	1.921,65 €	2.527,65 €
Tirol	606,00 €	Sparc™	1.052,22 €	-446,22 €	159,78 €	765,78 €	1.371,78 €	1.977,78 €	2.583,78 €
Tirol	606,00 €	Monarc™	748,92 €	-142,92 €	463,08 €	1.069,08 €	1.675,08 €	2.281,08 €	2.887,08 €
Tirol	606,00 €	Serasis™	682,11 €	-76,11 €	529,89 €	1.135,89 €	1.741,89 €	2.347,89 €	2.953,89 €
Tirol	606,00 €	Kolposuspension mit Denzensusoperation	1.137,48 €	-531,48 €	74,52 €	680,52 €	1.286,52 €	1.892,52 €	2.498,52 €

Berechnungen Kostenersparnis je tageschirurgisch operierter Patientin

Land	Stationäre Endkosten je Belagstag	Operation	Kosten pro tageschirurgischer Operation	Einsparungen ab stationärem Abrechnungstag					
				1. Tag	2. Tage	3. Tage	4. Tage	5. Tage	6. Tage
Tirol	552,00 €	Kolposuspension	504,18 €	47,82 €	599,82 €	1.151,82 €	1.703,82 €	2.255,82 €	2.807,82 €
Tirol	552,00 €	TVT™	1.108,35 €	-556,35 €	-4,35 €	547,65 €	1.099,65 €	1.651,65 €	2.203,65 €
Tirol	552,00 €	Sparc™	1.052,22 €	-500,22 €	51,78 €	603,78 €	1.155,78 €	1.707,78 €	2.259,78 €
Tirol	552,00 €	Monarc™	748,92 €	-196,92 €	355,08 €	907,08 €	1.459,08 €	2.011,08 €	2.563,08 €
Tirol	552,00 €	Serasis™	682,11 €	-130,11 €	421,89 €	973,89 €	1.525,89 €	2.077,89 €	2.629,89 €
Tirol	552,00 €	Kolposuspension mit Denzensusoperation	1.137,48 €	-585,48 €	-33,48 €	518,52 €	1.070,52 €	1.622,52 €	2.174,52 €

---

417 Siehe Anmerkungen zu den Tabellen 69 bis 78.
418 Die Berechnungen sind hier für das Land Tirol durchgeführt worden.

Tabelle 76[419][420]

Berechnungen Kostenersparnis je tageschirurgisch operierter Patientin

Land	Kosten je Belagstag inkl. KOAGR 08	Operation	Kosten pro tageschirurgischer Operation	Einsparungen ab stationärem Abrechnungstag					
				1. Tag	2. Tage	3. Tage	4. Tage	5. Tage	6. Tage
Vorarlberg	647,00 €	Kolposuspension	504,18 €	142,82 €	789,82 €	1.436,82 €	2.083,82 €	2.730,82 €	3.377,82 €
Vorarlberg	647,00 €	TVT™	1.108,35 €	-461,35 €	185,65 €	832,65 €	1.479,65 €	2.126,65 €	2.773,65 €
Vorarlberg	647,00 €	Sparc™	1.052,22 €	-405,22 €	241,78 €	888,78 €	1.535,78 €	2.182,78 €	2.829,78 €
Vorarlberg	647,00 €	Monarc™	748,92 €	-101,92 €	545,08 €	1.192,08 €	1.839,08 €	2.486,08 €	3.133,08 €
Vorarlberg	647,00 €	Serasis™	682,11 €	-35,11 €	611,89 €	1.258,89 €	1.905,89 €	2.552,89 €	3.199,89 €
Vorarlberg	647,00 €	Kolposuspension mit Denzensusoperation	1.137,48 €	-490,48 €	156,52 €	803,52 €	1.450,52 €	2.097,52 €	2.744,52 €

Berechnungen Kostenersparnis je tageschirurgisch operierter Patientin

Land	Kosten je Belagstag exkl. KOAGR 08	Operation	Kosten pro tageschirurgischer Operation	Einsparungen ab stationärem Abrechnungstag					
				1. Tag	2. Tage	3. Tage	4. Tage	5. Tage	6. Tage
Vorarlberg	598,00 €	Kolposuspension	504,18 €	93,82 €	691,82 €	1.289,82 €	1.887,82 €	2.485,82 €	3.083,82 €
Vorarlberg	598,00 €	TVT™	1.108,35 €	-510,35 €	87,65 €	685,65 €	1.283,65 €	1.881,65 €	2.479,65 €
Vorarlberg	598,00 €	Sparc™	1.052,22 €	-454,22 €	143,78 €	741,78 €	1.339,78 €	1.937,78 €	2.535,78 €
Vorarlberg	598,00 €	Monarc™	748,92 €	-150,92 €	447,08 €	1.045,08 €	1.643,08 €	2.241,08 €	2.839,08 €
Vorarlberg	598,00 €	Serasis™	682,11 €	-84,11 €	513,89 €	1.111,89 €	1.709,89 €	2.307,89 €	2.905,89 €
Vorarlberg	598,00 €	Kolposuspension mit Denzensusoperation	1.137,48 €	-539,48 €	58,52 €	656,52 €	1.254,52 €	1.852,52 €	2.450,52 €

Berechnungen Kostenersparnis je tageschirurgisch operierter Patientin

Land	Stationäre Endkosten je Belagstag	Operation	Kosten pro tageschirurgischer Operation	Einsparungen ab stationärem Abrechnungstag					
				1. Tag	2. Tage	3. Tage	4. Tage	5. Tage	6. Tage
Vorarlberg	540,00 €	Kolposuspension	504,18 €	35,82 €	575,82 €	1.115,82 €	1.655,82 €	2.195,82 €	2.735,82 €
Vorarlberg	540,00 €	TVT™	1.108,35 €	-568,35 €	-28,35 €	511,65 €	1.051,65 €	1.591,65 €	2.131,65 €
Vorarlberg	540,00 €	Sparc™	1.052,22 €	-512,22 €	27,78 €	567,78 €	1.107,78 €	1.647,78 €	2.187,78 €
Vorarlberg	540,00 €	Monarc™	748,92 €	-208,92 €	331,08 €	871,08 €	1.411,08 €	1.951,08 €	2.491,08 €
Vorarlberg	540,00 €	Serasis™	682,11 €	-142,11 €	397,89 €	937,89 €	1.477,89 €	2.017,89 €	2.557,89 €
Vorarlberg	540,00 €	Kolposuspension mit Denzensusoperation	1.137,48 €	-597,48 €	-57,48 €	482,52 €	1.022,52 €	1.562,52 €	2.102,52 €

419 Siehe Anmerkungen zu den Tabellen 69 bis 78.

420 Die Berechnungen sind hier für das Land Vorarlberg durchgeführt worden.

Tabelle 77[421] [422]

Berechnungen Kostenersparnis je tageschirurgisch operierter Patientin

Land	Kosten je Belagstag inkl. KOAGR 08	Operation	Kosten pro tageschirurgischer Operation	Einsparungen ab stationärem Abrechnungstag					
				1. Tag	2. Tage	3. Tage	4. Tage	5. Tage	6. Tage
Wien	986,00 €	Kolposuspension	504,18 €	481,82 €	1.467,82 €	2.453,82 €	3.439,82 €	4.425,82 €	5.411,82 €
Wien	986,00 €	TVT™	1.108,35 €	122,35 €	863,65 €	1.849,65 €	2.835,65 €	3.821,65 €	4.807,65 €
Wien	986,00 €	Sparc™	1.052,22 €	-66,22 €	919,78 €	1.905,78 €	2.891,78 €	3.877,78 €	4.863,78 €
Wien	986,00 €	Monarc™	748,92 €	237,08 €	1.223,08 €	2.209,08 €	3.195,08 €	4.181,08 €	5.167,08 €
Wien	986,00 €	Serasis™	682,11 €	303,89 €	1.289,89 €	2.275,89 €	3.261,89 €	4.247,89 €	5.233,89 €
Wien	986,00 €	Kolposuspension mit Denzensusoperation	1.137,48 €	-151,48 €	834,52 €	1.820,52 €	2.806,52 €	3.792,52 €	4.778,52 €

Berechnungen Kostenersparnis je tageschirurgisch operierter Patientin

Land	Kosten je Belagstag exkl. KOAGR 08	Operation	Kosten pro tageschirurgischer Operation	Einsparungen ab stationärem Abrechnungstag					
				1. Tag	2. Tage	3. Tage	4. Tage	5. Tage	6. Tage
Wien	874,00 €	Kolposuspension	504,18 €	369,82 €	1.243,82 €	2.117,82 €	2.991,82 €	3.865,82 €	4.739,82 €
Wien	874,00 €	TVT™	1.108,35 €	-234,35 €	639,65 €	1.513,65 €	2.387,65 €	3.261,65 €	4.135,65 €
Wien	874,00 €	Sparc™	1.052,22 €	-178,22 €	695,78 €	1.569,78 €	2.443,78 €	3.317,78 €	4.191,78 €
Wien	874,00 €	Monarc™	748,92 €	125,08 €	999,08 €	1.873,08 €	2.747,08 €	3.621,08 €	4.495,08 €
Wien	874,00 €	Serasis™	682,11 €	191,89 €	1.065,89 €	1.939,89 €	2.813,89 €	3.687,89 €	4.561,89 €
Wien	874,00 €	Kolposuspension mit Denzensusoperation	1.137,48 €	-263,48 €	610,52 €	1.484,52 €	2.358,52 €	3.232,52 €	4.106,52 €

Berechnungen Kostenersparnis je tageschirurgisch operierter Patientin

Land	Stationäre Endkosten je Belagstag	Operation	Kosten pro tageschirurgischer Operation	Einsparungen ab stationärem Abrechnungstag					
				1. Tag	2. Tage	3. Tage	4. Tage	5. Tage	6. Tage
Wien	708,00 €	Kolposuspension	504,18 €	203,82 €	911,82 €	1.619,82 €	2.327,82 €	3.035,82 €	3.743,82 €
Wien	708,00 €	TVT™	1.108,35 €	-400,35 €	307,65 €	1.015,65 €	1.723,65 €	2.431,65 €	3.139,65 €
Wien	708,00 €	Sparc™	1.052,22 €	-344,22 €	363,78 €	1.071,78 €	1.779,78 €	2.487,78 €	3.195,78 €
Wien	708,00 €	Monarc™	748,92 €	-40,92 €	667,08 €	1.375,08 €	2.083,08 €	2.791,08 €	3.499,08 €
Wien	708,00 €	Serasis™	682,11 €	25,89 €	733,89 €	1.441,89 €	2.149,89 €	2.857,89 €	3.566,89 €
Wien	708,00 €	Kolposuspension mit Denzensusoperation	1.137,48 €	-429,48 €	278,52 €	986,52 €	1.694,52 €	2.402,52 €	3.110,52 €

---

[421] Siehe Anmerkungen zu den Tabellen 69 bis 78.
[422] Die Berechnungen sind hier für das Land Wien durchgeführt worden.

Tabelle 78[423] [424]

Berechnungen Kostenersparnis je tageschirurgisch operierter Patientin

Land	Kosten je Belagstag inkl. KOAGR 08	Operation	Kosten pro tageschirurgischer Operation	Einsparungen ab stationärem Abrechnungstag					
				1. Tag	2. Tage	3. Tage	4. Tage	5. Tage	6. Tage
Ö-Gesamt	766,00 €	Kolposuspension	504,18 €	261,82 €	1.027,82 €	1.793,82 €	2.559,82 €	3.325,82 €	4.091,82 €
Ö-Gesamt	766,00 €	TVT™	1.108,35 €	-342,35 €	423,65 €	1.189,65 €	1.955,65 €	2.721,65 €	3.487,65 €
Ö-Gesamt	766,00 €	Sparc™	1.052,22 €	-286,22 €	479,78 €	1.245,78 €	2.011,78 €	2.777,78 €	3.543,78 €
Ö-Gesamt	766,00 €	Monarc™	748,92 €	17,08 €	783,08 €	1.549,08 €	2.315,08 €	3.081,08 €	3.847,08 €
Ö-Gesamt	766,00 €	Serasis™	682,11 €	83,89 €	849,89 €	1.615,89 €	2.381,89 €	3.147,89 €	3.913,89 €
Ö-Gesamt	766,00 €	Kolposuspension mit Denzensusoperation	1.137,48 €	-371,48 €	394,52 €	1.160,52 €	1.926,52 €	2.692,52 €	3.458,52 €

Berechnungen Kostenersparnis je tageschirurgisch operierter Patientin

Land	Kosten je Belagstag exkl. KOAGR 08	Operation	Kosten pro tageschirurgischer Operation	Einsparungen ab stationärem Abrechnungstag					
				1. Tag	2. Tage	3. Tage	4. Tage	5. Tage	6. Tage
Ö-Gesamt	684,00 €	Kolposuspension	504,18 €	179,82 €	863,82 €	1.547,82 €	2.231,82 €	2.915,82 €	3.599,82 €
Ö-Gesamt	684,00 €	TVT™	1.108,35 €	-424,35 €	259,65 €	943,65 €	1.627,65 €	2.311,65 €	2.995,65 €
Ö-Gesamt	684,00 €	Sparc™	1.052,22 €	-368,22 €	315,78 €	999,78 €	1.683,78 €	2.367,78 €	3.051,78 €
Ö-Gesamt	684,00 €	Monarc™	748,92 €	-64,92 €	619,08 €	1.303,08 €	1.987,08 €	2.671,08 €	3.355,08 €
Ö-Gesamt	684,00 €	Serasis™	682,11 €	1,89 €	685,89 €	1.369,89 €	2.053,89 €	2.737,89 €	3.421,89 €
Ö-Gesamt	684,00 €	Kolposuspension mit Denzensusoperation	1.137,48 €	-453,48 €	230,52 €	914,52 €	1.598,52 €	2.282,52 €	2.966,52 €

Berechnungen Kostenersparnis je tageschirurgisch operierter Patientin

Land	Stationäre Endkosten je Belagstag	Operation	Kosten pro tageschirurgischer Operation	Einsparungen ab stationärem Abrechnungstag					
				1. Tag	2. Tage	3. Tage	4. Tage	5. Tage	6. Tage
Ö-Gesamt	596,00 €	Kolposuspension	504,18 €	91,82 €	687,82 €	1.283,82 €	1.879,82 €	2.475,82 €	3.071,82 €
Ö-Gesamt	596,00 €	TVT™	1.108,35 €	-512,35 €	83,65 €	679,65 €	1.275,65 €	1.871,65 €	2.467,65 €
Ö-Gesamt	596,00 €	Sparc™	1.052,22 €	-456,22 €	139,78 €	735,78 €	1.331,78 €	1.927,78 €	2.523,78 €
Ö-Gesamt	596,00 €	Monarc™	748,92 €	-152,92 €	443,08 €	1.039,08 €	1.635,08 €	2.231,08 €	2.827,08 €
Ö-Gesamt	596,00 €	Serasis™	682,11 €	-86,11 €	509,89 €	1.105,89 €	1.701,89 €	2.297,89 €	2.893,89 €
Ö-Gesamt	596,00 €	Kolposuspension mit Denzensusoperation	1.137,48 €	-541,48 €	54,52 €	650,52 €	1.246,52 €	1.842,52 €	2.438,52 €

---

[423] Siehe Anmerkungen zu den Tabellen 69 bis 78.
[424] Diese Berechnungen sind die Berechnungen für ganz Österreich, die auf einem Durchschnittswert beruhen.

Anmerkungen zu den Tabellen 79 bis 88

Die Kosten je stationären Patient / stationärer Patientin 2009 inklusive und exklusive kalkulatorischer Anlagekapitalkosten (KOAGR 08) und stationären Endkosten[425] basieren auf den Daten aus der Tabelle 8.

Die Kosten, die in „Effektivitäts- und Kostenanalyse verschiedener Harninkontinenzoperationsverfahren in einem Krankenhaus mittlerer Größe im Zeitraum von 1996 bis 2004"[425][426] berechnet wurden, sind hier unter der Annahme einer jährlichen durchschnittlichen Kosten-steigerung von 2% auf das Jahr 2009 hochgerechnet worden. Die Kosten für das Serasis™ Band wurden vergleichbar den Kosten eines Monarc™ Bandes berechnet, da die Operationstechnik und die benötigten Materialien vollständig vergleichbar sind und sich nur der Preis des Implantates (Bandes) unterscheidet. Die Gesamtkosten aus der Tabelle 19[427], die in diesen Tabellen unter „Kosten pro tages-chirurgischer Operation" aufgeführt sind, wurden von den stationär anfallenden Kosten jeweils abgezogen.

Dazu wurde in der Tabelle 51[428] die Annahme zu Grunde gelegt, dass in der Gynäkologie die prozentuale Verteilung der tatsächlich aufgestellten Betten pro Bundesland im Verhältnis zu der Gesamtzahl der tatsächlich aufgestellten Betten Österreichs auch Aus-wirkungen auf das prozentuale Verhältnis der durchgeführten Schlingensuspensionsplastiken bei Frauen pro Bundesland habe. Dement-sprechend wurden die errechneten Prozentzahlen der prozentualen Verteilung der tatsächlich aufgestellten Betten auf die statistisch erfassten 2410 „Schlingensuspensionen der Urethra" angewandt. Daraus ergab sich eine Verteilung der „Schlingensuspensionen der Urethra", die in der Tabelle 51 unter der Bezeichnung „Anzahl"[429] zu ersehen sind.

Betrachtet man die Tabelle 51[429] im weiteren, so fällt auf, dass die Annahme in Bezug auf die prozentuale Verteilung der durchgeführten Schlingensuspensionsplastiken bei Frauen pro Bundesland im Verhältnis zu den Zahlen der durchgeführten Operationen, die der Autor selber erhoben hat,[430] zum größten Teil übereinstimmt.[431]

---

[425] Basierend auf den Daten der Tabelle 8 Seite 135: Hrsg. Bundesministerium für Gesundheit, Bereich I/B Radetzkystr. 2, 1030 Wien Krankenanstalten in Zahlen, Überregionale Auswertung der Dokumentation der landesgesundheitsfondsfinanzierten Krankenanstalten, Österreich 2009, 011, Seite 1.
[426] Molsner, Jochen: Effektivitäts- und Kostenanalyse verschiedener Harninkontinenzoperationsverfahren in einem Krankenhaus mittlerer Größe im Zeitraum von 1996 bis 2004, Inaugural-Dissertation zur Erlangung des Medizinischen Doktorgrades, vorgelegt 2005 Seite 20.
[427] Siehe Tabelle 19.
[428] Siehe Tabelle 51.
[429] Siehe Tabelle 51.

Die Gesamtkostenersparnis für die statistisch erfassten 2410 „Schlingensuspensionen der Urethra", wurde dann anhand der prozentual berechneten Patientenzahlen[432] pro Bundesland jeweils für jede Operation gesondert, also unter der Annahme, dass nur jeweils die durchgeführte Operationstechnik alleine in diesem Bundesland angewandt werden würde, berechnet.

Zum Beispiel wird für das Land Burgenland somit folgendes berechnet: Kosten je stationärer Patientin oder je Belagstag abzüglich der Kosten für eine tageschirurgische Operation multipliziert mit der berechneten Patientenanzahl[433] für das Burgenland und diese Zahl dann wiederum multipliziert mit der Anzahl der Liegetage.

Die Euro-Beträge, die schwarz dargestellt sind, sind die Beträge, die durch tageschirurgische Operationen der Patientinnen mit einem Suburethralband gegenüber einer Operation der Patientinnen mit einem Suburethralband und mit anschließendem Krankenhausaufenthalt eingespart werden könnten. Die rot dargestellten Euro-Beträge stellen die Beträge dar, bis zu welchem Tag einer tageschirurgischen Operation eines Suburethralbandes im Vergleich mit einer Operation mit anschließendem stationären Aufenthalt es zu keiner Einsparung, sondern eher zu einer Kostenerhöhung kommen würde, würde der stationäre Aufenthalt mit dem ersten Tag enden.

Da die durchschnittliche Belagsdauer von KH-Aufenthalten 2009 ohne 0-Tagesaufenthalte und Langzeitaufenthalte (über 28 Tage) in Österreich bei 5,52 Tagen liegt,[434] wurden in jeder Tabelle jeweils die Kosten für 6 Tage dargestellt. Außerdem verbleiben derzeit die Patientinnen, bei denen eine Schlingensuspensionsplastik durchgeführt wird, in allen Spitälern Österreich zwischen 1-5 Tage.[435] Dem entsprechen auch die Ergebnisse aus Deutschland von Molsner.[436]

---

[430] Siehe Tabelle 51

[431] Die vom Autor errechnete prozentuale Verteilung der durchgeführten Schlingensuspensionsplastiken bei Frauen pro Bundesland unterscheidet sich in einer Größenordnung von 0,3 %-3,3 % (nur bei Wien gibt es eine Abweichung von mehr als 5%).

[432] Hier wurden die Zahlen des Autors zugrunde gelegt (siehe Tabelle 51)

[433] Siehe Tabelle 51.

[434] Siehe dazu: Abbildung 19.

[435] Ein Tag ist letztlich die Ausnahme. Die Patientinnen werden dabei z. B. an einem Donnerstag aufgenommen und operiert und gehen dann am Freitag nach der Visite nach Hause. Der Autor geht davon aus, dass nicht nur ein Tag abgerechnet wird, sondern grundsätzlich zwei Tage abgerechnet werden, da das Nachhausegehen der Frau sicherlich erst später als 24 Stunden nach erfolgter Aufnahme erfolgen wird. In diesem Fall werden dann aber zwei Belagstage abgerechnet.

[436] Molsner, Jochen: Effektivitäts- und Kostenanalyse verschiedener Harninkontinenzoperationsverfahren in einem Krankenhaus mittlerer Größe im Zeitraum von 1996 bis 2004, Vergleich von Kolposuspension, Tension Free Vaginal Tape (TVT™), Suprapubic Arc Sling (Sparc™), Transobturator Subfascial Hammock (Monarc™), Inaugural-Dissertation zur Erlangung des Medizinischen Doktorgrades, vorgelegt 2005 Seite 43.

Tabelle 79[437] [438]

Kostenersparnis, wenn alle Patientinnen des Landes tageschirurgisch mit einem Suburethralband versorgt werden würden

Land	Kosten je stat. Patient inkl. KOAGR 08 pro Tag	Operation	Kosten pro tageschirurgischer Operation	Einsparungen ab stationärem Abrechnungstag					
				1. Tag	2. Tage	3. Tage	4. Tage	5. Tage	6. Tage
Burgenland	2.700,00 €	Kolposuspension	504,18 €	122.965,92 €	274.165,92 €	425.365,92 €	576.565,92 €	727.765,92 €	878.965,92 €
Burgenland	2.700,00 €	TVT™	1.108,35 €	89.132,40 €	240.332,40 €	391.532,40 €	542.732,40 €	693.932,40 €	845.132,40 €
Burgenland	2.700,00 €	Sparc™	1.052,22 €	92.275,68 €	243.475,68 €	394.675,68 €	545.875,68 €	697.075,68 €	848.275,68 €
Burgenland	2.700,00 €	Monarc™	748,92 €	109.260,48 €	260.460,48 €	411.660,48 €	562.860,48 €	714.060,48 €	865.260,48 €
Burgenland	2.700,00 €	Serasis™	682,11 €	113.001,84 €	264.201,84 €	415.401,84 €	566.601,84 €	717.801,84 €	869.001,84 €
Burgenland	2.700,00 €	Kolposuspension mit Denzensusoperation	1.137,48 €	87.501,12 €	238.701,12 €	389.901,12 €	541.101,12 €	692.301,12 €	843.501,12 €

Kostenersparnis, wenn alle Patientinnen des Landes tageschirurgisch mit einem Suburethralband versorgt werden würden

Land	Kosten je stat. Patient exkl. KOAGR 08 pro Tag	Operation	Kosten pro tageschirurgischer Operation	Einsparungen ab stationärem Abrechnungstag					
				1. Tag	2. Tage	3. Tage	4. Tage	5. Tage	6. Tage
Burgenland	2.504,00 €	Kolposuspension	504,18 €	111.989,92 €	252.213,92 €	392.437,92 €	532.661,92 €	672.885,92 €	813.109,92 €
Burgenland	2.504,00 €	TVT™	1.108,35 €	78.156,40 €	218.380,40 €	358.604,40 €	498.828,40 €	639.052,40 €	779.276,40 €
Burgenland	2.504,00 €	Sparc™	1.052,22 €	81.299,68 €	221.523,68 €	361.747,68 €	501.971,68 €	642.195,68 €	782.419,68 €
Burgenland	2.504,00 €	Monarc™	748,92 €	98.284,48 €	238.508,48 €	378.732,48 €	518.956,48 €	659.180,48 €	799.404,48 €
Burgenland	2.504,00 €	Serasis™	682,11 €	102.025,84 €	242.249,84 €	382.473,84 €	522.697,84 €	662.921,84 €	803.145,84 €
Burgenland	2.504,00 €	Kolposuspension mit Denzensusoperation	1.137,48 €	76.525,12 €	216.749,12 €	356.973,12 €	497.197,12 €	637.421,12 €	777.645,12 €

Kostenersparnis, wenn alle Patientinnen des Landes tageschirurgisch mit einem Suburethralband versorgt werden würden

Land	Stationäre Endkosten je stat. Patient pro Tag	Operation	Kosten pro tageschirurgischer Operation	Einsparungen ab stationärem Abrechnungstag					
				1. Tag	2. Tage	3. Tage	4. Tage	5. Tage	6. Tage
Burgenland	2.232,00 €	Kolposuspension	504,18 €	96.757,92 €	221.749,92 €	346.741,92 €	471.733,92 €	596.725,92 €	721.717,92 €
Burgenland	2.232,00 €	TVT™	1.108,35 €	62.924,40 €	187.916,40 €	312.908,40 €	437.900,40 €	562.892,40 €	687.884,40 €
Burgenland	2.232,00 €	Sparc™	1.052,22 €	66.067,68 €	191.059,68 €	316.051,68 €	441.043,68 €	566.035,68 €	691.027,68 €
Burgenland	2.232,00 €	Monarc™	748,92 €	83.052,48 €	208.044,48 €	333.036,48 €	458.028,48 €	583.020,48 €	708.012,48 €
Burgenland	2.232,00 €	Serasis™	682,11 €	86.793,84 €	211.785,84 €	336.777,84 €	461.769,84 €	586.761,84 €	711.753,84 €
Burgenland	2.232,00 €	Kolposuspension mit Denzensusoperation	1.137,48 €	61.293,12 €	186.285,12 €	311.277,12 €	436.269,12 €	561.261,12 €	686.253,12 €

---

[437] Siehe Anmerkungen zu den Tabellen 79 bis 88.
[438] Die Berechnungen sind hier für das Land Burgenland durchgeführt worden.

Tabelle 80 [439] [440]

Kostenersparnis, wenn alle Patientinnen des Landes tageschirurgisch mit einem Suburethralband versorgt werden würden

Land	Kosten je stat. Patient inkl. KOAGR 08 pro Tag	Operation	Kosten pro tageschirurgischer Operation	Einsparungen ab stationärem Abrechnungstag					
				1. Tag	2. Tage	3. Tage	4. Tage	5. Tage	6. Tage
Kärnten	4.201,00 €	Kolposuspension	504,18 €	462.102,50 €	987.227,50 €	1.512.352,50 €	2.037.477,50 €	2.562.602,50 €	3.087.727,50 €
Kärnten	4.201,00 €	TVT™	1.108,35 €	386.581,25 €	911.706,25 €	1.436.831,25 €	1.961.956,25 €	2.487.081,25 €	3.012.206,25 €
Kärnten	4.201,00 €	Sparc™	1.052,22 €	393.597,50 €	918.722,50 €	1.443.847,50 €	1.968.972,50 €	2.494.097,50 €	3.019.222,50 €
Kärnten	4.201,00 €	Monarc™	748,92 €	431.510,00 €	956.635,00 €	1.481.760,00 €	2.006.885,00 €	2.532.010,00 €	3.057.135,00 €
Kärnten	4.201,00 €	Serasis™	682,11 €	439.861,25 €	964.986,25 €	1.490.111,25 €	2.015.236,25 €	2.540.361,25 €	3.065.486,25 €
Kärnten	4.201,00 €	Kolposuspension mit Denzensusoperation	1.137,48 €	382.940,00 €	908.065,00 €	1.433.190,00 €	1.958.315,00 €	2.483.440,00 €	3.008.565,00 €

Kostenersparnis, wenn alle Patientinnen des Landes tageschirurgisch mit einem Suburethralband versorgt werden würden

Land	Kosten je stat. Patient exkl. KOAGR 08 pro Tag	Operation	Kosten pro tageschirurgischer Operation	Einsparungen ab stationärem Abrechnungstag					
				1. Tag	2. Tage	3. Tage	4. Tage	5. Tage	6. Tage
Kärnten	3.796,00 €	Kolposuspension	504,18 €	411.477,50 €	885.977,50 €	1.360.477,50 €	1.834.977,50 €	2.309.477,50 €	2.783.977,50 €
Kärnten	3.796,00 €	TVT™	1.108,35 €	335.956,25 €	810.456,25 €	1.284.956,25 €	1.759.456,25 €	2.233.956,25 €	2.708.456,25 €
Kärnten	3.796,00 €	Sparc™	1.052,22 €	342.972,50 €	817.472,50 €	1.291.972,50 €	1.766.472,50 €	2.240.972,50 €	2.715.472,50 €
Kärnten	3.796,00 €	Monarc™	748,92 €	380.885,00 €	855.385,00 €	1.329.885,00 €	1.804.385,00 €	2.278.885,00 €	2.753.385,00 €
Kärnten	3.796,00 €	Serasis™	682,11 €	389.236,25 €	863.736,25 €	1.338.236,25 €	1.812.736,25 €	2.287.236,25 €	2.761.736,25 €
Kärnten	3.796,00 €	Kolposuspension mit Denzensusoperation	1.137,48 €	332.315,00 €	806.815,00 €	1.281.315,00 €	1.755.815,00 €	2.230.315,00 €	2.704.815,00 €

Kostenersparnis, wenn alle Patientinnen des Landes tageschirurgisch mit einem Suburethralband versorgt werden würden

Land	Stationäre Endkosten je stat. Patient pro Tag	Operation	Kosten pro tageschirurgischer Operation	Einsparungen ab stationärem Abrechnungstag					
				1. Tag	2. Tage	3. Tage	4. Tage	5. Tage	6. Tage
Kärnten	3.460,00 €	Kolposuspension	504,18 €	369.477,50 €	801.977,50 €	1.234.477,50 €	1.666.977,50 €	2.099.477,50 €	2.531.977,50 €
Kärnten	3.460,00 €	TVT™	1.108,35 €	293.956,25 €	726.456,25 €	1.158.956,25 €	1.591.456,25 €	2.023.956,25 €	2.456.456,25 €
Kärnten	3.460,00 €	Sparc™	1.052,22 €	300.972,50 €	733.472,50 €	1.165.972,50 €	1.598.472,50 €	2.030.972,50 €	2.463.472,50 €
Kärnten	3.460,00 €	Monarc™	748,92 €	338.885,00 €	771.385,00 €	1.203.885,00 €	1.636.385,00 €	2.068.885,00 €	2.501.385,00 €
Kärnten	3.460,00 €	Serasis™	682,11 €	347.236,25 €	779.736,25 €	1.212.236,25 €	1.644.736,25 €	2.077.236,25 €	2.509.736,25 €
Kärnten	3.460,00 €	Kolposuspension mit Denzensusoperation	1.137,48 €	290.315,00 €	722.815,00 €	1.155.315,00 €	1.587.815,00 €	2.020.315,00 €	2.452.815,00 €

[439] Siehe Anmerkungen zu den Tabellen 79 bis 88.
[440] Die Berechnungen sind hier für das Land Kärnten durchgeführt worden.

Tabelle 81[441] [442]

Kostenersparnis, wenn alle Patientinnen des Landes tageschirurgisch mit einem Suburethralband versorgt werden würden

Land	Kosten je stat. Patient inkl. KOAGR 08 pro Tag	Operation	Kosten pro tageschirurgischer Operation	Einsparungen ab stationärem Abrechnungstag					
				1. Tag	2. Tage	3. Tage	4. Tage	5. Tage	6. Tage
Niederösterreich	4.122,00 €	Kolposuspension	504,18 €	1.309.650,84 €	2.801.814,84 €	4.293.978,84 €	5.786.142,84 €	7.278.306,84 €	8.770.470,84 €
Niederösterreich	4.122,00 €	TVT™	1.108,35 €	1.090.941,30 €	2.583.105,30 €	4.075.269,30 €	5.567.433,30 €	7.059.597,30 €	8.551.761,30 €
Niederösterreich	4.122,00 €	Sparc™	1.052,22 €	1.111.260,36 €	2.603.424,36 €	4.095.588,36 €	5.587.752,36 €	7.079.916,36 €	8.572.080,36 €
Niederösterreich	4.122,00 €	Monarc™	748,92 €	1.221.054,96 €	2.713.218,96 €	4.205.382,96 €	5.697.546,96 €	7.189.710,96 €	8.681.874,96 €
Niederösterreich	4.122,00 €	Serasis™	682,11 €	1.245.240,18 €	2.737.404,18 €	4.229.568,18 €	5.721.732,18 €	7.213.896,18 €	8.706.060,18 €
Niederösterreich	4.122,00 €	Kolposuspension mit Denzensusoperation	1.137,48 €	1.080.396,24 €	2.572.560,24 €	4.064.724,24 €	5.556.888,24 €	7.049.052,24 €	8.541.216,24 €

Kostenersparnis, wenn alle Patientinnen des Landes tageschirurgisch mit einem Suburethralband versorgt werden würden

Land	Kosten je stat. Patient exkl. KOAGR 08 pro Tag	Operation	Kosten pro tageschirurgischer Operation	Einsparungen ab stationärem Abrechnungstag					
				1. Tag	2. Tage	3. Tage	4. Tage	5. Tage	6. Tage
Niederösterreich	3.752,00 €	Kolposuspension	504,18 €	1.175.710,84 €	2.533.934,84 €	3.892.158,84 €	5.250.382,84 €	6.608.606,84 €	7.966.830,84 €
Niederösterreich	3.752,00 €	TVT™	1.108,35 €	957.001,30 €	2.315.225,30 €	3.673.449,30 €	5.031.673,30 €	6.389.897,30 €	7.748.121,30 €
Niederösterreich	3.752,00 €	Sparc™	1.052,22 €	977.320,36 €	2.335.544,36 €	3.693.768,36 €	5.051.992,36 €	6.410.216,36 €	7.768.440,36 €
Niederösterreich	3.752,00 €	Monarc™	748,92 €	1.087.114,96 €	2.445.338,96 €	3.803.562,96 €	5.161.786,96 €	6.520.010,96 €	7.878.234,96 €
Niederösterreich	3.752,00 €	Serasis™	682,11 €	1.111.300,18 €	2.469.524,18 €	3.827.748,18 €	5.185.972,18 €	6.544.196,18 €	7.902.420,18 €
Niederösterreich	3.752,00 €	Kolposuspension mit Denzensusoperation	1.137,48 €	946.456,24 €	2.304.680,24 €	3.662.904,24 €	5.021.128,24 €	6.379.352,24 €	7.737.576,24 €

Kostenersparnis, wenn alle Patientinnen des Landes tageschirurgisch mit einem Suburethralband versorgt werden würden

Land	Stationäre Endkosten je stat. Patient pro Tag	Operation	Kosten pro tageschirurgischer Operation	Einsparungen ab stationärem Abrechnungstag					
				1. Tag	2. Tage	3. Tage	4. Tage	5. Tage	6. Tage
Niederösterreich	3.378,00 €	Kolposuspension	504,18 €	1.040.322,84 €	2.263.158,84 €	3.485.994,84 €	4.708.830,84 €	5.931.666,84 €	7.154.502,84 €
Niederösterreich	3.378,00 €	TVT™	1.108,35 €	821.613,30 €	2.044.449,30 €	3.267.285,30 €	4.490.121,30 €	5.712.957,30 €	6.935.793,30 €
Niederösterreich	3.378,00 €	Sparc™	1.052,22 €	841.932,36 €	2.064.768,36 €	3.287.604,36 €	4.510.440,36 €	5.733.276,36 €	6.956.112,36 €
Niederösterreich	3.378,00 €	Monarc™	748,92 €	951.726,96 €	2.174.562,96 €	3.397.398,96 €	4.620.234,96 €	5.843.070,96 €	7.065.906,96 €
Niederösterreich	3.378,00 €	Serasis™	682,11 €	975.912,18 €	2.198.748,18 €	3.421.584,18 €	4.644.420,18 €	5.867.256,18 €	7.090.092,18 €
Niederösterreich	3.378,00 €	Kolposuspension mit Denzensusoperation	1.137,48 €	811.068,24 €	2.033.904,24 €	3.256.740,24 €	4.479.576,24 €	5.702.412,24 €	6.925.248,24 €

441 Siehe Anmerkungen zu den Tabellen 79 bis 88.
442 Die Berechnungen sind hier für das Land Niederösterreich durchgeführt worden.

Tabelle 82[443] [444]

Land	Kosten je stat. Patient inkl. KOAGR 08 pro Tag	Operation	Kosten pro tageschirurgischer Operation	Einsparungen ab stationärem Abrechnungstag					
				1. Tag	2. Tage	3. Tage	4. Tage	5. Tage	6. Tage
Oberösterreich	3.596,00 €	Kolposuspension	504,18 €	1.341.849,88 €	2.902.513,88 €	4.463.177,88 €	6.023.841,88 €	7.584.505,88 €	9.145.169,88 €
Oberösterreich	3.596,00 €	TVT™	1.108,35 €	1.079.640,10 €	2.640.304,10 €	4.200.968,10 €	5.761.632,10 €	7.322.296,10 €	8.882.960,10 €
Oberösterreich	3.596,00 €	Sparc™	1.052,22 €	1.104.000,52 €	2.664.664,52 €	4.225.328,52 €	5.785.992,52 €	7.346.656,52 €	8.907.320,52 €
Oberösterreich	3.596,00 €	Monarc™	748,92 €	1.235.632,72 €	2.796.296,72 €	4.356.960,72 €	5.917.624,72 €	7.478.288,72 €	9.038.952,72 €
Oberösterreich	3.596,00 €	Serasis™	682,11 €	1.264.628,26 €	2.825.292,26 €	4.385.956,26 €	5.946.620,26 €	7.507.284,26 €	9.067.948,26 €
Oberösterreich	3.596,00 €	Kolposuspension mit Denzensusoperation	1.137,48 €	1.066.997,68 €	2.627.661,68 €	4.188.325,68 €	5.748.989,68 €	7.309.653,68 €	8.870.317,68 €

Kostenersparnis, wenn alle Patientinnen des Landes tageschirurgisch mit einem Suburethralband versorgt werden würden

Land	Kosten je stat. Patient exkl. KOAGR 08 pro Tag	Operation	Kosten pro tageschirurgischer Operation	Einsparungen ab stationärem Abrechnungstag					
				1. Tag	2. Tage	3. Tage	4. Tage	5. Tage	6. Tage
Oberösterreich	3.128,00 €	Kolposuspension	504,18 €	1.138.737,88 €	2.496.289,88 €	3.853.841,88 €	5.211.393,88 €	6.568.945,88 €	7.926.497,88 €
Oberösterreich	3.128,00 €	TVT™	1.108,35 €	876.528,10 €	2.234.080,10 €	3.591.632,10 €	4.949.184,10 €	6.306.736,10 €	7.664.288,10 €
Oberösterreich	3.128,00 €	Sparc™	1.052,22 €	900.888,52 €	2.258.440,52 €	3.615.992,52 €	4.973.544,52 €	6.331.096,52 €	7.688.648,52 €
Oberösterreich	3.128,00 €	Monarc™	748,92 €	1.032.520,72 €	2.390.072,72 €	3.747.624,72 €	5.105.176,72 €	6.462.728,72 €	7.820.280,72 €
Oberösterreich	3.128,00 €	Serasis™	682,11 €	1.061.516,26 €	2.419.068,26 €	3.776.620,26 €	5.134.172,26 €	6.491.724,26 €	7.849.276,26 €
Oberösterreich	3.128,00 €	Kolposuspension mit Denzensusoperation	1.137,48 €	863.885,68 €	2.221.437,68 €	3.578.989,63 €	4.936.541,68 €	6.294.093,68 €	7.651.645,68 €

Kostenersparnis, wenn alle Patientinnen des Landes tageschirurgisch mit einem Suburethralband versorgt werden würden

Land	Stationäre Endkosten je stat. Patient pro Tag	Operation	Kosten pro tageschirurgischer Operation	Einsparungen ab stationärem Abrechnungstag					
				1. Tag	2. Tage	3. Tage	4. Tage	5. Tage	6. Tage
Oberösterreich	2.945,00 €	Kolposuspension	504,18 €	1.059.315,88 €	2.337.445,88 €	3.615.575,68 €	4.893.705,88 €	6.171.835,88 €	7.449.965,88 €
Oberösterreich	2.945,00 €	TVT™	1.108,35 €	797.106,10 €	2.075.236,10 €	3.353.366,10 €	4.631.496,10 €	5.909.626,10 €	7.187.756,10 €
Oberösterreich	2.945,00 €	Sparc™	1.052,22 €	821.466,52 €	2.099.596,52 €	3.377.726,52 €	4.655.856,52 €	5.933.986,52 €	7.212.116,52 €
Oberösterreich	2.945,00 €	Monarc™	748,92 €	953.098,72 €	2.231.228,72 €	3.509.358,72 €	4.787.488,72 €	6.065.618,72 €	7.343.748,72 €
Oberösterreich	2.945,00 €	Serasis™	682,11 €	982.094,26 €	2.260.224,26 €	3.538.354,26 €	4.816.484,26 €	6.094.614,26 €	7.372.744,26 €
Oberösterreich	2.945,00 €	Kolposuspension mit Denzensusoperation	1.137,48 €	784.463,68 €	2.062.593,68 €	3.340.723,68 €	4.618.853,68 €	5.896.983,68 €	7.175.113,68 €

Kostenersparnis, wenn alle Patientinnen des Landes tageschirurgisch mit einem Suburethralband versorgt werden würden

---

443 Siehe Anmerkungen zu den Tabellen 79 bis 88.
444 Die Berechnungen sind hier für das Land Oberösterreich durchgeführt worden.

Tabelle 83[445][446]

Kostenersparnis, wenn alle Patientinnen des Landes tageschirurgisch mit einem Suburethralband versorgt werden würden

Land	Kosten je stat. Patient inkl. KOAGR 08 pro Tag	Operation	Kosten pro tageschirurgischer Operation	Einsparungen ab stationärem Abrechnungstag					
				1. Tag	2. Tage	3. Tage	4. Tage	5. Tage	6. Tage
Salzburg	3.670,00 €	Kolposuspension	504,18 €	459.043,90 €	991.193,90 €	1.523.343,90 €	2.055.493,90 €	2.587.643,90 €	3.119.793,90 €
Salzburg	3.670,00 €	TVT™	1.108,35 €	371.439,25 €	903.589,25 €	1.435.739,25 €	1.967.889,25 €	2.500.039,25 €	3.032.189,25 €
Salzburg	3.670,00 €	Sparc™	1.052,22 €	379.578,10 €	911.728,10 €	1.443.878,10 €	1.976.028,10 €	2.508.178,10 €	3.040.328,10 €
Salzburg	3.670,00 €	Monarc™	748,92 €	423.556,60 €	955.706,60 €	1.487.856,60 €	2.020.006,60 €	2.552.156,60 €	3.084.306,60 €
Salzburg	3.670,00 €	Serasis™	682,11 €	433.244,05 €	965.394,05 €	1.497.544,05 €	2.029.694,05 €	2.561.844,05 €	3.093.994,05 €
Salzburg	3.670,00 €	Kolposuspension mit Denzensusoperation	1.137,48 €	367.215,40 €	899.365,40 €	1.431.515,40 €	1.963.665,40 €	2.495.815,40 €	3.027.965,40 €

Kostenersparnis, wenn alle Patientinnen des Landes tageschirurgisch mit einem Suburethralband versorgt werden würden

Land	Kosten je stat. Patient exkl. KOAGR 08 pro Tag	Operation	Kosten pro tageschirurgischer Operation	Einsparungen ab stationärem Abrechnungstag					
				1. Tag	2. Tage	3. Tage	4. Tage	5. Tage	6. Tage
Salzburg	3.306,00 €	Kolposuspension	504,18 €	406.263,90 €	885.633,90 €	1.365.003,90 €	1.844.373,90 €	2.323.743,90 €	2.803.113,90 €
Salzburg	3.306,00 €	TVT™	1.108,35 €	318.659,25 €	798.029,25 €	1.277.399,25 €	1.756.769,25 €	2.236.139,25 €	2.715.509,25 €
Salzburg	3.306,00 €	Sparc™	1.052,22 €	326.798,10 €	806.168,10 €	1.285.538,10 €	1.764.908,10 €	2.244.278,10 €	2.723.648,10 €
Salzburg	3.306,00 €	Monarc™	748,92 €	370.776,60 €	850.146,60 €	1.329.516,60 €	1.808.886,60 €	2.288.256,60 €	2.767.626,60 €
Salzburg	3.306,00 €	Serasis™	682,11 €	380.464,05 €	859.834,05 €	1.339.204,05 €	1.818.574,05 €	2.297.944,05 €	2.777.314,05 €
Salzburg	3.306,00 €	Kolposuspension mit Denzensusoperation	1.137,48 €	314.435,40 €	793.805,40 €	1.273.175,40 €	1.752.545,40 €	2.231.915,40 €	2.711.285,40 €

Kostenersparnis, wenn alle Patientinnen des Landes tageschirurgisch mit einem Suburethralband versorgt werden würden

Land	Stationäre Endkosten je stat. Patient pro Tag	Operation	Kosten pro tageschirurgischer Operation	Einsparungen ab stationärem Abrechnungstag					
				1. Tag	2. Tage	3. Tage	4. Tage	5. Tage	6. Tage
Salzburg	3.030,00 €	Kolposuspension	504,18 €	366.243,90 €	805.593,90 €	1.244.943,90 €	1.684.293,90 €	2.123.643,90 €	2.562.993,90 €
Salzburg	3.030,00 €	TVT™	1.108,35 €	278.639,25 €	717.989,25 €	1.157.339,25 €	1.596.689,25 €	2.036.039,25 €	2.475.389,25 €
Salzburg	3.030,00 €	Sparc™	1.052,22 €	286.778,10 €	726.128,10 €	1.165.478,10 €	1.604.828,10 €	2.044.178,10 €	2.483.528,10 €
Salzburg	3.030,00 €	Monarc™	748,92 €	330.756,60 €	770.106,60 €	1.209.456,60 €	1.648.806,60 €	2.088.156,60 €	2.527.506,60 €
Salzburg	3.030,00 €	Serasis™	682,11 €	340.444,05 €	779.794,05 €	1.219.144,05 €	1.658.494,05 €	2.097.844,05 €	2.537.194,05 €
Salzburg	3.030,00 €	Kolposuspension mit Denzensusoperation	1.137,48 €	274.415,40 €	713.765,40 €	1.153.115,40 €	1.592.465,40 €	2.031.815,40 €	2.471.165,40 €

445 Siehe Anmerkungen zu den Tabellen 79 bis 88.
446 Die Berechnungen sind hier für das Land Salzburg durchgeführt worden.

Tabelle 84[447] [448]

Kostenersparnis, wenn alle Patientinnen des Landes tageschirurgisch mit einem Suburethralband versorgt werden würden

Land	Kosten je stat. Patient inkl. KOAGR 08 pro Tag	Operation	Kosten pro tageschirurgischer Operation	Einsparungen ab stationärem Abrechnungstag					
				1. Tag	2. Tage	3. Tage	4. Tage	5. Tage	6. Tage
Steiermark	4.580,00 €	Kolposuspension	504,18 €	1.324.641,50 €	2.813.141,50 €	4.301.641,50 €	5.790.141,50 €	7.278.641,50 €	8.767.141,50 €
Steiermark	4.580,00 €	TVT™	1.108,35 €	1.128.286,25 €	2.616.786,25 €	4.105.286,25 €	5.593.786,25 €	7.082.286,25 €	8.570.786,25 €
Steiermark	4.580,00 €	Sparc™	1.052,22 €	1.146.528,50 €	2.635.028,50 €	4.123.528,50 €	5.612.028,50 €	7.100.528,50 €	8.589.028,50 €
Steiermark	4.580,00 €	Monarc™	748,92 €	1.245.101,00 €	2.733.601,00 €	4.222.101,00 €	5.710.601,00 €	7.199.101,00 €	8.687.601,00 €
Steiermark	4.580,00 €	Serasis™	682,11 €	1.266.814,25 €	2.755.314,25 €	4.243.814,25 €	5.732.314,25 €	7.220.814,25 €	8.709.314,25 €
Steiermark	4.580,00 €	Kolposuspension mit Denzensusoperation	1.137,48 €	1.118.819,00 €	2.607.319,00 €	4.095.819,00 €	5.584.319,00 €	7.072.819,00 €	8.561.319,00 €

Kostenersparnis, wenn alle Patientinnen des Landes tageschirurgisch mit einem Suburethralband versorgt werden würden

Land	Kosten je stat. Patient exkl. KOAGR 08 pro Tag	Operation	Kosten pro tageschirurgischer Operation	Einsparungen ab stationärem Abrechnungstag					
				1. Tag	2. Tage	3. Tage	4. Tage	5. Tage	6. Tage
Steiermark	4.147,00 €	Kolposuspension	504,18 €	1.183.916,50 €	2.531.691,50 €	3.879.466,50 €	5.227.241,50 €	6.575.016,50 €	7.922.791,50 €
Steiermark	4.147,00 €	TVT™	1.108,35 €	987.561,25 €	2.335.336,25 €	3.683.111,25 €	5.030.886,25 €	6.378.661,25 €	7.726.436,25 €
Steiermark	4.147,00 €	Sparc™	1.052,22 €	1.005.803,50 €	2.353.578,50 €	3.701.353,50 €	5.049.128,50 €	6.396.903,50 €	7.744.678,50 €
Steiermark	4.147,00 €	Monarc™	748,92 €	1.104.376,00 €	2.452.151,00 €	3.799.926,00 €	5.147.701,00 €	6.495.476,00 €	7.843.251,00 €
Steiermark	4.147,00 €	Serasis™	682,11 €	1.126.089,25 €	2.473.864,25 €	3.821.639,25 €	5.169.414,25 €	6.517.189,25 €	7.864.964,25 €
Steiermark	4.147,00 €	Kolposuspension mit Denzensusoperation	1.137,48 €	978.094,00 €	2.325.869,00 €	3.673.644,00 €	5.021.419,00 €	6.369.194,00 €	7.716.969,00 €

Kostenersparnis, wenn alle Patientinnen des Landes tageschirurgisch mit einem Suburethralband versorgt werden würden

Land	Stationäre Endkosten je stat. Patient pro Tag	Operation	Kosten pro tageschirurgischer Operation	Einsparungen ab stationärem Abrechnungstag					
				1. Tag	2. Tage	3. Tage	4. Tage	5. Tage	6. Tage
Steiermark	3.420,00 €	Kolposuspension	504,18 €	947.641,50 €	2.059.141,50 €	3.170.641,50 €	4.282.141,50 €	5.393.641,50 €	6.505.141,50 €
Steiermark	3.420,00 €	TVT™	1.108,35 €	751.286,25 €	1.862.786,25 €	2.974.286,25 €	4.085.786,25 €	5.197.286,25 €	6.308.786,25 €
Steiermark	3.420,00 €	Sparc™	1.052,22 €	769.528,50 €	1.881.028,50 €	2.992.528,50 €	4.104.028,50 €	5.215.528,50 €	6.327.028,50 €
Steiermark	3.420,00 €	Monarc™	748,92 €	868.101,00 €	1.979.601,00 €	3.091.101,00 €	4.202.601,00 €	5.314.101,00 €	6.425.601,00 €
Steiermark	3.420,00 €	Serasis™	682,11 €	889.814,25 €	2.001.314,25 €	3.112.814,25 €	4.224.314,25 €	5.335.814,25 €	6.447.314,25 €
Steiermark	3.420,00 €	Kolposuspension mit Denzensusoperation	1.137,48 €	741.819,00 €	1.853.319,00 €	2.964.819,00 €	4.076.319,00 €	5.187.819,00 €	6.299.319,00 €

---

447 Siehe Anmerkungen zu den Tabellen 79 bis 88.
448 Die Berechnungen sind hier für das Land Steiermark durchgeführt worden.

Tabelle 85[449] [450]

Kostenersparnis, wenn alle Patientinnen des Landes tageschirurgisch mit einem Suburethralband versorgt werden würden

Land	Kosten je stat. Patient inkl. KOAGR 08 pro Tag	Operation	Kosten pro tageschirurgischer Operation	Einsparungen ab stationärem Abrechnungstag					
				1. Tag	2. Tage	3. Tage	4. Tage	5. Tage	6. Tage
Tirol	3.329,00 €	Kolposuspension	504,18 €	748.577,30 €	1.630.762,30 €	2.512.947,30 €	3.395.132,30 €	4.277.317,30 €	5.159.502,30 €
Tirol	3.329,00 €	TVT™	1.108,35 €	588.472,25 €	1.470.657,25 €	2.352.842,25 €	3.235.027,25 €	4.117.212,25 €	4.999.397,25 €
Tirol	3.329,00 €	Sparc™	1.052,22 €	603.346,70 €	1.485.531,70 €	2.367.716,70 €	3.249.901,70 €	4.132.086,70 €	5.014.271,70 €
Tirol	3.329,00 €	Monarc™	748,92 €	683.721,20 €	1.565.906,20 €	2.448.091,20 €	3.330.276,20 €	4.212.461,20 €	5.094.646,20 €
Tirol	3.329,00 €	Serasis™	682,11 €	701.425,85 €	1.583.610,85 €	2.465.795,85 €	3.347.980,85 €	4.230.165,85 €	5.112.350,85 €
Tirol	3.329,00 €	Kolposuspension mit Denzensusoperation	1.137,48 €	580.752,80 €	1.462.937,80 €	2.345.122,80 €	3.227.307,80 €	4.109.492,80 €	4.991.677,80 €

Kostenersparnis, wenn alle Patientinnen des Landes tageschirurgisch mit einem Suburethralband versorgt werden würden

Land	Kosten je stat. Patient exkl. KOAGR 08 pro Tag	Operation	Kosten pro tageschirurgischer Operation	Einsparungen ab stationärem Abrechnungstag					
				1. Tag	2. Tage	3. Tage	4. Tage	5. Tage	6. Tage
Tirol	2.896,00 €	Kolposuspension	504,18 €	633.832,30 €	1.401.272,30 €	2.168.712,30 €	2.936.152,30 €	3.703.592,30 €	4.471.032,30 €
Tirol	2.896,00 €	TVT™	1.108,35 €	473.727,25 €	1.241.167,25 €	2.008.607,25 €	2.776.047,25 €	3.543.487,25 €	4.310.927,25 €
Tirol	2.896,00 €	Sparc™	1.052,22 €	488.601,70 €	1.256.041,70 €	2.023.481,70 €	2.790.921,70 €	3.558.361,70 €	4.325.801,70 €
Tirol	2.896,00 €	Monarc™	748,92 €	568.976,20 €	1.336.416,20 €	2.103.856,20 €	2.871.296,20 €	3.638.736,20 €	4.406.176,20 €
Tirol	2.896,00 €	Serasis™	682,11 €	586.680,85 €	1.354.120,85 €	2.121.560,85 €	2.889.000,85 €	3.656.440,85 €	4.423.880,85 €
Tirol	2.896,00 €	Kolposuspension mit Denzensusoperation	1.137,48 €	466.007,80 €	1.233.447,80 €	2.000.887,80 €	2.768.327,80 €	3.535.767,80 €	4.303.207,80 €

Kostenersparnis, wenn alle Patientinnen des Landes tageschirurgisch mit einem Suburethralband versorgt werden würden

Land	Stationäre Endkosten je stat. Patient pro Tag	Operation	Kosten pro tageschirurgischer Operation	Einsparungen ab stationärem Abrechnungstag					
				1. Tag	2. Tage	3. Tage	4. Tage	5. Tage	6. Tage
Tirol	2.636,00 €	Kolposuspension	504,18 €	564.932,30 €	1.263.472,30 €	1.962.012,30 €	2.660.552,30 €	3.359.092,30 €	4.057.632,30 €
Tirol	2.636,00 €	TVT™	1.108,35 €	404.827,25 €	1.103.367,25 €	1.801.907,25 €	2.500.447,25 €	3.198.987,25 €	3.897.527,25 €
Tirol	2.636,00 €	Sparc™	1.052,22 €	419.701,70 €	1.118.241,70 €	1.816.781,70 €	2.515.321,70 €	3.213.861,70 €	3.912.401,70 €
Tirol	2.636,00 €	Monarc™	748,92 €	500.076,20 €	1.198.616,20 €	1.897.156,20 €	2.595.696,20 €	3.294.236,20 €	3.992.776,20 €
Tirol	2.636,00 €	Serasis™	682,11 €	517.780,85 €	1.216.320,85 €	1.914.860,85 €	2.613.400,85 €	3.311.940,85 €	4.010.480,85 €
Tirol	2.636,00 €	Kolposuspension mit Denzensusoperation	1.137,48 €	397.107,80 €	1.095.647,80 €	1.794.187,80 €	2.492.727,80 €	3.191.267,80 €	3.889.807,80 €

449 Siehe Anmerkungen zu den Tabellen 79 bis 88.
450 Die Berechnungen sind hier für das Land Tirol durchgeführt worden.

Tabelle 86[451] [452]

Kostenersparnis, wenn alle Patientinnen des Landes tageschirurgisch mit einem Suburethralband versorgt werden würden

Land	Kosten je stat. Patient inkl. KOAGR 08 pro Tag	Operation	Kosten pro tageschirurgischer Operation	Einsparungen ab stationärem Abrechnungstag					
				1. Tag	2. Tage	3. Tage	4. Tage	5. Tage	6. Tage
Vorarlberg	3.374,00 €	Kolposuspension	504,18 €	416.123,90 €	905.353,90 €	1.394.563,90 €	1.883.813,90 €	2.373.043,90 €	2.862.273,90 €
Vorarlberg	3.374,00 €	TVT™	1.108,35 €	328.519,25 €	817.749,25 €	1.306.979,25 €	1.796.209,25 €	2.285.439,25 €	2.774.669,25 €
Vorarlberg	3.374,00 €	Sparc™	1.052,22 €	336.658,10 €	825.888,10 €	1.315.118,10 €	1.804.348,10 €	2.293.578,10 €	2.782.808,10 €
Vorarlberg	3.374,00 €	Monarc™	748,92 €	380.636,60 €	869.866,60 €	1.359.096,60 €	1.848.326,60 €	2.337.556,60 €	2.826.786,60 €
Vorarlberg	3.374,00 €	Serasis™	682,11 €	390.324,05 €	879.554,05 €	1.368.784,05 €	1.858.014,05 €	2.347.244,05 €	2.836.474,05 €
Vorarlberg	3.374,00 €	Kolposuspension mit Denzensusoperation	1.137,48 €	324.295,40 €	813.525,40 €	1.302.755,4€	1.791.985,40 €	2.281.215,40 €	2.770.445,40 €

Kostenersparnis, wenn alle Patientinnen des Landes tageschirurgisch mit einem Suburethralband versorgt werden würden

Land	Kosten je stat. Patient exkl. KOAGR 08 pro Tag	Operation	Kosten pro tageschirurgischer Operation	Einsparungen ab stationärem Abrechnungstag					
				1. Tag	2. Tage	3. Tage	4. Tage	5. Tage	6. Tage
Vorarlberg	3.119,00 €	Kolposuspension	504,18 €	379.148,90 €	831.403,90 €	1.283.658,90 €	1.735.913,90 €	2.188.168,90 €	2.640.423,90 €
Vorarlberg	3.119,00 €	TVT™	1.108,35 €	291.544,25 €	743.799,25 €	1.196.054,25 €	1.648.309,25 €	2.100.564,25 €	2.552.819,25 €
Vorarlberg	3.119,00 €	Sparc™	1.052,22 €	299.683,10 €	751.938,10 €	1.204.193,10 €	1.656.448,10 €	2.108.703,10 €	2.560.958,10 €
Vorarlberg	3.119,00 €	Monarc™	748,92 €	343.661,60 €	795.916,60 €	1.248.171,60 €	1.700.426,60 €	2.152.681,60 €	2.604.936,60 €
Vorarlberg	3.119,00 €	Serasis™	682,11 €	353.349,05 €	805.604,05 €	1.257.859,05 €	1.710.114,05 €	2.162.369,05 €	2.614.624,05 €
Vorarlberg	3.119,00 €	Kolposuspension mit Denzensusoperation	1.137,48 €	287.320,40 €	739.575,40 €	1.191.830,40 €	1.644.085,40 €	2.096.340,40 €	2.548.595,40 €

Kostenersparnis, wenn alle Patientinnen des Landes tageschirurgisch mit einem Suburethralband versorgt werden würden

Land	Stationäre Endkosten je stat. Patient pro Tag	Operation	Kosten pro tageschirurgischer Operation	Einsparungen ab stationärem Abrechnungstag					
				1. Tag	2. Tage	3. Tage	4. Tage	5. Tage	6. Tage
Vorarlberg	2.818,00 €	Kolposuspension	504,18 €	335.503,90 €	744.113,90 €	1.152.723,90 €	1.561.333,90 €	1.969.943,90 €	2.378.553,90 €
Vorarlberg	2.818,00 €	TVT™	1.108,35 €	247.899,25 €	656.509,25 €	1.065.119,25 €	1.473.729,25 €	1.882.339,25 €	2.290.949,25 €
Vorarlberg	2.818,00 €	Sparc™	1.052,22 €	256.038,10 €	664.648,10 €	1.073.258,10 €	1.481.868,10 €	1.890.478,10 €	2.299.088,10 €
Vorarlberg	2.818,00 €	Monarc™	748,92 €	300.016,60 €	708.626,60 €	1.117.236,60 €	1.525.846,60 €	1.934.456,60 €	2.343.066,60 €
Vorarlberg	2.818,00 €	Serasis™	682,11 €	309.704,05 €	718.314,05 €	1.126.924,05 €	1.535.534,05 €	1.944.144,05 €	2.352.754,05 €
Vorarlberg	2.818,00 €	Kolposuspension mit Denzensusoperation	1.137,48 €	243.675,40 €	652.285,40 €	1.060.895,40 €	1.469.505,40 €	1.878.115,40 €	2.286.725,40 €

---

[451] Siehe Anmerkungen zu den Tabellen 79 bis 88.
[452] Die Berechnungen sind hier für das Land Vorarlberg durchgeführt worden.

Tabelle 87[453] [454]

Kostenersparnis, wenn alle Patientinnen des Landes tageschirurgisch mit einem Suburethralband versorgt werden würden

Land	Kosten je stat. Patient inkl. KOAGR 08 pro Tag	Operation	Kosten pro tageschirurgischer Operation	1. Tag	Einsparungen ab stationärem Abrechnungstag				
					2. Tage	3. Tage	4. Tage	5. Tage	6. Tage
Wien	5.708,00 €	Kolposuspension	504,18 €	2.882.916,28 €	6.045.148,28 €	9.207.380,28 €	12.369.612,28 €	15.531.844,28 €	18.694.076,28 €
Wien	5.708,00 €	TVT™	1.108,35 €	2.548.206,10 €	5.710.438,10 €	8.872.670,10 €	12.034.902,10 €	15.197.134,10 €	18.359.366,10 €
Wien	5.708,00 €	Sparc™	1.052,22 €	2.579.302,12 €	5.741.534,12 €	8.903.766,12 €	12.065.998,12 €	15.228.230,12 €	18.390.462,12 €
Wien	5.708,00 €	Monarc™	748,92 €	2.747.330,32 €	5.909.562,32 €	9.071.794,32 €	12.234.026,32 €	15.396.258,32 €	18.558.490,32 €
Wien	5.708,00 €	Serasis™	682,11 €	2.784.343,06 €	5.946.575,06 €	9.108.807,06 €	12.271.039,06 €	15.433.271,06 €	18.595.503,06 €
Wien	5.708,00 €	Kolposuspension mit Denzensusoperation	1.137,48 €	2.532.068,08 €	5.694.300,08 €	8.856.532,08 €	12.018.764,08 €	15.180.996,08 €	18.343.228,08 €

Kostenersparnis, wenn alle Patientinnen des Landes tageschirurgisch mit einem Suburethralband versorgt werden würden

Land	Kosten je stat. Patient exkl. KOAGR 08 pro Tag	Operation	Kosten pro tageschirurgischer Operation	1. Tag	Einsparungen ab stationärem Abrechnungstag				
					2. Tage	3. Tage	4. Tage	5. Tage	6. Tage
Wien	5.062,00 €	Kolposuspension	504,18 €	2.525.032,28 €	5.329.380,28 €	8.133.728,28 €	10.938.076,28 €	13.742.424,28 €	16.546.772,28 €
Wien	5.062,00 €	TVT™	1.108,35 €	2.190.322,10 €	4.994.670,10 €	7.799.018,10 €	10.603.366,10 €	13.407.714,10 €	16.212.062,10 €
Wien	5.062,00 €	Sparc™	1.052,22 €	2.221.418,12 €	5.025.766,12 €	7.830.114,12 €	10.634.462,12 €	13.438.810,12 €	16.243.158,12 €
Wien	5.062,00 €	Monarc™	748,92 €	2.389.446,32 €	5.193.794,32 €	7.998.142,32 €	10.802.490,32 €	13.606.838,32 €	16.411.186,32 €
Wien	5.062,00 €	Serasis™	682,11 €	2.426.459,06 €	5.230.807,06 €	8.035.155,06 €	10.839.503,06 €	13.643.851,06 €	16.448.199,06 €
Wien	5.062,00 €	Kolposuspension mit Denzensusoperation	1.137,48 €	2.174.184,08 €	4.978.532,08 €	7.782.880,08 €	10.587.228,08 €	13.391.576,08 €	16.195.924,08 €

Kostenersparnis, wenn alle Patientinnen des Landes tageschirurgisch mit einem Suburethralband versorgt werden würden

Land	Stationäre Endkosten je stat. Patient pro Tag	Operation	Kosten pro tageschirurgischer Operation	1. Tag	Einsparungen ab stationärem Abrechnungstag				
					2. Tage	3. Tage	4. Tage	5. Tage	6. Tage
Wien	4.069,00 €	Kolposuspension	504,18 €	1.974.910,28 €	4.229.136,28 €	6.483.362,28 €	8.737.588,28 €	10.991.814,28 €	13.246.040,28 €
Wien	4.069,00 €	TVT™	1.108,35 €	1.640.200,10 €	3.894.426,10 €	6.148.652,10 €	8.402.878,10 €	10.657.104,10 €	12.911.330,10 €
Wien	4.069,00 €	Sparc™	1.052,22 €	1.671.296,12 €	3.925.522,12 €	6.179.748,12 €	8.433.974,12 €	10.688.200,12 €	12.942.426,12 €
Wien	4.069,00 €	Monarc™	748,92 €	1.839.324,32 €	4.093.550,32 €	6.347.776,32 €	8.602.002,32 €	10.856.228,32 €	13.110.454,32 €
Wien	4.069,00 €	Serasis™	682,11 €	1.876.337,06 €	4.130.563,06 €	6.384.789,06 €	8.639.015,06 €	10.893.241,06 €	13.147.467,06 €
Wien	4.069,00 €	Kolposuspension mit Denzensusoperation	1.137,48 €	1.624.062,08 €	3.878.288,08 €	6.132.514,08 €	8.386.740,08 €	10.640.966,08 €	12.895.192,08 €

---

[453] Siehe Anmerkungen zu den Tabellen 79 bis 88.
[454] Die Berechnungen sind hier für das Land Wien durchgeführt worden.

225

Tabelle 88[455] [456]

Kostenersparnis, wenn alle Patientinnen des Landes tageschirurgisch mit einem Suburethralband versorgt werden würden

Land	Kosten je stat. Patient inkl. KOAGR 08 pro Tag	Operation	Kosten pro tageschirurgischer Operation	Einsparungen ab stationärem Abrechnungstag					
				1. Tag	2. Tage	3. Tage	4. Tage	5. Tage	6. Tage
Ö-Gesamt	4.247,00 €	Kolposuspension	504,18 €	9.020.196,20 €	19.255.466,20 €	29.490.736,20 €	39.726.006,20 €	49.961.276,20 €	60.196.546,20 €
Ö-Gesamt	4.247,00 €	TVT™	1.108,35 €	7.564.146,50 €	17.799.416,50 €	28.034.686,50 €	38.269.956,50 €	48.505.226,50 €	58.740.496,50 €
Ö-Gesamt	4.247,00 €	Sparc™	1.052,22 €	7.699.419,80 €	17.934.689,80 €	28.169.959,80 €	38.405.229,80 €	48.640.499,80 €	58.875.769,80 €
Ö-Gesamt	4.247,00 €	Monarc™	748,92 €	8.430.372,80 €	18.665.642,80 €	28.900.912,80 €	39.136.182,80 €	49.371.452,80 €	59.606.722,80 €
Ö-Gesamt	4.247,00 €	Serasis™	682,11 €	8.591.384,90 €	18.826.654,90 €	29.061.924,90 €	39.297.194,90 €	49.532.464,90 €	59.767.734,90 €
Ö-Gesamt	4.247,00 €	Kolposuspension mit Denzensusoperation	1.137,48 €	7.493.943,20 €	17.729.213,20 €	27.964.483,20 €	38.199.753,20 €	48.435.023,20 €	58.670.293,20 €

Kostenersparnis, wenn alle Patientinnen des Landes tageschirurgisch mit einem Suburethralband versorgt werden würden

Land	Kosten je stat. Patient exkl. KOAGR 08 pro Tag	Operation	Kosten pro tageschirurgischer Operation	Einsparungen ab stationärem Abrechnungstag					
				1. Tag	2. Tage	3. Tage	4. Tage	5. Tage	6. Tage
Ö-Gesamt	3.791,00 €	Kolposuspension	504,18 €	7.921.236,20 €	17.057.546,20 €	26.193.856,20 €	35.330.166,20 €	44.466.476,20 €	53.602.786,20 €
Ö-Gesamt	3.791,00 €	TVT™	1.108,35 €	6.465.186,50 €	15.601.496,50 €	24.737.806,50 €	33.874.116,50 €	43.010.426,50 €	52.146.736,50 €
Ö-Gesamt	3.791,00 €	Sparc™	1.052,22 €	6.600.459,80 €	15.736.769,80 €	24.873.079,80 €	34.009.389,80 €	43.145.699,80 €	52.282.009,80 €
Ö-Gesamt	3.791,00 €	Monarc™	748,92 €	7.331.412,80 €	16.467.722,80 €	25.604.032,80 €	34.740.342,80 €	43.876.652,80 €	53.012.962,80 €
Ö-Gesamt	3.791,00 €	Serasis™	682,11 €	7.492.424,90 €	16.628.734,90 €	25.765.044,90 €	34.901.354,90 €	44.037.664,90 €	53.173.974,90 €
Ö-Gesamt	3.791,00 €	Kolposuspension mit Denzensusoperation	1.137,48 €	6.394.983,20 €	15.531.293,20 €	24.667.603,20 €	33.803.913,20 €	42.940.223,20 €	52.076.533,20 €

Kostenersparnis, wenn alle Patientinnen des Landes tageschirurgisch mit einem Suburethralband versorgt werden würden

Land	Stationäre Endkosten je stat. Patient pro Tag	Operation	Kosten pro tageschirurgischer Operation	Einsparungen ab stationärem Abrechnungstag					
				1. Tag	2. Tage	3. Tage	4. Tage	5. Tage	6. Tage
Ö-Gesamt	3.301,00 €	Kolposuspension	504,18 €	6.740.336,20 €	14.695.746,20 €	22.651.156,20 €	30.606.566,20 €	38.561.976,20 €	46.517.386,20 €
Ö-Gesamt	3.301,00 €	TVT™	1.108,35 €	5.284.286,50 €	13.239.696,50 €	21.195.106,50 €	29.150.516,50 €	37.105.926,50 €	45.061.336,50 €
Ö-Gesamt	3.301,00 €	Sparc™	1.052,22 €	5.419.559,80 €	13.374.969,80 €	21.330.379,80 €	29.285.789,80 €	37.241.199,80 €	45.196.609,80 €
Ö-Gesamt	3.301,00 €	Monarc™	748,92 €	6.150.512,80 €	14.105.922,80 €	22.061.332,80 €	30.016.742,80 €	37.972.152,80 €	45.927.562,80 €
Ö-Gesamt	3.301,00 €	Serasis™	682,11 €	6.311.524,90 €	14.266.934,90 €	22.222.344,90 €	30.177.754,90 €	38.133.164,90 €	46.088.574,90 €
Ö-Gesamt	3.301,00 €	Kolposuspension mit Denzensusoperation	1.137,48 €	5.214.083,20 €	13.169.493,20 €	21.124.903,20 €	29.080.313,20 €	37.035.723,20 €	44.991.133,20 €

---

[455] Siehe Anmerkungen zu den Tabellen 79 bis 88.
[456] Diese Berechnungen sind die Berechnungen für ganz Österreich, die auf einem Durchschnittswert beruhen.

Anmerkungen zu den Tabellen 89 bis 98

Die Kosten je stationären Patient / stationärer Patientin 2009 inklusive und exklusive kalkulatorischer Anlagekapitalkosten (KOAGR 08) und stationären Endkosten[457] basieren auf den Daten aus der Tabelle 8.

Die Kosten, die in „Effektivitäts- und Kostenanalyse verschiedener Harninkontinenzoperationsverfahren in einem Krankenhaus mittlerer Größe im Zeitraum von 1996 bis 2004"[458] berechnet wurden, sind hier unter der Annahme einer jährlichen durchschnittlichen Kostensteigerung von 2% auf das Jahr 2009 hochgerechnet worden. Die Kosten für das Serasis™ Band wurden vergleichbar den Kosten eines Monarc™ Bandes berechnet, da die Operationstechnik und die benötigten Materialien vollständig vergleichbar sind und sich nur der Preis des Implantates (Bandes) unterscheidet. Die Gesamtkosten aus der Tabelle 19[459], die in diesen Tabellen unter „Kosten pro tageschirurgischer Operation" aufgeführt sind, wurden von den stationär anfallenden Kosten jeweils abgezogen.

Dazu wurde in der Tabelle 51[460] die Annahme zu Grunde gelegt, dass in der Gynäkologie die prozentuale Verteilung der tatsächlich aufgestellten Betten pro Bundesland im Verhältnis zu der Gesamtzahl der tatsächlich aufgestellten Betten Österreichs auch Auswirkungen auf das prozentuale Verhältnis der durchgeführten Schlingensuspensionsplastiken bei Frauen pro Bundesland habe. Dementsprechend wurden die errechneten Prozentzahlen der prozentualen Verteilung der tatsächlich aufgestellten Betten auf die statistisch erfassten 2410 „Schlingensuspensionen der Urethra" angewandt. Daraus ergab sich eine Verteilung der „Schlingensuspensionen der Urethra", die in der Tabelle 51 unter der Bezeichnung „Anzahl" zu ersehen sind.

Betrachtet man die Tabelle 51[461] im weiteren, so fällt auf, dass die Annahme in Bezug auf die prozentuale Verteilung der durchgeführten Schlingensuspensionsplastiken bei Frauen pro Bundesland im Verhältnis zu den Zahlen der durchgeführten Operationen, die der Autor selber erhoben hat,[462] [463] zum größten Teil übereinstimmt.

---

[457] Basierend auf den Daten der Tabelle 8: Hrsg. Bundesministerium für Gesundheit, Bereich I/B Radetzkystr. 2, 1030 Wien Krankenanstalten in Zahlen, Überregionale Auswertung der Dokumentation der landesgesundheitsfondfinanzierten Krankenanstalten, Österreich 2009, 011, Seite 1.
[458] Molsner, Jochen: Effektivitäts- und Kostenanalyse verschiedener Harninkontinenzoperationsverfahren in einem Krankenhaus mittlerer Größe im Zeitraum von 1996 bis 2004, Inaugural-Dissertation zur Erlangung des Medizinischen Doktorgrades, vorgelegt 2005 Seite 20.
[459] Siehe Tabelle 19.
[460] Siehe Tabelle 51.
[461] Siehe Tabelle 51.

Die Gesamtkostenersparnis für die statistisch erfassten 2410 „Schlingensuspensionen der Urethra", wurde dann anhand der prozentual berechneten Patientenzahlen[464] pro Bundesland jeweils für jede Operation gesondert, also unter der Annahme, dass nur jeweils die durchgeführte Operationstechnik alleine in diesem Bundesland angewandt werden würde, berechnet.

Zum Beispiel wird für das Land Burgenland somit folgendes berechnet: Kosten je stationärer Patient:in oder je Belagstag abzüglich der Kosten für eine tageschirurgische Operation multipliziert mit der berechneten Patientenanzahl[465] für das Burgenland und diese Zahl dann wiederum multipliziert mit der Anzahl der Liegetage.

Die Euro-Beträge, die schwarz dargestellt sind, sind die Beträge, die durch tageschirurgische Operationen der Patientinnen mit einem Suburethralband gegenüber einer Operation der Patientinnen mit einem Suburethralband und mit anschließendem Krankenhausaufenthalt eingespart werden könnten. Die rot dargestellten Euro-Beträge stellen die Beträge dar, bis zu welchem Tag einer tageschirurgischen Operation eines Suburethralbandes im Vergleich mit einer Operation mit anschließendem stationärem Aufenthalt es zu keiner Einsparung, sondern eher zu einer Kostenerhöhung kommen würde, würde der stationäre Aufenthalt mit dem ersten Tag enden.

Da die durchschnittliche Belagsdauer von KH-Aufenthalten 2009 ohne 0-Tagesaufenthalte und Langzeitaufenthalte (über 28 Tage) in Österreich bei 5,52 Tagen liegt,[466] wurden in jeder Tabelle jeweils die Kosten für 6 Tage dargestellt. Außerdem verbleiben derzeit die Patientinnen, bei denen eine Schlingensuspensionsplastik durchgeführt wird, in allen Spitälern Österreich zwischen 1-5 Tage.[467] Dem entsprechen auch die Ergebnisse aus Deutschland von Molsner.[468]

---

[462] Siehe Tabelle 51.

[463] Die vom Autor errechnete prozentuale Verteilung der durchgeführten Schlingensuspensionsplastiken bei Frauen pro Bundesland unterscheidet sich in einer Größenordnung von 0,3 %-3,3 % (nur bei Wien gibt es eine Abweichung von mehr als 5%).

[464] Hier wurden die Zahlen des Autors zugrunde gelegt (siehe Tabelle 51).

[465] Siehe Tabelle 51.

[466] Siehe dazu: Abbildung 19.

[467] Ein Tag ist letztlich die Ausnahme. Die Patientinnen werden dabei z. B. an einem Donnerstag aufgenommen und operiert und gehen dann am Freitag nach der Visite nach Hause. Der Autor geht davon aus, dass nicht nur ein Tag abgerechnet wird, sondern grundsätzlich zwei Tage abgerechnet werden, da das Nachhause gehen der Frau sicherlich erst später als 24 Stunden nach erfolgter Aufnahme erfolgen wird. In diesem Fall werden dann aber zwei Belagstage abgerechnet.

[468] Molsner, Jochen: Effektivitäts- und Lebensqualitätsanalyse verschiedener Harninkontinenz-operationsverfahren in einem Krankenhaus mittlerer Größe im Zeitraum von 1996 bis 2004, Vergleich von Kolposuspension, Tension Free Vaginal Tape (TVT™), Suprapubic Arc Sling (Sparc™), Transobturator Subfascial Hammock (Monarc™), Inaugural-Dissertation zur Erlangung des Medizinischen Doktorgrades, vorgelegt 2005 Seite 43.

Tabelle 89[469] [470]

Land	Kosten je Belagstag inkl. KOAGR 08	Operation	Kosten pro tageschirurgischer Operation	Einsparungen ab stationärem Abrechnungstag					
				1. Tag	2. Tage	3. Tage	4. Tage	5. Tage	6. Tage
Burgenland	683,00 €	Kolposuspension	504,18 €	10.013,92 €	48.261,92 €	86.509,92 €	124.757,92 €	163.005,92 €	201.253,92 €
Burgenland	683,00 €	TVT™	1.108,35 €	-23.819,60 €	14.428,40 €	52.676,40 €	90.924,40 €	129.172,40 €	167.420,40 €
Burgenland	683,00 €	Sparc™	1.052,22 €	-20.676,32 €	17.571,68 €	55.819,68 €	94.067,68 €	132.315,68 €	170.563,68 €
Burgenland	683,00 €	Monarc™	748,92 €	-3.691,52 €	34.556,48 €	72.804,48 €	111.052,48 €	149.300,48 €	187.548,48 €
Burgenland	683,00 €	Serasis™	682,11 €	49,84 €	38.297,84 €	76.545,84 €	114.793,84 €	153.041,84 €	191.289,84 €
Burgenland	683,00 €	Kolposuspension mit Denzensusoperation	1.137,48 €	-25.450,88 €	12.797,12 €	51.045,12 €	89.293,12 €	127.541,12 €	165.789,12 €

Kostenersparnis, wenn alle Patientinnen des Landes tageschirurgisch mit einem Suburethralband versorgt werden würden

Land	Kosten je Belagstag exkl. KOAGR 08	Operation	Kosten pro tageschirurgischer Operation	Einsparungen ab stationärem Abrechnungstag					
				1. Tag	2. Tage	3. Tage	4. Tage	5. Tage	6. Tage
Burgenland	634,00 €	Kolposuspension	504,18 €	7.269,92 €	42.773,92 €	78.277,92 €	113.781,92 €	149.285,92 €	184.789,92 €
Burgenland	634,00 €	TVT™	1.108,35 €	-28.563,60 €	8.940,40 €	44.444,40 €	79.948,40 €	115.452,40 €	150.956,40 €
Burgenland	634,00 €	Sparc™	1.052,22 €	-23.420,32 €	12.083,68 €	47.587,68 €	83.091,68 €	118.595,68 €	154.099,68 €
Burgenland	634,00 €	Monarc™	748,92 €	-6.435,52 €	29.068,48 €	64.572,48 €	100.076,48 €	135.580,48 €	171.084,48 €
Burgenland	634,00 €	Serasis™	682,11 €	-2.694,16 €	32.809,84 €	68.313,84 €	103.817,84 €	139.321,84 €	174.825,84 €
Burgenland	634,00 €	Kolposuspension mit Denzensusoperation	1.137,48 €	-28.194,88 €	7.309,12 €	42.813,12 €	78.317,12 €	113.821,12 €	149.325,12 €

Kostenersparnis, wenn alle Patientinnen des Landes tageschirurgisch mit einem Suburethralband versorgt werden würden

Land	Stationäre Endkosten je Belagstag	Operation	Kosten pro tageschirurgischer Operation	Einsparungen ab stationärem Abrechnungstag					
				1. Tag	2. Tage	3. Tage	4. Tage	5. Tage	6. Tage
Burgenland	565,00 €	Kolposuspension	504,18 €	3.405,92 €	35.045,92 €	66.685,92 €	98.325,92 €	129.965,92 €	161.605,92 €
Burgenland	565,00 €	TVT™	1.108,35 €	-30.427,60 €	1.212,40 €	32.852,40 €	64.492,40 €	96.132,40 €	127.772,40 €
Burgenland	565,00 €	Sparc™	1.052,22 €	-27.284,32 €	4.355,68 €	35.995,68 €	67.635,68 €	99.275,68 €	130.915,68 €
Burgenland	565,00 €	Monarc™	748,92 €	-10.299,52 €	21.340,48 €	52.980,48 €	84.620,48 €	116.260,48 €	147.900,48 €
Burgenland	565,00 €	Serasis™	682,11 €	-6.558,16 €	25.081,84 €	56.721,84 €	88.361,84 €	120.001,84 €	151.641,84 €
Burgenland	565,00 €	Kolposuspension mit Denzensusoperation	1.137,48 €	-32.056,88 €	-416,88 €	31.221,12 €	62.861,12 €	94.501,12 €	126.141,12 €

---

[469] Siehe Anmerkungen zu den Tabellen 89 bis 98.
[470] Die Berechnungen sind hier für das Land Burgenland durchgeführt worden.

Tabelle 90[471] [472]

Kostenersparnis, wenn alle Patientinnen des Landes tageschirurgisch mit einem Suburethralband versorgt werden würden

Land	Kosten je Belagstag inkl. KOAGR 08	Operation	Kosten pro tageschirurgischer Operation	Einsparungen ab stationärem Abrechnungstag					
				1. Tag	2. Tage	3. Tage	4. Tage	5. Tage	6. Tage
Kärnten	668,00 €	Kolposuspension	504,18 €	20.477,50 €	103.977,50 €	187.477,50 €	270.977,50 €	354.477,50 €	437.977,50 €
Kärnten	668,00 €	TVT™	1.108,35 €	-55.043,75 €	28.456,25 €	111.956,25 €	195.456,25 €	278.956,25 €	362.456,25 €
Kärnten	668,00 €	Sparc™	1.052,22 €	-48.027,50 €	35.472,50 €	118.972,50 €	202.472,50 €	285.972,50 €	369.472,50 €
Kärnten	668,00 €	Monarc™	748,92 €	-10.115,00 €	73.385,00 €	156.885,00 €	240.385,00 €	323.885,00 €	407.385,00 €
Kärnten	668,00 €	Serasis™	682,11 €	-1.763,75 €	81.736,25 €	165.236,25 €	248.736,25 €	332.236,25 €	415.736,25 €
Kärnten	668,00 €	Kolposuspension mit Denzensusoperation	1.137,48 €	-58.685,00 €	24.815,00 €	108.315,00 €	191.815,00 €	275.315,00 €	358.815,00 €

Kostenersparnis, wenn alle Patientinnen des Landes tageschirurgisch mit einem Suburethralband versorgt werden würden

Land	Kosten je Belagstag exkl. KOAGR 08	Operation	Kosten pro tageschirurgischer Operation	Einsparungen ab stationärem Abrechnungstag					
				1. Tag	2. Tage	3. Tage	4. Tage	5. Tage	6. Tage
Kärnten	604,00 €	Kolposuspension	504,18 €	12.477,50 €	87.977,50 €	163.477,50 €	238.977,50 €	314.477,50 €	389.977,50 €
Kärnten	604,00 €	TVT™	1.108,35 €	-63.043,75 €	12.456,25 €	87.956,25 €	163.456,25 €	238.956,25 €	314.456,25 €
Kärnten	604,00 €	Sparc™	1.052,22 €	-56.027,50 €	19.472,50 €	94.972,50 €	170.472,50 €	245.972,50 €	321.472,50 €
Kärnten	604,00 €	Monarc™	748,92 €	-18.115,00 €	57.385,00 €	132.885,00 €	208.385,00 €	283.885,00 €	359.385,00 €
Kärnten	604,00 €	Serasis™	682,11 €	-9.763,75 €	65.736,25 €	141.236,25 €	216.736,25 €	292.236,25 €	367.736,25 €
Kärnten	604,00 €	Kolposuspension mit Denzensusoperation	1.137,48 €	-66.685,00 €	8.815,00 €	84.315,00 €	159.815,00 €	235.315,00 €	310.815,00 €

Kostenersparnis, wenn alle Patientinnen des Landes tageschirurgisch mit einem Suburethralband versorgt werden würden

Land	Stationäre Endkosten je Belagstag	Operation	Kosten pro tageschirurgischer Operation	Einsparungen ab stationärem Abrechnungstag					
				1. Tag	2. Tage	3. Tage	4. Tage	5. Tage	6. Tage
Kärnten	550,00 €	Kolposuspension	504,18 €	5.727,50 €	74.477,50 €	143.227,50 €	211.977,50 €	280.727,50 €	349.477,50 €
Kärnten	550,00 €	TVT™	1.108,35 €	-69.793,75 €	1.043,75 €	67.706,25 €	136.456,25 €	205.206,25 €	273.956,25 €
Kärnten	550,00 €	Sparc™	1.052,22 €	-62.777,50 €	5.972,50 €	74.722,50 €	143.472,50 €	212.222,50 €	280.972,50 €
Kärnten	550,00 €	Monarc™	748,92 €	-24.865,00 €	43.885,00 €	112.635,00 €	181.385,00 €	250.135,00 €	318.885,00 €
Kärnten	550,00 €	Serasis™	682,11 €	-16.513,75 €	52.236,25 €	120.986,25 €	189.736,25 €	258.486,25 €	327.236,25 €
Kärnten	550,00 €	Kolposuspension mit Denzensusoperation	1.137,48 €	-73.435,00 €	-4.685,00 €	64.065,00 €	132.815,00 €	201.565,00 €	270.315,00 €

---

[471] Siehe Anmerkungen zu den Tabellen 89 bis 98.
[472] Die Berechnungen sind hier für das Land Kärnten durchgeführt worden.

Tabelle 91[473 474]

Kostenersparnis, wenn alle Patientinnen des Landes tageschirurgisch mit einem Suburethralband versorgt werden würden

Land	Kosten je Belagstag inkl. KOAGR 08	Operation	Kosten pro tageschirurgischer Operation	Einsparungen ab stationärem Abrechnungstag					
				1. Tag	2. Tage	3. Tage	4. Tage	5. Tage	6. Tage
Niederösterreich	713,00 €	Kolposuspension	504,18 €	75.592,84 €	333.698,84 €	591.804,84 €	849.910,84 €	1.108.016,84 €	1.366.122,84 €
Niederösterreich	713,00 €	TVT™	1.108,35 €	-143.116,70 €	114.989,30 €	373.095,30 €	631.201,30 €	889.307,30 €	1.147.413,30 €
Niederösterreich	713,00 €	Sparc™	1.052,22 €	-122.797,64 €	135.308,36 €	393.414,36 €	651.520,36 €	909.626,36 €	1.167.732,36 €
Niederösterreich	713,00 €	Monarc™	748,92 €	-13.003,04 €	245.102,96 €	503.208,96 €	761.314,96 €	1.019.420,96 €	1.277.526,96 €
Niederösterreich	713,00 €	Serasis™	682,11 €	11.182,18 €	269.288,18 €	527.394,18 €	785.500,18 €	1.043.606,18 €	1.301.712,18 €
Niederösterreich	713,00 €	Kolposuspension mit Denzensusoperation	1.137,48 €	-153.661,76 €	104.444,24 €	362.550,24 €	620.656,24 €	878.762,24 €	1.136.868,24 €

Kostenersparnis, wenn alle Patientinnen des Landes tageschirurgisch mit einem Suburethralband versorgt werden würden

Land	Kosten je Belagstag exkl. KOAGR 08	Operation	Kosten pro tageschirurgischer Operation	Einsparungen ab stationärem Abrechnungstag					
				1. Tag	2. Tage	3. Tage	4. Tage	5. Tage	6. Tage
Niederösterreich	649,00 €	Kolposuspension	504,18 €	52.424,84 €	287.362,84 €	522.300,84 €	757.238,84 €	992.176,84 €	1.227.114,84 €
Niederösterreich	649,00 €	TVT™	1.108,35 €	-166.284,70 €	68.653,30 €	303.591,30 €	538.529,30 €	773.467,30 €	1.008.405,30 €
Niederösterreich	649,00 €	Sparc™	1.052,22 €	-145.965,64 €	88.972,36 €	323.910,36 €	558.848,36 €	793.786,36 €	1.028.724,36 €
Niederösterreich	649,00 €	Monarc™	748,92 €	-36.171,04 €	198.766,96 €	433.704,96 €	668.642,96 €	903.580,96 €	1.138.518,96 €
Niederösterreich	649,00 €	Serasis™	682,11 €	-11.985,82 €	222.952,18 €	457.890,18 €	692.828,18 €	927.766,18 €	1.162.704,18 €
Niederösterreich	649,00 €	Kolposuspension mit Denzensusoperation	1.137,48 €	-176.829,76 €	58.108,24 €	293.046,24 €	527.984,24 €	762.922,24 €	997.860,24 €

Kostenersparnis, wenn alle Patientinnen des Landes tageschirurgisch mit einem Suburethralband versorgt werden würden

Land	Stationäre Endkosten je Belagstag	Operation	Kosten pro tageschirurgischer Operation	Einsparungen ab stationärem Abrechnungstag					
				1. Tag	2. Tage	3. Tage	4. Tage	5. Tage	6. Tage
Niederösterreich	584,00 €	Kolposuspension	504,18 €	28.894,84 €	240.302,84 €	451.710,84 €	663.118,84 €	874.526,84 €	1.085.934,84 €
Niederösterreich	584,00 €	TVT™	1.108,35 €	-186.814,70 €	21.593,30 €	233.001,30 €	444.409,30 €	655.817,30 €	867.225,30 €
Niederösterreich	584,00 €	Sparc™	1.052,22 €	-169.495,64 €	41.912,36 €	253.320,36 €	464.728,36 €	676.136,36 €	887.544,36 €
Niederösterreich	584,00 €	Monarc™	748,92 €	-89.701,04 €	151.706,96 €	363.114,96 €	574.522,96 €	785.930,96 €	997.338,96 €
Niederösterreich	584,00 €	Serasis™	682,11 €	-65.515,82 €	175.892,18 €	387.300,18 €	598.708,18 €	810.116,18 €	1.021.524,18 €
Niederösterreich	584,00 €	Kolposuspension mit Denzensusoperation	1.137,48 €	-200.359,76 €	11.048,24 €	222.456,24 €	433.864,24 €	645.272,24 €	856.680,24 €

---

473 Siehe Anmerkungen zu den Tabellen 89 bis 98.
474 Die Berechnungen sind hier für das Land Niederösterreich durchgeführt worden.

Tabelle 92[475] [476]

Kostenersparnis, wenn alle Patientinnen des Landes tageschirurgisch mit einem Suburethralband versorgt werden würden

Land	Kosten je Belagstag inkl. KOAGR 08	Operation	Kosten pro tageschirurgischer Operation	Einsparungen ab stationärem Abrechnungstag					
				1. Tag	2. Tage	3. Tage	4. Tage	5. Tage	6. Tage
Oberösterreich	692,00 €	Kolposuspension	504,18 €	81.513,88 €	381.841,88 €	682.169,88 €	982.497,88 €	1.282.825,88 €	1.583.153,88 €
Oberösterreich	692,00 €	TVT™	1.108,35 €	-180.695,50 €	119.632,10 €	419.960,10 €	720.288,10 €	1.020.616,10 €	1.320.944,10 €
Oberösterreich	692,00 €	Sparc™	1.052,22 €	-166.336,48 €	143.992,52 €	444.320,52 €	744.648,52 €	1.044.976,52 €	1.345.304,52 €
Oberösterreich	692,00 €	Monarc™	748,92 €	-24.703,28 €	275.624,72 €	575.952,72 €	876.280,72 €	1.176.608,72 €	1.476.936,72 €
Oberösterreich	692,00 €	Serasis™	682,11 €	4.292,26 €	304.620,26 €	604.948,26 €	905.276,26 €	1.205.604,26 €	1.505.932,26 €
Oberösterreich	692,00 €	Kolposuspension mit Denzensusoperation	1.137,48 €	-193.338,32 €	106.989,68 €	407.317,68 €	707.645,68 €	1.007.973,68 €	1.308.301,68 €

Kostenersparnis, wenn alle Patientinnen des Landes tageschirurgisch mit einem Suburethralband versorgt werden würden

Land	Kosten je Belagstag exkl. KOAGR 08	Operation	Kosten pro tageschirurgischer Operation	Einsparungen ab stationärem Abrechnungstag					
				1. Tag	2. Tage	3. Tage	4. Tage	5. Tage	6. Tage
Oberösterreich	602,00 €	Kolposuspension	504,18 €	42.453,88 €	303.721,88 €	564.989,88 €	826.257,88 €	1.087.525,88 €	1.348.793,88 €
Oberösterreich	602,00 €	TVT™	1.108,35 €	-219.755,90 €	41.512,10 €	302.780,10 €	564.048,10 €	825.316,10 €	1.086.584,10 €
Oberösterreich	602,00 €	Sparc™	1.052,22 €	-195.395,48 €	65.872,52 €	327.140,52 €	588.408,52 €	849.676,52 €	1.110.944,52 €
Oberösterreich	602,00 €	Monarc™	748,92 €	-83.703,28 €	197.504,72 €	458.772,72 €	720.040,72 €	981.308,72 €	1.242.576,72 €
Oberösterreich	602,00 €	Serasis™	682,11 €	-34.767,74 €	226.500,26 €	487.768,26 €	749.036,26 €	1.010.304,26 €	1.271.572,26 €
Oberösterreich	602,00 €	Kolposuspension mit Denzensusoperation	1.137,48 €	-232.398,32 €	28.869,68 €	290.137,68 €	551.405,68 €	812.673,68 €	1.073.941,68 €

Kostenersparnis, wenn alle Patientinnen des Landes tageschirurgisch mit einem Suburethralband versorgt werden würden

Land	Stationäre Endkosten je Belagstag	Operation	Kosten pro tageschirurgischer Operation	Einsparungen ab stationärem Abrechnungstag					
				1. Tag	2. Tage	3. Tage	4. Tage	5. Tage	6. Tage
Oberösterreich	587,00 €	Kolposuspension	504,18 €	36.943,88 €	290.701,88 €	545.459,88 €	800.217,88 €	1.054.975,88 €	1.309.733,88 €
Oberösterreich	587,00 €	TVT™	1.108,35 €	-226.265,38 €	28.492,10 €	283.250,10 €	538.008,10 €	792.766,10 €	1.047.524,10 €
Oberösterreich	587,00 €	Sparc™	1.052,22 €	-201.905,48 €	52.852,52 €	307.610,52 €	562.368,52 €	817.126,52 €	1.071.884,52 €
Oberösterreich	587,00 €	Monarc™	748,92 €	-70.273,28 €	184.484,72 €	439.242,72 €	694.000,72 €	948.758,72 €	1.203.516,72 €
Oberösterreich	587,00 €	Serasis™	682,11 €	-41.237,74 €	213.480,26 €	468.238,26 €	722.996,26 €	977.754,26 €	1.232.512,26 €
Oberösterreich	587,00 €	Kolposuspension mit Denzensusoperation	1.137,48 €	-238.908,32 €	15.849,68 €	270.607,68 €	525.365,68 €	780.123,68 €	1.034.881,68 €

[475] Siehe Anmerkungen zu den Tabellen 89 bis 98.
[476] Die Berechnungen sind hier für das Land Oberösterreich durchgeführt worden.

Tabelle 93[477] [478]

Kostenersparnis, wenn alle Patientinnen des Landes tageschirurgisch mit einem Suburethralband versorgt werden würden

Land	Kosten je Belagstag inkl. KOAGR 08	Operation	Kosten pro tageschirurgischer Operation	Einsparungen ab stationärem Abrechnungstag					
				1. Tag	2. Tage	3. Tage	4. Tage	5. Tage	6. Tage
Salzburg	705,00 €	Kolposuspension	504,18 €	29.118,90 €	131.343,90 €	233.568,90 €	335.793,90 €	438.018,90 €	540.243,90 €
Salzburg	705,00 €	TVT™	1.108,35 €	-58.485,75 €	43.739,25 €	145.964,25 €	248.189,25 €	350.414,25 €	452.639,25 €
Salzburg	705,00 €	Sparc™	1.052,22 €	-50.346,90 €	51.878,10 €	154.103,10 €	256.328,10 €	358.553,10 €	460.778,10 €
Salzburg	705,00 €	Monarc™	748,92 €	-6.308,40 €	95.856,60 €	198.081,60 €	300.306,60 €	402.531,60 €	504.756,60 €
Salzburg	705,00 €	Serasis™	682,11 €	3.319,05 €	105.544,05 €	207.769,05 €	309.994,05 €	412.219,05 €	514.444,05 €
Salzburg	705,00 €	Kolposuspension mit Denzensusoperation	1.137,48 €	-62.709,60 €	39.515,40 €	141.740,40 €	243.965,40 €	346.190,40 €	448.415,40 €

Kostenersparnis, wenn alle Patientinnen des Landes tageschirurgisch mit einem Suburethralband versorgt werden würden

Land	Kosten je Belagstag exkl. KOAGR 08	Operation	Kosten pro tageschirurgischer Operation	Einsparungen ab stationärem Abrechnungstag					
				1. Tag	2. Tage	3. Tage	4. Tage	5. Tage	6. Tage
Salzburg	636,00 €	Kolposuspension	504,18 €	19.113,90 €	111.333,90 €	203.553,90 €	295.773,90 €	387.993,90 €	480.213,90 €
Salzburg	636,00 €	TVT™	1.108,35 €	-68.490,75 €	23.729,25 €	115.949,25 €	208.169,25 €	300.389,25 €	392.609,25 €
Salzburg	636,00 €	Sparc™	1.052,22 €	-60.351,90 €	31.868,10 €	124.088,10 €	216.308,10 €	308.528,10 €	400.748,10 €
Salzburg	636,00 €	Monarc™	748,92 €	-16.373,40 €	75.846,60 €	168.066,60 €	260.286,60 €	352.506,60 €	444.726,60 €
Salzburg	636,00 €	Serasis™	682,11 €	-6.685,95 €	85.534,05 €	177.754,05 €	269.974,05 €	362.194,05 €	454.414,05 €
Salzburg	636,00 €	Kolposuspension mit Denzensusoperation	1.137,48 €	-72.714,60 €	19.505,40 €	111.725,40 €	203.945,40 €	296.165,40 €	388.385,40 €

Kostenersparnis, wenn alle Patientinnen des Landes tageschirurgisch mit einem Suburethralband versorgt werden würden

Land	Stationäre Endkosten je Belagstag	Operation	Kosten pro tageschirurgischer Operation	Einsparungen ab stationärem Abrechnungstag					
				1. Tag	2. Tage	3. Tage	4. Tage	5. Tage	6. Tage
Salzburg	583,00 €	Kolposuspension	504,18 €	11.428,90 €	95.963,90 €	180.498,90 €	265.033,90 €	349.568,90 €	434.103,90 €
Salzburg	583,00 €	TVT™	1.108,35 €	-76.175,75 €	8.359,25 €	92.894,25 €	177.429,25 €	261.964,25 €	346.499,25 €
Salzburg	583,00 €	Sparc™	1.052,22 €	-69.036,90 €	16.498,10 €	101.033,10 €	185.568,10 €	270.103,10 €	354.638,10 €
Salzburg	583,00 €	Monarc™	748,92 €	-24.058,40 €	60.476,60 €	145.011,60 €	229.546,60 €	314.081,60 €	398.616,60 €
Salzburg	583,00 €	Serasis™	682,11 €	-14.370,05 €	70.164,05 €	154.699,05 €	239.234,05 €	323.769,05 €	408.304,05 €
Salzburg	583,00 €	Kolposuspension mit Denzensusoperation	1.137,48 €	-80.399,60 €	4.135,40 €	88.670,40 €	173.205,40 €	257.740,40 €	342.275,40 €

477 Siehe Anmerkungen zu den Tabellen 89 bis 98.
478 Die Berechnungen sind hier für das Land Salzburg durchgeführt worden.

Tabelle 94[479] [480]

Kostenersparnis, wenn alle Patientinnen des Landes tageschirurgisch mit einem Suburethralband versorgt werden würden

Land	Kosten je Belagstag inkl. KOAGR 08	Operation	Kosten pro tageschirurgischer Operation		Einsparungen ab stationärem Abrechnungstag				
				1. Tag	2. Tage	3. Tage	4. Tage	5. Tage	6. Tage
Steiermark	735,00 €	Kolposuspension	504,18 €	75.016,50 €	313.891,50 €	552.766,50 €	791.641,50 €	1.030.516,50 €	1.269.391,50 €
Steiermark	735,00 €	TVT™	1.108,35 €	-121.538,75 €	117.536,25 €	356.411,25 €	595.286,25 €	834.161,25 €	1.073.036,25 €
Steiermark	735,00 €	Sparc™	1.052,22 €	-103.096,00 €	135.778,50 €	374.653,50 €	613.528,50 €	852.403,50 €	1.091.278,50 €
Steiermark	735,00 €	Monarc™	748,92 €	-4.524,00 €	234.351,00 €	473.226,00 €	712.101,00 €	950.976,00 €	1.189.851,00 €
Steiermark	735,00 €	Serasis™	682,11 €	17.189,25 €	256.064,25 €	494.939,25 €	733.814,25 €	972.689,25 €	1.211.564,25 €
Steiermark	735,00 €	Kolposuspension mit Denzensusoperation	1.137,48 €	-130.806,00 €	108.069,00 €	346.944,00 €	585.819,00 €	824.694,00 €	1.063.569,00 €

Kostenersparnis, wenn alle Patientinnen des Landes tageschirurgisch mit einem Suburethralband versorgt werden würden

Land	Kosten je Belagstag exkl. KOAGR 08	Operation	Kosten pro tageschirurgischer Operation		Einsparungen ab stationärem Abrechnungstag				
				1. Tag	2. Tage	3. Tage	4. Tage	5. Tage	6. Tage
Steiermark	665,00 €	Kolposuspension	504,18 €	52.266,50 €	268.391,50 €	484.516,50 €	700.641,50 €	916.766,50 €	1.132.891,50 €
Steiermark	665,00 €	TVT™	1.108,35 €	-144.088,75 €	72.036,25 €	288.161,25 €	504.286,25 €	720.411,25 €	936.536,25 €
Steiermark	665,00 €	Sparc™	1.052,22 €	-125.846,50 €	90.278,50 €	306.403,50 €	522.528,50 €	738.653,50 €	954.778,50 €
Steiermark	665,00 €	Monarc™	748,92 €	-27.274,00 €	188.851,00 €	404.976,00 €	621.101,00 €	837.226,00 €	1.053.351,00 €
Steiermark	665,00 €	Serasis™	682,11 €	-5.560,75 €	210.564,25 €	426.689,25 €	642.814,25 €	858.939,25 €	1.075.064,25 €
Steiermark	665,00 €	Kolposuspension mit Denzensusoperation	1.137,48 €	-153.556,00 €	62.569,00 €	278.694,00 €	494.819,00 €	710.944,00 €	927.069,00 €

Kostenersparnis, wenn alle Patientinnen des Landes tageschirurgisch mit einem Suburethralband versorgt werden würden

Land	Stationäre Endkosten je Belagstag	Operation	Kosten pro tageschirurgischer Operation		Einsparungen ab stationärem Abrechnungstag				
				1. Tag	2. Tage	3. Tage	4. Tage	5. Tage	6. Tage
Steiermark	549,00 €	Kolposuspension	504,18 €	14.566,50 €	192.991,50 €	371.416,50 €	549.841,50 €	728.266,50 €	906.691,50 €
Steiermark	549,00 €	TVT™	1.108,35 €	-187.288,75 €	-3.163,75 €	175.061,25 €	353.486,25 €	531.911,25 €	710.336,25 €
Steiermark	549,00 €	Sparc™	1.052,22 €	-163.346,50 €	14.878,50 €	193.303,50 €	371.728,50 €	550.153,50 €	728.578,50 €
Steiermark	549,00 €	Monarc™	748,92 €	-64.974,00 €	113.451,00 €	291.876,00 €	470.301,00 €	648.726,00 €	827.151,00 €
Steiermark	549,00 €	Serasis™	682,11 €	-43.260,75 €	135.164,25 €	313.589,25 €	492.014,25 €	670.439,25 €	848.864,25 €
Steiermark	549,00 €	Kolposuspension mit Denzensusoperation	1.137,48 €	-191.056,00 €	-12.631,00 €	165.594,00 €	344.019,00 €	522.444,00 €	700.869,00 €

234

---
[479] Siehe Anmerkungen zu den Tabellen 89 bis 98.
[480] Die Berechnungen sind hier für das Land Steiermark durchgeführt worden.

Tabelle 95[481] [482]

Kostenersparnis, wenn alle Patientinnen des Landes tageschirurgisch mit einem Suburethralband versorgt werden würden

Land	Kosten je Belagstag inkl. KOAGR 08	Operation	Kosten pro tageschirurgischer Operation	Einsparungen ab stationärem Abrechnungstag					
				1. Tag	2. Tage	3. Tage	4. Tage	5. Tage	6. Tage
Tirol	697,00 €	Kolposuspension	504,18 €	51.097,30 €	235.802,30 €	420.507,30 €	605.212,30 €	789.917,30 €	974.622,30 €
Tirol	697,00 €	TVT™	1.108,35 €	109.007,75 €	75.697,25 €	260.402,25 €	445.107,25 €	629.812,25 €	814.517,25 €
Tirol	697,00 €	Sparc™	1.052,22 €	-94.133,30 €	90.571,70 €	275.276,70 €	459.981,70 €	644.686,70 €	829.391,70 €
Tirol	697,00 €	Monarc™	748,92 €	13.758,80 €	170.946,20 €	355.651,20 €	540.356,20 €	725.061,20 €	909.766,20 €
Tirol	697,00 €	Serasis™	682,11 €	3.945,85 €	188.650,85 €	373.355,85 €	558.060,85 €	742.765,85 €	927.470,85 €
Tirol	697,00 €	Kolposuspension mit Denzensusoperation	1.137,48 €	116.727,20 €	67.977,80 €	252.682,80 €	437.387,80 €	622.092,80 €	806.797,80 €

Kostenersparnis, wenn alle Patientinnen des Landes tageschirurgisch mit einem Suburethralband versorgt werden würden

Land	Kosten je Belagstag exkl. KOAGR 08	Operation	Kosten pro tageschirurgischer Operation	Einsparungen ab stationärem Abrechnungstag					
				1. Tag	2. Tage	3. Tage	4. Tage	5. Tage	6. Tage
Tirol	606,00 €	Kolposuspension	504,18 €	26.982,30 €	187.572,30 €	348.162,30 €	508.752,30 €	669.342,30 €	829.932,30 €
Tirol	606,00 €	TVT™	1.108,35 €	-133.122,75 €	27.467,25 €	188.057,25 €	348.647,25 €	509.237,25 €	669.827,25 €
Tirol	606,00 €	Sparc™	1.052,22 €	-118.248,30 €	42.341,70 €	202.931,70 €	363.521,70 €	524.111,70 €	684.701,70 €
Tirol	606,00 €	Monarc™	748,92 €	-37.873,80 €	122.716,20 €	283.306,20 €	443.896,20 €	604.486,20 €	765.076,20 €
Tirol	606,00 €	Serasis™	682,11 €	-20.169,15 €	140.420,85 €	301.010,85 €	461.600,85 €	622.190,85 €	782.780,85 €
Tirol	606,00 €	Kolposuspension mit Denzensusoperation	1.137,48 €	-140.842,20 €	19.747,80 €	180.337,80 €	340.927,80 €	501.517,80 €	662.107,80 €

Kostenersparnis, wenn alle Patientinnen des Landes tageschirurgisch mit einem Suburethralband versorgt werden würden

Land	Stationäre Endkosten je Belagstag	Operation	Kosten pro tageschirurgischer Operation	Einsparungen ab stationärem Abrechnungstag					
				1. Tag	2. Tage	3. Tage	4. Tage	5. Tage	6. Tage
Tirol	552,00 €	Kolposuspension	504,18 €	12.672,30 €	158.952,30 €	305.232,30 €	451.512,30 €	597.792,30 €	744.072,30 €
Tirol	552,00 €	TVT™	1.108,35 €	-147.432,75 €	-1.152,75 €	145.127,25 €	291.407,25 €	437.687,25 €	583.967,25 €
Tirol	552,00 €	Sparc™	1.052,22 €	-132.558,30 €	13.721,70 €	160.001,70 €	306.281,70 €	452.561,70 €	598.841,70 €
Tirol	552,00 €	Monarc™	748,92 €	-52.183,80 €	94.096,20 €	240.376,20 €	386.656,20 €	532.936,20 €	679.216,20 €
Tirol	552,00 €	Serasis™	682,11 €	-34.479,15 €	111.800,85 €	258.080,85 €	404.360,85 €	550.640,85 €	696.920,85 €
Tirol	552,00 €	Kolposuspension mit Denzensusoperation	1.137,48 €	-155.152,20 €	-8.872,20 €	137.407,80 €	283.687,80 €	429.967,80 €	576.247,80 €

[481] Siehe Anmerkungen zu den Tabellen 89 bis 98.
[482] Die Berechnungen sind hier für das Land Tirol durchgeführt worden.

Tabelle 96 [483] [484]

Kostenersparnis, wenn alle Patientinnen des Landes tageschirurgisch mit einem Suburethralband versorgt werden würden

Land	Kosten je Belagstag inkl. KOAGR 08	Operation	Kosten pro tageschirurgischer Operation	Einsparungen ab stationärem Abrechnungstag					
				1. Tag	2. Tage	3. Tage	4. Tage	5. Tage	6. Tage
Vorarlberg	647,00 €	Kolposuspension	504,18 €	20.708,90 €	114.523,90 €	208.338,90 €	302.153,90 €	395.968,90 €	489.783,90 €
Vorarlberg	647,00 €	TVT™	1.108,35 €	-60.695,75 €	26.919,25 €	120.734,25 €	214.549,25 €	308.364,25 €	402.179,25 €
Vorarlberg	647,00 €	Sparc™	1.052,22 €	-58.799,90 €	35.058,10 €	128.873,10 €	222.688,10 €	316.503,10 €	410.318,10 €
Vorarlberg	647,00 €	Monarc™	748,92 €	14.773,60 €	79.036,60 €	172.851,60 €	266.666,60 €	360.481,60 €	454.296,60 €
Vorarlberg	647,00 €	Serasis™	682,11 €	-5.099,95 €	88.724,05 €	182.539,05 €	276.354,05 €	370.169,05 €	463.984,05 €
Vorarlberg	647,00 €	Kolposuspension mit Denzensusoperation	1.137,48 €	-71.119,60 €	22.695,40 €	116.510,40 €	210.325,40 €	304.140,40 €	397.955,40 €

Kostenersparnis, wenn alle Patientinnen des Landes tageschirurgisch mit einem Suburethralband versorgt werden würden

Land	Kosten je Belagstag exkl. KOAGR 08	Operation	Kosten pro tageschirurgischer Operation	Einsparungen ab stationärem Abrechnungstag					
				1. Tag	2. Tage	3. Tage	4. Tage	5. Tage	6. Tage
Vorarlberg	598,00 €	Kolposuspension	504,18 €	13.603,90 €	100.313,90 €	187.023,90 €	273.733,90 €	360.443,90 €	447.153,90 €
Vorarlberg	598,00 €	TVT™	1.108,35 €	-74.000,75 €	12.709,25 €	99.419,25 €	186.129,25 €	272.839,25 €	359.549,25 €
Vorarlberg	598,00 €	Sparc™	1.052,22 €	-85.861,90 €	20.848,10 €	107.558,10 €	194.268,10 €	280.978,10 €	367.688,10 €
Vorarlberg	598,00 €	Monarc™	748,92 €	-21.983,40 €	64.826,60 €	151.536,60 €	238.246,60 €	324.956,60 €	411.666,60 €
Vorarlberg	598,00 €	Serasis™	682,11 €	-12.195,95 €	74.514,05 €	161.224,05 €	247.934,05 €	334.644,05 €	421.354,05 €
Vorarlberg	598,00 €	Kolposuspension mit Denzensusoperation	1.137,48 €	-78.224,60 €	8.485,40 €	95.195,40 €	181.905,40 €	268.615,40 €	355.325,40 €

Kostenersparnis, wenn alle Patientinnen des Landes tageschirurgisch mit einem Suburethralband versorgt werden würden

Land	Stationäre Endkosten je Belagstag	Operation	Kosten pro tageschirurgischer Operation	Einsparungen ab stationärem Abrechnungstag					
				1. Tag	2. Tage	3. Tage	4. Tage	5. Tage	6. Tage
Vorarlberg	540,00 €	Kolposuspension	504,18 €	5.193,90 €	83.493,90 €	161.793,90 €	240.093,90 €	318.393,90 €	396.693,90 €
Vorarlberg	540,00 €	TVT™	1.108,35 €	-82.410,75 €	4.189,25 €	74.189,25 €	152.489,25 €	230.789,25 €	309.089,25 €
Vorarlberg	540,00 €	Sparc™	1.052,22 €	-74.271,90 €	4.028,10 €	82.328,10 €	160.628,10 €	238.928,10 €	317.228,10 €
Vorarlberg	540,00 €	Monarc™	748,92 €	-29.933,40 €	48.006,60 €	126.306,60 €	204.606,60 €	282.906,60 €	361.206,60 €
Vorarlberg	540,00 €	Serasis™	682,11 €	-20.145,95 €	57.694,05 €	135.994,05 €	214.294,05 €	292.594,05 €	370.894,05 €
Vorarlberg	540,00 €	Kolposuspension mit Denzensusoperation	1.137,48 €	-86.624,60 €	69.965,40 €	148.265,40 €	226.565,40 €	304.865,40 €	

[483] Siehe Anmerkungen zu den Tabellen 89 bis 98.

[484] Die Berechnungen sind hier für das Land Vorarlberg durchgeführt worden.

Tabelle 97[485] [486]

Kostenersparnis, wenn alle Patientinnen des Landes tageschirurgisch mit einem Suburethralband versorgt werden würden

Land	Kosten je Belagstag inkl. KOAGR 08	Operation	Kosten pro tageschirurgischer Operation	Einsparungen ab stationärem Abrechnungstag					
				1. Tag	2. Tage	3. Tage	4. Tage	5. Tage	6. Tage
Wien	986,00 €	Kolposuspension	504,18 €	266.928,28 €	813.172,28 €	1.359.416,28 €	1.905.660,28 €	2.451.904,28 €	2.998.148,28 €
Wien	986,00 €	TVT™	1.108,35 €	-67.761,90 €	478.462,10 €	1.024.706,10 €	1.570.950,10 €	2.117.194,10 €	2.663.438,10 €
Wien	986,00 €	Sparc™	1.052,22 €	-36.695,88 €	509.558,12 €	1.055.802,12 €	1.602.046,12 €	2.148.290,12 €	2.694.534,12 €
Wien	986,00 €	Monarc™	748,92 €	131.342,32 €	677.586,32 €	1.223.830,32 €	1.770.074,32 €	2.316.318,32 €	2.862.562,32 €
Wien	986,00 €	Serasis™	682,11 €	168.355,06 €	714.599,06 €	1.260.843,06 €	1.807.087,06 €	2.353.331,06 €	2.899.575,06 €
Wien	986,00 €	Kolposuspension mit Denzensusoperation	1.137,48 €	-83.919,92 €	462.324,08 €	1.008.568,08 €	1.554.812,08 €	2.101.056,08 €	2.647.300,08 €

Kostenersparnis, wenn alle Patientinnen des Landes tageschirurgisch mit einem Suburethralband versorgt werden würden

Land	Kosten je Belagstag exkl. KOAGR 08	Operation	Kosten pro tageschirurgischer Operation	Einsparungen ab stationärem Abrechnungstag					
				1. Tag	2. Tage	3. Tage	4. Tage	5. Tage	6. Tage
Wien	874,00 €	Kolposuspension	504,18 €	204.880,28 €	689.076,28 €	1.173.272,28 €	1.657.468,28 €	2.141.664,28 €	2.625.860,28 €
Wien	874,00 €	TVT™	1.108,35 €	-129.829,90 €	354.386,10 €	838.562,10 €	1.322.758,10 €	1.806.954,10 €	2.291.150,10 €
Wien	874,00 €	Sparc™	1.052,22 €	-98.733,88 €	385.462,12 €	869.658,12 €	1.353.854,12 €	1.838.050,12 €	2.322.246,12 €
Wien	874,00 €	Monarc™	748,92 €	69.294,32 €	553.490,32 €	1.037.686,32 €	1.521.882,32 €	2.006.078,32 €	2.490.274,32 €
Wien	874,00 €	Serasis™	682,11 €	106.307,06 €	590.503,06 €	1.074.699,06 €	1.558.895,06 €	2.043.091,06 €	2.527.287,06 €
Wien	874,00 €	Kolposuspension mit Denzensusoperation	1.137,48 €	-145.967,92 €	338.228,08 €	822.424,08 €	1.306.620,08 €	1.790.816,08 €	2.275.012,08 €

Kostenersparnis, wenn alle Patientinnen des Landes tageschirurgisch mit einem Suburethralband versorgt werden würden

Land	Stationäre Endkosten je Belagstag	Operation	Kosten pro tageschirurgischer Operation	Einsparungen ab stationärem Abrechnungstag					
				1. Tag	2. Tage	3. Tage	4. Tage	5. Tage	6. Tage
Wien	708,00 €	Kolposuspension	504,18 €	112.916,28 €	505.148,28 €	897.380,28 €	1.289.612,28 €	1.681.844,28 €	2.074.076,28 €
Wien	708,00 €	TVT™	1.108,35 €	-221.783,90 €	170.438,10 €	562.670,10 €	954.902,10 €	1.347.134,10 €	1.739.366,10 €
Wien	708,00 €	Sparc™	1.052,22 €	-190.697,88 €	201.534,12 €	593.766,12 €	985.998,12 €	1.378.230,12 €	1.770.462,12 €
Wien	708,00 €	Monarc™	748,92 €	-22.669,68 €	369.562,32 €	761.794,32 €	1.154.026,32 €	1.546.258,32 €	1.938.490,32 €
Wien	708,00 €	Serasis™	682,11 €	14.343,06 €	406.575,06 €	798.807,06 €	1.191.039,06 €	1.583.271,06 €	1.975.503,06 €
Wien	708,00 €	Kolposuspension mit Denzensusoperation	1.137,48 €	-237.601,92 €	154.300,08 €	546.532,08 €	938.764,08 €	1.330.996,08 €	1.723.228,08 €

237

485 Siehe Anmerkungen zu den Tabellen 89 bis 98.
486 Die Berechnungen sind hier für das Land Wien durchgeführt worden.

Tabelle 98[487] [488]

Kostenersparnis, wenn alle Patientinnen des Landes tageschirurgisch mit einem Suburethralband versorgt werden würden

Land	Kosten je Belagstag inkl. KOAGR 08	Operation	Kosten pro tageschirurgischer Operation	Einsparungen ab stationärem Abrechnungstag					
				1. Tag	2. Tage	3. Tage	4. Tage	5. Tage	6. Tage
O-Gesamt	766,00 €	Kolposuspension	504,18 €	630.986,20 €	2.477.046,20 €	4.323.106,20 €	6.169.166,20 €	8.015.226,20 €	9.861.286,20 €
O-Gesamt	766,00 €	TVT™	1.108,35 €	425.162,50 €	1.020.996,50 €	2.867.056,50 €	4.713.116,50 €	6.559.176,50 €	8.405.236,50 €
O-Gesamt	766,00 €	Sparc™	1.052,22 €	484.092,20 €	1.156.269,80 €	3.002.329,80 €	4.848.389,80 €	6.694.449,80 €	8.540.509,80 €
O-Gesamt	766,00 €	Monarc™	748,92 €	41.162,80 €	1.887.222,80 €	3.733.282,80 €	5.579.342,80 €	7.425.402,80 €	9.271.462,80 €
O-Gesamt	766,00 €	Serasis™	682,11 €	202.174,90 €	2.048.234,90 €	3.894.294,90 €	5.740.354,90 €	7.586.414,90 €	9.432.474,90 €
O-Gesamt	766,00 €	Kolposuspension mit Denzensusoperation	1.137,48 €	-895.266,00 €	950.793,20 €	2.796.853,20 €	4.642.913,20 €	6.488.973,20 €	8.335.033,20 €

Kostenersparnis, wenn alle Patientinnen des Landes tageschirurgisch mit einem Suburethralband versorgt werden würden

Land	Kosten je Belagstag exkl. KOAGR 08	Operation	Kosten pro tageschirurgischer Operation	Einsparungen ab stationärem Abrechnungstag					
				1. Tag	2. Tage	3. Tage	4. Tage	5. Tage	6. Tage
O-Gesamt	684,00 €	Kolposuspension	504,18 €	433.366,20 €	2.081.806,20 €	3.730.246,20 €	5.378.686,20 €	7.027.126,20 €	8.675.566,20 €
O-Gesamt	684,00 €	TVT™	1.108,35 €	-1.022.603,50 €	625.756,50 €	2.274.196,50 €	3.922.636,50 €	5.571.076,50 €	7.219.516,50 €
O-Gesamt	684,00 €	Sparc™	1.052,22 €	-887.410,20 €	761.029,80 €	2.409.469,80 €	4.057.909,80 €	5.706.349,80 €	7.354.789,80 €
O-Gesamt	684,00 €	Monarc™	748,92 €	-156.457,20 €	1.491.962,80 €	3.140.422,80 €	4.788.862,80 €	6.437.302,80 €	8.085.742,80 €
O-Gesamt	684,00 €	Serasis™	682,11 €	4.554,90 €	1.652.994,90 €	3.301.434,90 €	4.949.874,90 €	6.598.314,90 €	8.246.754,90 €
O-Gesamt	684,00 €	Kolposuspension mit Denzensusoperation	1.137,48 €	-1.092.886,80 €	555.553,20 €	2.203.993,20 €	3.852.433,20 €	5.500.873,20 €	7.149.313,20 €

Kostenersparnis, wenn alle Patientinnen des Landes tageschirurgisch mit einem Suburethralband versorgt werden würden

Land	Stationäre Endkosten je Belagstag	Operation	Kosten pro tageschirurgischer Operation	Einsparungen ab stationärem Abrechnungstag					
				1. Tag	2. Tage	3. Tage	4. Tage	5. Tage	6. Tage
O-Gesamt	596,00 €	Kolposuspension	504,18 €	221.286,20 €	1.657.646,20 €	3.094.006,20 €	4.530.366,20 €	5.966.726,20 €	7.403.086,20 €
O-Gesamt	596,00 €	TVT™	1.108,35 €	-1.234.763,50 €	201.596,50 €	1.637.956,50 €	3.074.316,50 €	4.510.676,50 €	5.947.036,50 €
O-Gesamt	596,00 €	Sparc™	1.052,22 €	-1.099.480,20 €	336.869,80 €	1.773.229,80 €	3.209.589,80 €	4.645.949,80 €	6.082.309,80 €
O-Gesamt	596,00 €	Monarc™	748,92 €	-368.527,20 €	1.067.822,80 €	2.504.182,80 €	3.940.542,80 €	5.376.902,80 €	6.813.262,80 €
O-Gesamt	596,00 €	Serasis™	682,11 €	-207.549,10 €	1.228.834,90 €	2.665.194,90 €	4.101.554,90 €	5.537.914,90 €	6.974.274,90 €
O-Gesamt	596,00 €	Kolposuspension mit Denzensusoperation	1.137,48 €	-1.304.956,80 €	131.393,20 €	1.567.753,20 €	3.004.113,20 €	4.440.473,20 €	5.876.833,20 €

---

487 Siehe Anmerkungen zu den Tabellen 89 bis 98.
488 Diese Berechnungen sind die Berechnungen für ganz Österreich, die auf einem Durchschnittswert beruhen.

Der Autor

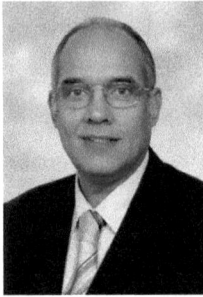

Andreas Peters MSc. MBA, geboren 1957. Ausbildung zum Diplomkrankenpfleger, Studium der Sozialpädagogik, Studium Pharmamanagement mit Abschluss MSc., Studium Health-Care Management mit Abschluss MBA. Arbeitete viele Jahre im Vertrieb von stark erklärungsbedürftigen Medizinprodukten. In der Urogynäkologie betreute er spezielle Produkte für die Behandlung der Inkontinenz und des Deszensus und organisierte in diesem Rahmen Workshops mit den Themen „Deszensuschirurgie bei Uterusprolaps" und „Inkontinenzchirurgie". Des Weiteren begleitete er die Teilnehmer während des Workshops und bot fachliche Unterstützung an.

Im Rahmen seiner Studiengänge arbeitete er wissenschaftlich zu volkswirtschaftlichen Themen, wie zum Beispiel Einsparungen, durch Verlagerung der Senkungs- und Inkontinenzoperationen (Mesh- und Suburethralband) aus dem intramuralen in den tageschirurgischen Bereich, sowie Kosteneinsparungen durch den frühzeitigen Einsatz von Unterstützter Kommunikation in der Rehabilitation von Schlaganfallpatienten. Er ist heute selbstständig und berät Unternehmen sowie öffentliche Institutionen bei Fragen zu Kosteneinsparungen. Außerdem arbeitet er als Dozent und unterrichtet an verschiedenen Institutionen.

www.ingramcontent.com/pod-product-compliance
Lightning Source LLC
Chambersburg PA
CBHW060404220326
41598CB00023B/3014